余瀛鳌
医论医话荟要

志正题 庚子春月

李鸿涛 整 理
谢 琪 张明锐 余 杨 协助整理

人民卫生出版社
·北京·

图书在版编目（CIP）数据

余瀛鳌医论医话荟要／李鸿涛整理. — 北京：人
民卫生出版社，2022.1
ISBN 978-7-117-32770-1

Ⅰ. ①余… Ⅱ. ①李… Ⅲ. ①中医临床-经验-中国
-现代 Ⅳ. ①R249.7

中国版本图书馆 CIP 数据核字（2022）第 000400 号

人卫智网	www.ipmph.com	医学教育、学术、考试、健康，购书智慧智能综合服务平台
人卫官网	www.pmph.com	人卫官方资讯发布平台

余瀛鳌医论医话荟要

Yu Ying'ao Yilun Yihua Huiyao

整　　理：李鸿涛
出版发行：人民卫生出版社（中继线 010-59780011）
地　　址：北京市朝阳区潘家园南里 19 号
邮　　编：100021
E - mail：pmph @ pmph.com
购书热线：010-59787592　010-59787584　010-65264830
印　　刷：北京汇林印务有限公司
经　　销：新华书店
开　　本：850×1168　1/32　印张：11　插页：4
字　　数：276 千字
版　　次：2022 年 1 月第 1 版
印　　次：2022 年 1 月第 1 次印刷
标准书号：ISBN 978-7-117-32770-1
定　　价：78.00 元

打击盗版举报电话：010-59787491　E-mail：WQ @ pmph.com
质量问题联系电话：010-59787234　E-mail：zhiliang @ pmph.com

余瀛鳌简介

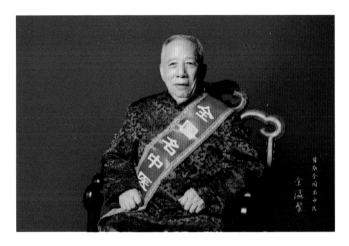

　　余瀛鳌,1933 年生,中国中医科学院研究员,教授,主任医师,博士研究生导师,中华中医药学会医史文献分会名誉主任委员,国务院古籍整理出版规划小组成员。出生于五代世医之家,师承著名中医学家秦伯未先生和父亲余无言先生。先后被评为"全国老中医药专家学术经验继承工作指导老师""首都国医名师""首届全国名中医",并任中国中医科学院首届学术委员会委员,中国中医科学院荣誉首席研究员,从事中医科研及临床工作 60 余年,开创中医临床文献学科方向,并重视临床文献研究与临证实践相结合。主编大型医著如《中华大典·医药卫生典》《中医大辞典》等,已刊行较有代表性的医著有"历代中医名著精华丛书"、《中国传统医学大系》、《中国科学技术典籍通汇·医学卷》、《中医文献辞典》、"中医古籍新点新校新参考系列"丛书、《新安医籍丛刊》、《现代名中医类案选》、《中医古籍珍本提要》、《宋以前医方选》、《中华文化通志·医药学志》等，发表学术论文 300 余篇。临床主张辨证与辨病相结合，并倡导通治方临证诊疗思想，精于慢性肝病、肾病、心脑血管病、癫痫等症证的诊治。在全国中医行业享有较高声誉，并受到政府相关部门的多次嘉奖和表彰。

李鸿涛简介

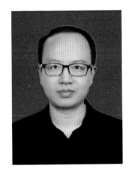

　　李鸿涛，中国中医科学院研究员，医学博士，博士后，博士研究生导师，中国中医科学院中医药信息研究所（中国中医科学院图书馆）古籍研究室主任。从事中医古籍与名医名家学术思想研究工作。主持《中华医藏·养生》《中华医藏·温病》等部局级以上科研项目9项，以第一作者或通信作者身份在核心期刊发表论文50余篇，主编《中国中医古籍总目》（第2版）、《中医古籍孤本大全》、《中医养生珍本集萃》、《中医古典目录学概论》等著作65部。获中华中医药学会科技进步一等奖1项，二等奖1项，获中国中医科学院科技进步一等奖2项。

前　言

医论医话是在中医学术传承中逐渐形成的特殊文体,类似于随笔杂录,但因其阐论或倡发的主题关乎医道,遂冠以"医"字。详究二者,医论更侧重于就某个拟定的主题敷畅玄言、挥发妙论;医话则不拘体裁形式,言之所及,意之所达,皆可成文,谋篇布次,更加活泼。著名中医学家曹炳章曾言:"医家之医话,犹儒家之笔记,最能益人神明。"故二者皆为业医者所喜闻乐见。

著名中医学家余瀛鳌教授,出生于世医家庭,后又师从轩岐硕彦秦伯未先生,治医六十余年,学验俱丰。作为我国最早的、目前中医界唯一一位国务院全国古籍整理规划领导小组成员,主持或参加有关中医古籍整理、大中专院校教材等全国性、大型规划项目的审评,以及中医文化科普、学术专论、名中医临床医案经验编撰的评选,提升了中医古籍整理与研究在全国古籍整理中的学术地位,拓展了中医古籍文献整理研究出版的学术范围。且在几十年间为中医古籍整理事业奔走呼吁、争取立项、建言献策,在中医古籍项目的推荐评审、规划立项、学术指导等方面作出了积极贡献。

余老师生平阅习3 000余种医著,勤于笔耕,著述等身。抢救整理大量中医珍善古籍名著,其中审查医著约200余种,编纂医著百余种,发表文献研究论文300余篇。在中医学术研究方面,倡导传统方法与现代方法并重互补,力主学术研究应有利于中医学术理论和临床诊疗水平的提高。余老师非常重视临床文献研究,强调"临床文献研习与临证实践的融会参悟",开辟了

"中医临床文献研究"的学术方向，并提出对古籍文献的整理、研究要致意于"学以致用"，应力求古为今用而创新于今。

余老师先后被评为首批中医研究生指导老师、首届全国名中医、全国老中医药专家学术经验继承工作指导老师、全国中医药传承博士后合作导师，培养各级各类中医人才、学术继承人、研究生百余人，目前这些学生当中有很多已经成为中医界的知名专家，为中医学术传承作出了贡献。余老师今年已 87 岁高龄，仍孜孜不倦、身体力行地带教、授学，为中医学术的传承和发展积极做着奉献。我们跟随余老师学习，深切地为他"自强不息"的精神所感动。余老师品德"似兰斯馨"，业绩"如松之盛"，是我们中青年学者学习的楷模。

此书内容是从余瀛鳌教授撰写的 300 余篇文章以及带教访谈记录中，依据医论医话体例予以精选整理的，所谓"荟萃菁华，辑要百篇"，故书名曰《荟要》。为方便读者阅读，辑者梳理篇目：上编为医论篇，分专论、医方、医家和解题，下编为医话篇，分观书有感、临证所得和参师访友。不求全，但取精，亦是本书选辑的初衷。需予说明的是，这些资料来源于不同时期的积累和总结，导致选辑的部分内容前后略有重复或差异，也体现了一位医家的学术思想随着长期的治学和实践而日臻完善。故此，我们在选辑时并不强求一致，请读者在阅习时领会其中主要精神。希望此编能为传承中医学术、启发后学贡献一份力量。

本书的选辑承蒙余老师的首肯和审改，特此致谢。

整理者

2019 年 7 月 6 日

目　录

上编　医　论　篇

下编　医　话　篇

上编

医论篇

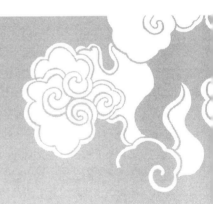

一、专　　论

从圣贤十二字教示看为医之道

医生要增长学术经验，从历代名医著述中获得启示与借鉴是重要途径之一，历代名医有关这方面的教示数不胜数。笔者认为，最精要的莫过于医圣张仲景，他要求医务人员应"勤求古训，博采众方"。南北朝时期名医褚澄，亦在《褚氏遗书》中提到业医者当"博涉知病"。仲圣与褚澄这12个字的教示，给后世医者殊多启迪。

1. 增长学验必当勤求博取

不断积累并增长学术经验是广大中医毕生的追求。回忆在20世纪50年代，业师秦伯未先生让笔者多读并加深理解医圣张仲景《伤寒杂病论》原序，要对其中所提到的"勤求古训，博采众方"这八个字，多多探索揣摩。我认为这是张仲景对后世医者所提示的学习要求，明确地反映了仲圣治学的思路与方法。

"勤求古训"是历代医家传承的重点，"博采众方"能丰富医者治病的技能并提高疗效和诊疗水平，这也是医者从业的根基和必由之路。在仲圣之前，专事研究百家学说的汉代大儒王充就强调过治学应"多闻博识"，他指出："人含百家之言，犹海怀百川之流也。"（王充《论衡·别通》）清代名医赵晴初《存存斋医话稿》说："医非博不能通，非通不能精，非精不能专，必精而专，始能由博返约。"而这又阐明了博学精研、勤奋治学的精神内涵。诚如清初医学大师张璐在《千金方衍义·自序》中所说，

"务博而不知所宗,浅涉而未探突奥",就难以达到"博学"的要求,我们应力求博极研精,深造自得。医者之所以应"博采众方",因为重要的名医、名著、学术流派,各具特色,各有优势,也正因如此,他们都或多或少地存在着一定的局限性或片面性。因此,治学当重视汲取历代名家、父师辈、师兄弟辈和其他道友们的学术经验。笔者个人体会,在同道(包括我的学生辈,甚至再传弟子们)所写的论文、著述中,因为他们探讨的专题,未必是我都熟悉的,他们著述中所引证的某些文献,也可能是我没有阅读过的。因此,博学多闻、增广见识是非常必要的。

至于在诊疗中的"博采众方"同样也应遵循上述方法。所以笔者对"博学"的看法是,经典医籍和学术思想重点地学,学术流派和新近知识选择性地予以参阅。

2. 知病治病需要由博返约

知病与治病,需要通过细致的诊察识脉、辨析因证。张仲景在《伤寒杂病论》中重点强调"脉证并治"。《素问·脉要精微论》提到脉学在"知病"辨析方面的重要性,不仅要知病之在内、在外,还应该"知病之所在"和"知病之所变",其中的规范、法度必当遵循。但医者所经治的病症,往往是复杂多变的,正如清代伤寒名家钱潢在《伤寒溯源集》中所说"圣贤立训之规格有限,病情变幻之伎俩无穷"。这就需博览古今学验予以审辨。

关于"治病",目前高等院校中的教材往往在临床各科病证中分型列方,据证型而辨治用方。而笔者对于各科病证,不赞同分型过于繁复,因为这未必反映临床实况。笔者比较赞同徐灵胎(清)在《兰台轨范》中提出的"一病必有主方,一方必有主药"的见解。这又体现了由博返约。

因此,治病的"博采众方"宜对古今名方择要而有重点地学习。早在宋代,方书名家严用和就在《济生方》中告诫医门学子应该古今并重。他说:"若概执古方以疗今病,往往枘凿之不相入者……"我们在诊疗时也有类似的体会。联系到褚澄所说的

"博涉知病"，可以得出：我们诊治患者的前提条件是"知病"，如不广泛参阅文献资料，就难以达到理想的"知病"目的。同时，如果"博而不返"、泛泛不精的学习，又会阻碍学术能力的提高，甚至走向莫衷一是、歧路亡羊之境地。所以，应当在识病和治病中做好"博学"与"约取"、"审思"与"明辨"。

3. 继承创新应当约取精华

中医药学的继承与创新，是当前中医界共同奋斗的目标。而其中重要的举措之一，就是开展古今名家学术流派的深度研究，而这一工作正可反映博采勤求、约取精华的治学方法，笔者认为应该以历代具有代表性的名医、名著为重点。如明清医家多以"四大家"（张从正、刘完素、李东垣、朱丹溪）作为临床学术流派的代表，如明代医学名家虞天民，据《四库全书总目提要》载述："其学以朱震亨为宗，而参以张机、孙思邈、李杲诸家之说，各选其方之精粹者，次于'丹溪要语'之后"。说明虞氏是以张仲景、孙思邈、李东垣、朱丹溪四大家为主要的研究对象而成才的。历代学术思想精华是中医传承和创新的源泉。

数十年来，笔者从事中医工作，深受历代圣贤医训的影响，其中"勤求古训，博采众方""博涉知病"这十二字更是铭记于心。我相信，只要在坚持传统的基础上，积极吸纳新知，中医药学必将会为世界医学的创新发展作出更大的贡献。

（刊载于 2011 年 9 月 28 日《中国中医药报》）

学中医药典籍必当"善入善出"

当前，在多数中医药工作人员中，大致有这样的共同认识，即学习中医药学，必先打好学术理论基础，而历代中医药临床著作和经典医籍的学习，又是学术奠基不可或缺的"入门之钥"，同时，亦应掌握一定的古典文献识读的方法，如此才能事半功倍地从中摄取精华，学以致用。

1949 年以前存世的中医药图书有 1 万余种,其中以中医临床为主的文献,约占 80% 以上,这是从事中医诊疗和临床研究的宝贵财富。过去有人认为,《黄帝内经》《难经》等偏于学术理论的奠基典籍,文字比较深奥,难以卒读,有些词的意蕴精髓不易领会,可不必作为学习中医的重点。但是,回顾我初学《内经》时,业师秦伯未先生要求我遍读原文,多看注本,勤查有关辞书。他说:"要想达到预期的学习效果,首先要突破文字关,其后才能进一步深入探索经文的义理所在。因而在学习速度方面不宜贪快。遇到费解的词句,应经常翻阅相关的字典、辞书,或者请教积学之士与师友等。"我在学习过程中更体会到,读中医古书,必当"善入善出"。所谓"善入",就是要钻进去,力求穷极学理;所谓"善出",就是要出得来,能够联系实际,化书本知识以指导临床、科研与教学。同时在阅读古代医学名著时,还应该注意"四不要"。一是不要遇难而退。特别是古文基础薄弱者,须备用适量的字典、辞书等工具书,以供翻查、检阅。在开始学习阶段,尤需注意勤阅、勤问和勤记。通过一个阶段的认真学习,困难就会逐步减少。二是不要神秘玄化,防止以辞害义。中医古籍内容极其丰富,但又未必全是精华,宜用科学的眼光研读,对于一些可能属于糟粕的内容,要批判地对待。三是不要主观臆测。这主要启发我们研读古医书的有关内容,应力求理解书中的实义,要重视学术临床和可靠依据,所谓"言必有据",否则就会失之毫厘、谬以千里。四是不要生搬硬套。在学习中医典籍文献时,要将书本知识和临床、科研、教学相结合。在研读时,重点是学习、运用典籍中的实质内容。应根据其表述的原义去认识和理解,避免用西医理论不恰当地予以述义。我们学习中医临床文献,当然也需要勤查有关工具书,以促进对原文的理解和应用。同时,应当注意以下几个问题。

1. 不容忽视的一词多义

一词或一字多义在古文学及各个学科典籍中,均大量存在,中医古籍更为多见,如脉诊中的"三部九候",最早见于《素问·三部九候论》。这是秦汉之前的脉诊方法,实际上主要是指全身的诊脉部位。所谓"三部",即头部、上肢和下肢;"九候"是指上述"三部"有九处可供诊脉。头部为两额动脉,两侧耳前动脉和两颊动脉;上肢为寸口(手太阴肺经动脉);下肢指"五里"或"太冲"(足厥阴肝经动脉),"箕门"(足太阴脾经动脉)及"太溪"(足少阴肾经动脉)。而同样是"三部九候"的诊脉部位名称,在《难经·十八难》中,只把它限制在"寸口脉"范围之内,即寸、关、尺三部,三部在取脉方面各有浮中沉的诊脉法,而称之为"九候"。

在中医临床文献中,这类情况很多。如"胞"字,原来指胎儿的膜质囊,但在中医妇科医籍中的"胞",多指胞宫(即子宫),而内科杂病和一些妇科著作中所载述的一些有关"胞"的病症,如"胞系了戾""转胞"之胞,则均指膀胱而言。至于病证或证候名称,如"失精"的病名,往往被单纯理解为肾虚遗精病证。而在《素问·疏五过论》中,还有这样一段描述,即"尝富后贫,名曰失精",其证"身体日减,气虚失精,病深无气,洒洒然时惊"。此处所说的"失精",从病因到证候,与前者判然有别。再如消渴,后世往往将之与糖尿病相对应。而中医古籍中存在三种含义:一是泛指多饮、多食、多尿、身体逐渐消瘦的病证,实际上包含糖尿病、尿崩症、甲状腺功能亢进等病。二是证候名,主症是口渴多饮、小便不利。三是单指糖尿病,如《外台秘要·消中消渴肾消方》中描述,是一种以多饮、多尿、尿甜为特征的疾病。

中医临床文献中同字异义的情况是相当多见的。如"内"字,或作内外的"内"字解;或指内脏,所谓"五内",即五脏;《内经》的"内"字,《类经》释作"性命之道",即"医学"的含义;或音义同"纳",如"内药鼻中",就是将药物放入鼻内的意思;或指房事,如"伤于内",意即房事过度,体质受伤;有时又作妻妾解,如"张泰林内",即张泰林的妻子。类似这种情况,必须承接前后句,判定其真实含义。

异字同义亦屡见不鲜。如阅读医案医话著作,描述治后的情况,用"痊"、"瘥"(差)、"瘳"、"已"、"安"、"康"等字,都是病好、逐步恢复健康的意思。当然,如细斟字义,也可能存在一些微小的区别。

2. 须注意字词的古籍本义

我在中青年时期,曾经翻阅过较多的中医临床文献,深感有些字词,不能按通常字书、辞书中阐述的本义进行理解,否则可能失去原书意蕴。比如"乙癸同源"这个较为特殊的中医名词术语,我仅仅笼统地知道它和相火之间的关系。至于为何将肝与肾的相火与天干中的乙癸相联系,以及为什么称之为"龙雷之火"均不了解。后来读李中梓的《医宗必读》,发现他对"乙癸同源"、肝肾同治有相当精辟的释义。书中指出:"盖火分君相,君火者,居乎上而主静;相火者,处于下而主动。君火惟一,心主是也;相火有二,乃肾与肝。肾应北方壬癸,于卦为坎,于象为龙,龙潜海底,龙起而火随之。肝应东方甲乙,于卦为震,于象为雷,雷藏泽中,雷起而火随之。泽也海也,莫非水也,故曰'乙癸同源'"。由此可见,此处的"乙"和"癸"系"甲乙""壬癸"的简称,"甲乙"代表肝,"壬癸"代表肾,所谓"龙雷之火",即"肾肝之火",亦即相火。

如在"医案四则"中的第一案谓:"张养之令侄女,患汛愆而饮食渐减……"此处,"汛愆"之"汛",并非指其本义(定期的潮水),而是指"月经"。所谓"汛愆"就是说"月经延迟"。又如"疝"在中医临床文献中属于病名是人所共知的,但查许慎《说文》释"疝"为"腹痛也",而古今中医文献并不是将"疝"与腹痛相等同的。按《内经》中所说的"疝",主要有两种含义,一是指剧烈腹痛,二是指生殖器肿痛的病证,这与现代对疝的理解也有区别。

我们在学习临床诊断医籍时,也须留意有些字、词,不能根据常规的文字知识加以解释。西晋时的王叔和在《脉经·序》中说:"脉理精微,其体难辨……在心易了,指下难明。"有些脉象的描述,相当形象化。如"芤"脉,乃指切脉中空,如按葱管之感。"喘"脉最早见于《内经》,明代李中梓《诊家正眼》谓:"曰喘,且浮且数也。"这里的"喘"字,就不能按《说文》中"喘,疾息也"的词义予以诠注,而是"浮数脉"指感形象化的表述。又如切脉中的"举、按、寻",元代滑寿《诊家枢要》说:"持脉之要有三,曰举曰按曰寻。轻手循之曰举,重手取之曰按,不轻不重,委曲求之曰寻。"故此处所说的举、按、寻,实指切脉中的浮取、沉取、中取三种指法。

　　而脉象中的"胃"与"神",也有其特定的概念。如《素问·平人气象论》说"有胃则生,无胃则死",这里的"胃"与六腑中的胃不宜混淆,而是指脉的"胃气",代表正常情况下的"缓脉"。清·周学霆《三指禅》认为"缓即为有胃气",亦即和缓有生气的脉。明·李梴在《医学入门》指出"不大不细,不长不短,不浮不沉,不滑不涩,应手中和,意思欣欣,难以名状者",加上至数上的不迟不数,六脉(包括双手寸、关、尺)节律一致,即为正常有胃气的"缓脉"。"脉贵有神"的"神"字,同样不能用通常"神"的字义加以诠解。有些临床医生往往用"只可意会,难以言传"对待脉中之"神"。清·陈士铎在《辨证录》中对脉的有神、无神有较为详细中肯的阐析。他说:"无论浮沉迟数、滑涩大小各脉,指按之下,若有条理、先后秩然不乱者,此有神之至也;若按指而充然有力者,有神之次也;其余按指而微微鼓动者,亦谓有神。倘按之而散乱者,或有或无者,或来有力,去无力者,或轻按有而重按绝无者,或时而续、时而断者,或欲续而不能,或欲接而不得,或沉细之中倏有依稀之状,或洪大之内倏有飘渺之形,皆是无神之脉"。由此可见,有神之脉一定兼有柔和之象。再以《内经》所载四季正常脉象"春弦、夏洪、秋毛、冬石",似亦不宜机械地按字义予以套释。如"春弦""夏洪"只是说春天脉象微带弦意,夏天的脉象微兼洪意;"秋毛"系指秋季脉象微有涩意;"冬石"则明示冬令脉微有沉象。故在学习临床脉诊文献时,应从上述例子中得到启发。

3. 用发展的眼光诠释病名举隅

中医所用不同的病名,有其一定的历史沿革。如"中风"在张仲景《伤寒论》中指的是外感热病——太阳病的一种类型,《难经》亦将其隶属于广义的伤寒病证中。而后世所说的"中风",多指脑血管意外等病,这是不容混淆的。有些病名的文字描述,早期和后期也可以有明显的不同,故须综合古代文献加以探索,才能得出较为恰当的认识。

如"脱营"作为病名,最早见于《素问·疏五过论》:"凡未诊病者,必问尝贵后贱,虽不中邪,病从内生,名曰脱营"。往往使人体"外耗于卫,内夺于营",致使预后不良。即便是"良工"(高明的医生)也容易"诊之而疑",而犯不知如何正确治疗的过错。《素问》所述,强调了内伤情志在发病方面的重要性,但略于述症。明·马莳《素问注证发微》解释"脱营"谓:"营气者,阴气也。阴气已脱,名曰脱营。"张介宾《类经》指出此病"血无以生,脉日以竭"的病理。对于脱营具有的突破性见解见于清初张璐所撰《张氏医通》。张氏指出:"夫脱营者,营气内夺,五志之火煎迫为患,所以动辄烦冤喘促。五火(五脏之火)交煽于内,经久始发于外。发则坚硬如石。毓仁(指明代著名外科学家陈实功)所谓初如痰核,久则渐大如石,破后无脓,惟流血水,乃百死一生之证……原夫脱营之病,靡不本之于郁。若郁于脏腑,则为噎膈等证。此不在脏腑,病从内生,与流注、结核、乳岩同源异流。推其主治,在始萌可救之际,一以和营开结为务……"

张璐对"脱营"的阐发,毋庸赘言是对恶性肿瘤的发病及其证候的生动描述。特别是他提到脱营后期"其破败之状,有如榴子之裂于皮外,莲实之嵌于房中,与翻花疮形象无异,非若流注、结核之溃后尚可图治"。

综上所述,张璐是首先将脱营与乳癌、噎膈(主要指食管癌,也包括胃贲门部癌等病)视为同一类疾病的医学家。他对此类病证通过血行、淋巴转移所产生的肿块,肿块形诸体表的常见部位及其破溃后的形象特点,有相当细致和全面的观察。还特别指出脱营属于"始萌可救"的病证,强调了早期治疗的特殊重要性。至于临床各科的多种疾病,均有其在认识上逐步深化的过程,需要我们用发展的眼光,探究其源流。

4. 有关临床医著的书名涵义

中医临床著作中有关疾病科别和病症名称,绝大多数都是容易理解的,如《内科摘要》《外科正宗》,但有些书名,并不容易直接地予以理解。如张仲景《伤寒杂病论》的"杂病",其含义可以从《金匮要略》具体内容中得到启示。该书论述以内科病证为主,兼及妇科、外科等少数病证,故后世书名凡有"杂病"二字者(如《杂病证治准绳》《杂病源流犀烛》等)绝大多数以内科为重点内容。

又如《女科经纶》(清·萧壎撰),"经纶"二字,首见于《易经》,本作整理丝缕(将丝分开为"经",将丝合拢为"纶")之意,其引申含义可作"操持国家大事,有条不紊"解。作为医书名,《女科经纶》可体会是"有条理、有系统的女科著作"。

最早的儿科专著《颅囟经》,书名"颅囟",以小儿初生,颅囟未合,其证治内容具有和成人不同的特点。故此处的"颅囟"可以说是"小儿病"的代词。署名唐·孙思邈编著的《银海精微》一书中"银海"二字,则为眼科的代词。因道家书以"目为银海",故从书名即可推知内容。又如《重楼玉钥》(清·郑梅涧著)中的"重楼",是作为咽喉的形象代词,故知此书为喉科著作。至于脉诊专著《诊宗三昧》(清·张璐撰),其中"三昧"本属佛教名词,是佛教重要的修行方法,意指"修行时能摒除杂念,专注一致"。此处用作书名,则有"精要"之意。《青囊秘录》(原题:汉·华佗著)中的"青囊",本指古代医生盛书或装药的口袋,后也将之作为"医术"代名词。故不少书名是需要经过一番考证,才能获知真义的。

5. 学习中医古籍处方名须知

古今中医临床文献中收载的方剂,总计有十余万首。较多的方名,直接反映其作用或主治,如清气化痰丸(《医方考》方)、定喘汤(《摄生众妙方》方)、养阴清肺汤(《重楼玉钥》方)、利膈汤(《普济本事方》方)、养精种玉汤(《傅青主女科》方)、首乌延寿丹(《世补斋医书》方)。也有大量的方剂是以主要药物加以命名的,如张仲景著作中的桂枝汤、麻黄汤、防己黄芪汤、大黄牡丹汤……以及后世的枳术丸、鹿茸丸、香砂六君子汤、杞菊地黄丸等。有不少方剂、方名同而药物组成及主治病证各异。如名为"牛黄丸"的方剂,最早见于北宋年间所编《太平圣惠方》,该书记述牛黄丸同名方二首,一方治"小儿惊热,发歇不定",一方治"小儿慢惊风,发歇不止",均以牛黄为君药。而名为牛黄丸的方剂,尚可见于《小儿药证直诀》《婴童百问》《审视瑶函》《医宗金鉴》等书。其中《小儿药证直诀》方,为牵牛子、雄黄、天竺黄三味组成,主治小儿疳积;《医宗金鉴》方系黑白牵牛、大黄、胆南星、姜半夏、皂角、枳实等药组成,主治"小儿痰盛,急惊风"。此二方虽名为"牛黄丸",而实无牛黄。

又如治颈淋巴结结核的"消瘰丸",《医学心悟》及《医学衷中参西录》均有同名方,前方由玄参、煅牡蛎、贝母三味组成;后方即前方加生黄芪、血竭、龙胆草、三棱、莪术、乳香、没药组成,两方主治病证相同。

我们尚须注意方剂名称中的不同数词概念。如五味消毒饮(《医宗金鉴·外科心法要诀》方)、六味地黄丸(《小儿药证直诀》方)、七味都气丸(《医宗己任编》方)都直接反映了方剂的药味数。有时则反映药物的剂量比例。如六一散(刘完素方,《宣明论方》名益元散)为滑石六两,甘草一两;"九一丹"(《医宗金鉴·外科心法要诀》方)方用煅石膏九钱,黄灵药一钱,同样反映了药量比例。

有些方剂联系到药物剂量。如"九分散"(《急救应验良方》)主治跌打损伤，筋骨受损。方用马钱子(去皮毛)、麻黄、乳香、没药(去油)各四两。共为细末，每服九分。此方之所以在方名中突出剂量，因方中有峻毒药马钱子，不能多服。又如七厘散(《良方集腋》，内有麝香、血竭、红花、冰片等药)，是目前治疗跌打损伤、闪腰岔气、骨折筋伤、创伤出血等而产生瘀滞作痛的常用方，"七厘"也是指的服用量。

此外，方剂中的代词也须加以注意。如钱乙所创用的儿科五脏辨证，其主方有泻白散、泻黄散、泻青散、导赤散等，这里的白、黄、青、赤分别是肺、脾、肝、心的代词。如所谓"泻白"，实际上是指具有清泻肺热、止咳平喘之效。

总之，作为一名中医，应在可能范围内阅读较多的医籍和相关著作，这不仅有助于提高临床学术水平，也有利于我们对中医药学丰富的文化内涵加强认识。医圣张仲景"勤求古训，博采众方"的治学方法，应该成为我们学习研究中医者共同的座右铭。

(刊载于《中医药文化》2014年第3期)

论中医学术流派的"主心骨"

中医药学是中华传统文化的重要组成部分，又是科技宝库的精粹。尤其是古今学术流派蕴含大量知识、技术和方法，因此，应当进一步深入研究，将有利于中医药学的传承和创新。

笔者认为，中医学术流派的传承实际上也反映了我国传统医学中的"医道"，而医道基本上反映了医学继承与发展规律。首先在老子《道德经》中就提出了"道"的名称，《周易·系辞上》明确地解释说："形而上者，谓之道。"作为医人、医事和医学的整体，又都离不开医道，是我们从事科研、教学、临床工作者和广大中医药同道必须严格遵循的,也是中医整体工作中的至重点。同时,学术流派的深入研究,也可以为政府决策机构提供借鉴。

我国各个朝代均涌现出相当多的学术流派,以古代的临床医学而言,具有较大影响的就有"四大家""金元四大家"等说。对于"金元四大家",学界观点基本一致,即金元时期的刘完素、张从正、李东垣和朱丹溪四位,但对于"四大家"则看法不一。我认为"四大家"指的是最重要的学术流派,应该是张仲景、刘完素、李东垣与朱丹溪四大家。我曾翻阅明、清若干医学著作,多有予以扼要记述者。如明·王纶所撰《明医杂著》中,明确提出了"外感法仲景,内伤法东垣,热病用河间,杂病用丹溪"。这实际上就是向读者提供了医学学术流派的"主心骨"。在其后梁学孟所撰《痰火颛门》(刊于 1607 年)认为:"医之可法者,自轩岐而下,张仲景、李东垣、刘河间、朱丹溪之外,代不乏人"。说明梁氏在重视四大家的前提下,明示医者学医可取法者是"代不乏人"。也就是说对医家的学术流派与诊疗专擅,除了四大家之外,也应该重视历代其他医学名家的学术经验。对于梁氏的学术见解,我是十分赞赏的。

到了清代,关于"四大家"呈现出两种学说,即明代医学家提出的"四大家"说和"金元四大家"说(只是限于金元时期,最具代表性的刘完素、张从正、李东垣和朱丹溪 4 位),但仍以明代所说的"四大家"为主流。如清·王翰臣所撰《万全备急方》提出,在历代医家的诊病和立方遣药中,能"神而明之者,则长沙、河间、东垣、丹溪诸大家"。该书所提到的四位和明代医籍基本一致。我们再分析清代临床医家中最具有临床代表性的名家叶天士,从他的《临证指南医案》中可以看出,其诊病、治法虽博取诸家之长,但也是以张仲景、李东垣、刘河间、朱丹溪四大家为主。

以上所述,实际上也反映了我国医学家的主渠道,西汉·戴圣《礼记》中说："道也者,不可须臾离也。"医道的弘扬与发展,当然也离不开促进医学的传承、拓展与创新的要素,即对医学学术流派"主心骨"的理解与认识,这也是广大医务人员学术见解的重要课题。我认为,结合科学发展观的思路与方法,医者不仅应该重视"四大家",也应该博取历代名家学术流派的宝贵经验。文中所举的四大家,其学术精粹较为偏重于内科,因为内科是临床各科的学术基础,故张仲景在四大家中是领军人物,又是临床各科的奠基人。当前的中医临床分科比古代细致,各科医务人员也应该十分重视历代各科具代表性的名著的学习与研究。也就是说,我们在"四大家"学术临床奠基的基础上,一定要博取诸家之长,其中当然也包括近现代名医、名著中的学术经验的传承、弘扬与创新,这是我们医者学习、研究学术流派的要素。

中医药学作为世界传统医学的领军学科,对它进行深广的学术流派研究,将为促进诊疗医学的发展和国际临床医学水平的提高,起到不可忽视的积极作用和重要影响。

(刊载于《中国中医基础医学杂志》2011 年第 1 期)

中医古籍文献分类考略

我国是世界上著名的文明古国之一,其中医药文明更是源远流长,内容极为丰富,也是迄今所见世界传统医学中具有较为系统、完整理论和临床体系的,并且切合现实应用的医学科学,为越来越多的中外人士所共识。具有悠久历史的中医药学,是我国科技文化的重要组成部分,其所蕴藏的精粹内涵,主要依靠数以万计的丰富典籍文献予以传世,并由此而得到继承与发扬。

回顾我国医药学历史,曾有过几次医学图书的整理编纂运动,规模较大、影响深远的有两次。一次是宋仁宗执政期间,成立了校正医书局,钦命掌禹锡、林亿、高保衡等主持此项工作,重点将公元十世纪以前的名著(包括《素问》《灵枢经》《伤寒论》《金匮要略》《脉经》《针灸甲乙经》《千金要方》《外台秘要》等多种医籍)进行整理、校正、刊行,使这些名著的整理本以崭新的面貌广为流传,影响遍及国内外。另一次是在清康熙年间,由陈梦雷、蒋廷锡领衔编纂《古今图书集成·医部全录》,这是现存规模最大、有较为完善编写体例、反映当时时代水平的医学官修类书。内容包括《素问》《灵枢经》的原文及选注,脉诊、外诊法、脏腑身形,临床各科病证有关病因、病机、证候、治法、方药,以及总论、医家传记、艺文、纪事、杂论、外编等,囊括了中医领域的多学科内容,适应了时代的需求。由于编者在一定程度上注意到"去芜存菁"及诊治内容的科学性和系统性,全书编出了较高的学术水平。这部一千余万字的宏编,计五百二十卷,刊行于雍正四年(1726)。作为大型医学类书,甚便于学者查找所需内容,其实用价值亦须予以充分肯定。

20 世纪 30 年代,曹炳章编纂《中国医学大成》及《中国医学大成总目提要》,裘吉生主编《珍本医书集成》《三三医书》,丁福保等主编《四部总录医药编》,均为中医药古籍的编集、整理和编写书目提要作出了积极的贡献。

新中国成立后,党的中医政策进一步推进了中医古籍整理。根据中共中央和国务院关于加强古籍整理的指示精神,1982 年由卫生部所制定《中医古籍整理出版规划》的要求,卫生部召集全国中医研究、教学单位的中医文献专家开会,制订了《中医古籍整理校注通则》。规划要求于十年内点校整理中医古籍数百种,其中以《黄帝内经素问》《灵枢经》《难经》《伤寒论》《金匮要略》《神农本草经》等十一种作为重点中医古籍,进行校注、语译,并列入卫生部与国家中医药管理局有关文献研究的重要科研课题。1992 年 5 月,国务院古籍整理出版规划小组在北京香山饭店召集会议,制订了各个学科领域的古籍整理出版规划,国务院聘请两位名中医加入小组(一名成员,一名顾问),这是前所未有的盛事,大大有利于从宏观上指导中医药古籍的整理出版,并在具体规划方面加强和促进对此项工作的领导。

根据1991年由薛清录主编、中医古籍出版社出版的《全国中医图书联合目录》(简称《联目》)统计,从战国至1949年止,存留于世的中医药图书(包括少量有学术价值的抄本)共计12 124种,这是对全国113个大中图书馆藏书予以综合统计的数字,加上新中国成立后出版的千余种新书,目前中医药图书的数量在13 500种左右,这是其他学科文献很难相比的。又据《联目》的"类表"载述,中医药图书共分十二类。现将诸类略作调整,归纳如下,即:一、医经,二、基础理论,三、伤寒金匮,四、诊法,五、本草,六、方书,七、临床各科(包括临证综合、温病、内科、妇产科、儿科、外科、伤科、眼科、咽喉口齿科),八、针灸推拿,九、养生导引气功,十、医论医案医话,十一、医史,十二、综合性著作。今分别将十二类医籍中学术临床水平较高、刊本多、影响大的名著列举如下。

第一类:医经。

这一类主要指《黄帝内经素问》《灵枢经》和《难经》。这三部书约成书于战国至汉代。内容以阐述中医药、针灸等学科的基础理论为主,兼述临床医学、病证及治法研究等,学术价值很高,堪称是奠基必读之典籍,后世有不少注本或研究性论著。如《黄帝内经素问》有唐·王冰注本,明、清注本则以马莳《素问注证发微》、张志聪《黄帝内经素问集注》较为著名。有关《内经》的类编及摘编性著作则有隋唐间杨上善《黄帝内经太素》,明·张介宾《类经》、李念莪《内经知要》,清·汪昂《素问灵枢类纂约注》、陈念祖《灵枢素问节要浅注》等。属于发挥性的论著有金·刘完素《素问玄机原病式》《素问病机气宜保命集》《宣明论方》,宋·骆龙吉、明·刘浴德《内经拾遗方论》,清·黄元御《素灵微蕴》、唐容川《中西汇通医经精义》等。《灵枢经》注本则有明·马莳《灵枢经注证发微》,清·张志聪《黄帝内经灵枢集注》、黄元御《灵枢悬解》等。

《难经》注本以宋·王九思《王翰林集注黄帝八十一难经》，元·滑寿《难经本义》，明·张世贤《图注八十一难经辨真》，清·徐大椿《难经经释》、丁锦《古本难经阐注》等较为学者所重视，其中尤以《难经本义》的注文更为精当。

第二类：基础理论。

现代多数学者认为，中医基础理论应以医经著作为指导。此处介绍医经以外，内容侧重于基础理论的论著，包括：旧题"汉·华佗"之《中藏经》，南齐·褚澄《褚氏遗书》，金·张元素《医学启源》，明·孙一奎《医旨绪余》、赵献可《医贯》，清·黄元御《四圣心源》等书。

涉及病源、病候及临床医学基础理论方面的论著，则以隋·巢元方《诸病源候论》最为著名，全书共 57 门，载述病证、证候 1 720 条，对后世医学的发展有很大影响。

此外，中医基础理论还包括阴阳、五行、运气、藏象、骨度以及生理等方面的著作在内。

第三类：伤寒金匮。

这一类主要是指东汉·张仲景所撰《伤寒论》和《金匮要略》及其注本和研究性著作。《伤寒论》是一部以论述热病为主的名著，为中医辨证论治及八纲、八法奠定了坚实的基础。注本多达四百余种，其中以金·成无己《注解伤寒论》，明·方有执《伤寒论条辨》、张遂辰《张卿子伤寒论》，清·喻昌《尚论篇》、柯韵伯《伤寒来苏集》、尤怡《伤寒贯珠集》、吴谦《医宗金鉴·订正伤寒论注》、陈修园《伤寒论浅注》、唐宗海《伤寒论浅注补正》学术影响较大。属于发挥性质的伤寒著作有宋·韩祗和《伤寒微旨论》、庞安时《伤寒总病论》、朱肱《伤寒类证活人书》、许叔微《伤寒发微论》、郭雍《伤寒补亡论》，金·成无己《伤寒明理论》、刘完素《伤寒直格》，明·陶华《伤寒六书》、王肯堂《伤寒证治准绳》、戈维城《伤寒补天石》，清·张璐等《伤寒大成》、黄元御《伤寒悬解》、俞根初《通俗伤寒论》、吴贞《伤寒指掌》等书。另有以伤寒为主的方论性著作，如明·许宏《金镜内台方议》，清·徐大椿《伤寒论类方》、陈念祖《长沙方歌括》《伤寒真方歌括》等。对学习经方的理论及其临床应用大有裨益。

至于《金匮要略》，以论述内科杂病为主，兼及一些妇科、外科病证。此书与《伤寒论》共同奠定中医临床各科的基础，为中外学者高度重视。最早注本为元·赵以德《金匮方论衍义》，清代则有徐彬《金匮要略论注》、魏荔彤《金匮要略方论本义》、尤怡《金匮心典》、吴谦《医宗金鉴·订正金匮要略注》、陈念祖《金匮要略浅注》、唐宗海《金匮要略浅注补正》等注本，其中又以《金匮心典》为著名。属于歌括性编著，则以清·陈元犀《金匮方歌括》较负盛名，使读者学后易于记诵，并联系临床应用。

第四类：诊法。

此类著作，主要介绍中医诊病方法，包括望、闻、问、切四诊。在中医古籍中属于综合性诊法内容的则以宋·施发《察病指南》、清·林之翰《四诊抉微》等书较有代表性。重点阐论脉诊的专著如晋·王叔和《脉经》，该书论脉已明确分为二十四种。嗣后则有宋·崔嘉彦《崔真人脉诀》，元·戴起宗《脉诀刊误集解》，明·张世贤《图注脉诀辨真》，清·沈镜《删注脉诀规正》等。在诸家脉学中，又以唐·杜光庭《玉函经》，明·李时珍《濒湖脉学》、李中梓《诊家正眼》，清·张璐《诊宗三昧》、周学霆《三指禅》等较有学术特色。

望诊方面的专著有明·汪宏《望诊遵经》，清·周学海《形色外诊简摩》等书。舌诊著作如元·敖氏原撰、杜本增订之《敖氏伤寒金镜录》，清·张登《伤寒舌鉴》、梁玉瑜《舌鉴辨正》等。

第五类：本草。

此类主要包括《本经》以下历代本草药物学著作。《神农本草经》（简称《本经》）是现存最早、托名"神农氏"的一部药物专著，约成书于秦汉时期（多数学者认为汉代的可能更大），该书序例提出了药有君、臣、佐、使，阴阳配合，七情和合，五味四气等药学基础理论。书中共收载药物 365 种，分为上、中、下三品。《本经》原著已佚，现存多种辑本在学术上各具特色。梁·陶弘景在此书基础上另撰《本草经集注》，增补了药物及主治内容。属于《本经》系统的论著，另有明·缪希雍《本草经疏》，清·张璐《本经逢原》、邹澍《本经疏证》、陈念祖《神农本草经读》等，可供研习《本经》的读者参阅。

综合性本草著作有：唐·苏敬《新修本草》，该书是我国第一部具有药典性质的专著。唐代另一本草名著——《本草拾遗》由陈藏器所撰，原书已佚，佚文可见于多种本草著作，内容主要是补《本经》之遗佚，故以"拾遗"为书名。宋代，由朝廷组织编写《开宝本草》(由尚药奉御刘翰等领衔主编)，另有《日华子诸家本草》及掌禹锡《嘉祐本草》、苏颂《本草图经》等名著。值得重视的是，唐慎微所撰《经史证类备急本草》简称《证类本草》，这是一部总结北宋以前药物学成就的名著，共收 1 746 种药，并将药物分为 13 类。在此以后，学术价值较高的本草著作有宋·寇宗奭《本草衍义》，元·王好古《汤液本草》，明·刘文泰《本草品汇精要》等。

明万历年间，李时珍撰《本草纲目》，该书收载药物 1 892 种，有丰富的插图及附方，书中阐述本草内容殊详，并有较为科学的药物分类法。《本草纲目》是一部享有国际声誉的药物学、博物学名著，学术影响至为深广，现有多种外文译本。

迄于清代，先后刊行了刘若金《本草述》、赵学敏《本草纲目拾遗》等名著。

此外，偏重于阐发药性的本草专著有《珍珠囊药性赋》(原题：金·李杲撰)。另有有关炮制药物的专著，如南北朝刘宋时期雷敩所撰之《雷公炮炙论》，这是我国有代表性的药物炮制名著。清代简明易学的药物专著有汪昂《本草备要》、吴仪洛《本草从新》等书。属于食疗性质的本草著作有唐·孟诜《食疗本草》，元·忽思慧《饮膳正要》，清·沈李龙《食物本草会纂》等；救荒性质的药物专著有明·朱橚《救荒本草》；本草谱录性编著，如清·汪灏等《广群芳谱》、吴其濬《植物名实图考》《植物名实图考长编》等，内容十分丰富。

第六类：方书。

现存最早的方书著作为晋·葛洪《肘后备急方》，其中不乏用于急救及常见多发病的方治内容。唐·孙思邈撰《备急千金要方》《千金翼方》，反映了当时各科疾病诊治水平的显著提高。其后王焘撰《外台秘要》，保存了若干已佚古籍和名医的治疗方剂和方论。宋·王怀隐主编《太平圣惠方》，该书总结了公元十世纪以前的临床各科病证及治法方药，选方达一万余首。宋徽宗时，由朝廷组织人员编撰的《圣济总录》，收选方剂近两万首。宋代著名方书另有许叔微《普济本事方》、洪遵《洪氏集验方》、陈言《三因极一病证方论》、陈师文等《太平惠民和剂局方》、严用和《济生方》等。

迄于明初，朱橚领衔辑编《普济方》（原为一百六十八卷，清初编《四库全书》时，将之改编为一百二十六卷），搜方达61 759首，这是现存规模最为恢宏的巨著。明代其他较有影响的方书有：董宿、方贤《奇效良方》，张时彻《摄生众妙方》，吴崑《医方考》，王肯堂《杂病证治准绳类方》等。清代以罗美《古今名医方论》、汪昂《医方集解》、王子接《绛雪园古方选注》、费伯雄《医方论》、陆懋修《不谢方》等方书较为实用。

属于歌括、便读的方书编著有：清·汪昂《汤头歌诀》、陈念祖《时方歌括》《时方妙用》、张秉成《成方便读》、李文炳《仙拈集》等。突出走方医诊疗经验及验方的著作则有清·赵学敏《串雅内编》《串雅外编》、谢元钦《良方集腋》、祝补斋《卫生鸿宝》、鲍相璈《验方新编》（此书刻本极多，影响很大）、龚自璋《医方易简新编》、费山寿《急救应验良方》等。此外，研究《本草纲目》附方的方书，则以清·蔡烈先《本草万方针线》、曹绳彦

《本草纲目万方类编》较为著名。

第七类:临床各科。

中医临床古籍属于综合性内容(即包括各科多种临床病证证治内容者)的著作很多,但其中多数又是以内科证治为主要内容。如宋·窦材《扁鹊心书》,金·张子和《儒门事亲》、李杲《兰室秘藏》,元·罗天益《卫生宝鉴》、朱震亨《金匮钩玄》及《丹溪心法》,明·徐彦纯《玉机微义》、王纶《明医杂著》、虞抟《医学正传》、方广《丹溪心法附余》、皇甫中《明医指掌》、龚廷贤《万病回春》及《寿世保元》、缪希雍《先醒斋医学广笔记》,清·喻昌《医门法律》、蒋示吉《医宗说约》、陈士铎《石室秘录》《辨证奇闻》、张璐《张氏医通》、程国彭《医学心悟》,徐大椿《兰台轨范》、陈念祖《医学三字经》《医学实在易》、江涵暾《笔花医镜》、林珮琴《类证治裁》、赵濂《医门补要》等书。

属于温热、温疫病的名著有:明·吴又可《温疫论》,清·叶桂《温热论》、薛生白《湿热条辨》、吴鞠通《温病条辨》、王孟英《温热经纬》、雷少逸《时病论》、戴天章《广温疫论》、杨栗山《伤寒温疫条辨》、刘奎《松峰说疫》、余霖《疫疹一得》等。

另有痧胀、霍乱、鼠疫等病之专著,如清·郭志邃《痧胀玉衡》、王凯《痧症全书》、王士雄《霍乱论》等。上述某些具有鲜明的专病临床研究性质,也体现了中医临床工作中的辨病与辨证相结合的特点。

更偏重于内科病证证治的名著有:金·李杲《内外伤辨惑论》及《脾胃论》,元·朱震亨《脉因证治》,明·王肯堂《杂病证治准绳》、薛己《内科摘要》、秦昌遇等《症因脉治》,清·李用粹《证治汇补》、吴谦《医宗金鉴·杂病心法要诀》、沈金鳌《杂病源流犀烛》、尤怡《金匮翼》、费伯雄《医醇賸义》等。另有风、劳、臌、膈及血证专病论著,较著名的如:清·姜天叙《风劳臌膈四大证治》,元·葛可久《十药神书》,明·龚居中《痰火点雪》、汪绮石《理虚元鉴》,清·吴澄《不居集》(以上四种均偏重于治痨病）；熊庆笏《中风论》、张寿颐《中风斠诠》、唐容川《血证论》等。

关于妇产科，现存内容较为完整的早期名著为宋·陈自明《妇人大全良方》，此书从理论到临床施治，为后世奠定了坚实的基础，内容十分丰富。在其后较为著名的有：明·万全《万氏女科》、王肯堂《女科证治准绳》、武之望《济阴纲目》，清·萧壎《女科经纶》、傅山《傅青主女科》、沈尧封《沈氏女科辑要》、沈金鳌《妇科玉尺》、竹林寺僧《竹林寺秘传女科》等。产科专著，最早有唐·昝殷《经效产宝》，宋·朱端章《卫生家宝产科备要》，此二书之内容均较精要可取。嗣后，在清代又有不少卓有影响的名著，如亟斋居士《达生编》，刊本多达133种，几乎成为家庭必备之医籍。该书强调产妇在分娩时宜沉着镇静，要掌握好"睡、忍痛、慢临盆"六字要诀，这实际上是早期的"无痛分娩法"。其先进性、科学性，令人叹为观止。在其后又有倪枝维《产宝》、阎纯玺《胎产心法》、陈笏庵《胎产秘书》等产科著作，也有其一定的学术影响。

儿科著作亦颇多，早期有托名周穆王时师巫所传之《颅囟经》（一作"东汉·卫汛撰"），今存本已非全帙。具有中外影响的是宋·钱乙《小儿药证直诀》。钱氏对儿科病证，主要采用五脏辨证以决定其治法，方药精审，讲求实效。其后又有《小儿卫生总微论方》（作者佚名），此书以儿科病证医论丰富著称于世。明代则有万全《幼科发挥》、王肯堂《幼科证治准绳》，清代以夏鼎《幼科铁镜》、许豫和《许氏幼科七种》及吴宁澜《保婴易知录》等书学术临床价值较高。

儿科著作中另有痘疹、麻疹专著多种。麻疹医籍以清·谢玉琼《麻科活人全书》最具有代表性；痘疹专书早在宋代即有陈文中之《陈氏小儿痘疹方论》。其后明·翁仲仁《痘疹金镜录》，清·朱纯嘏《痘疹定论》均有较大的影响。有关小儿惊、疳著作，则以清·庄在田《遂生福幼合编》最受医家、病家欢迎，刊本不下六七十种之多。

关于外科,现存最早专著为南北朝时刘宋·刘涓子传、南齐·龚庆宣所编之《刘涓子鬼遗方》,此书较全面地总结了晋以前的外科学成就,学术影响广泛。在其后的外科名著有:原题宋·窦杰撰《疮疡经验全书》(后经明·窦梦麟续增),元·齐德之《外科精义》,明·汪机《外科理例》、王肯堂《外科证治准绳》、陈实功《外科正宗》(此书以论治精著称于世)。清代又刊行了较多的外科名著,如:祁坤《外科大成》、陈士铎《洞天奥旨》、吴谦《医宗金鉴·外科心法要诀》、王维德《外科证治全生集》、顾世澄《疡医大全》、高秉钧《疡科心得集》、许克昌等《外科证治全书》、高文晋《外科图说》等书,在学术、临床方面各具特色。

外科的专病著作则有:宋·李迅《集验背疽方》,清·张镜《刺疔捷法》、过铸《治疔汇要》、梁希曾《疬科全书》(疬指瘰疬,相当于淋巴结核,多见于颈部);明·薛己《疬疡机要》(麻风专著)、陈司成《霉疮秘录》(性病专著)等。

伤科方面,早期名著有唐·蔺道人《仙授理伤续断秘方》,此书较集中地论述骨折与关节脱位的治疗原则和方法,并收录了四十余首有关伤科病证的治疗方药。明清时期亦有若干专著,其中以明·薛己《正体类要》,清·钱秀昌《伤科补要》、赵竹泉《伤科大成》较受学者所重视。

眼科较早的专著有《银海精微》(原题:唐·孙思邈撰)和元·倪维德《原机启微》,此二书的刊行传世,使眼科理论与临床方治,趋于系统、成熟。其后,明·葆光道人《眼科龙木论》、傅仁宇《审视瑶函》、邓苑《一草亭眼科全书》,清·吴谦《医宗金鉴·眼科心法要诀》、黄庭镜《目经大成》等亦各具特色,成为眼科常用的参考书。

咽喉口齿病作为临床小科,也有不少精品论著,如:《咽喉脉证通论》(作者佚名,刊年失于考证)和清·张宗良《喉科指掌》、郑梅涧《重楼玉钥》，以及由燕山窦氏撰、朱翔宇所编集之《喉症全科紫珍集》等均为喉科名著。其中尤以《重楼玉钥》更具有代表性，郑氏作为喉科世医迄今不衰。此外，白喉、喉痧均有多种专书。白喉如：清·李纪方《白喉全生集》、耐修子《白喉治法忌表抉微》(此书风行甚广，刊本近百种)等。喉痧有清·陈耕道《疫痧草》、张振鋆《痧喉正义》等书，所选方治，多有良效。至于口齿科，明·薛己撰有《口齿类要》，对常见口齿病证的证治有精要的载述。

第八类：针灸推拿。

前述医经类之《灵枢经》有相当比重针灸学术之论述。晋·皇甫谧将《灵枢经》《素问》和《明堂孔穴针灸治要》，三书有关针灸学内容予以分类合编，撰成《针灸甲乙经》，这是我国最早的针灸学专著。后世针灸著作又以明·徐凤《徐氏针灸大全》、杨继洲《针灸大成》，清·廖润鸿《勉学堂针灸集成》较有代表性。《针灸大成》对后世针灸的学术临床的影响尤为广泛。

关于经络、孔穴专著，早期有隋唐时期杨上善《黄帝明堂经》(共十三卷，今仅残存一卷)，实际影响较大的是宋·王惟一《铜人腧穴针灸图经》，元·滑寿《十四经发挥》，清·陈惠畴《经脉图考》等书。

此外，介绍针灸医术的著作有：宋·闻人耆年《备急灸法》、西方子《西方子明堂灸经》，元·杜思敬《针经节要》以及有关太乙神针方面的著作等。

推拿、按摩，古代多用于小儿，其名著如：明·龚廷贤《小儿推拿秘旨》，清·熊应雄《推拿广意》、骆如龙《幼科推拿秘书》、张振鋆《厘正按摩要术》等书。

外治法专著则以清·吴师机《理瀹骈文》一书的内容最为丰富。

第九类：养生导引气功。

在古代养生著作中，宋·陈直撰、元·邹铉增补之《寿亲养老新书》以内容博洽而切于实用著称。他如元·丘处机《摄生消息论》、王珪《泰定养生主论》,明·高濂《遵生八笺》、胡文焕《寿养丛书》(包含《养生类纂》《三元参赞延寿书》等十六种养生专著)、冷谦《修龄要旨》、李中梓《寿世青编》等。

导引气功,也有较多专著。如:明·幻真先生《胎息经注》、尹真人《性命圭旨》,清·潘霨《卫生要术》等书。另有原题达摩祖师的《易筋经》,书中载述有关医疗体育、锻炼身体的方法,并附有图解。此书在医疗、体育界流传颇广。

第十类:医论医案医话。

医论著作较著名的有:宋·程迥《医经正本书》,元·朱震亨《格致余论》、王履《医经溯洄集》,明·韩𢙃《韩氏医通》,清·张志聪《侣山堂类辩》、唐大烈《吴医汇讲》等书;医案著作很多,其中大型的医案类编有:明·江瓘《名医类案》,清·魏之琇《续名医类案》、俞震《古今医案按》等。个人医案著作刊行较广的有:明·汪机《石山医案》、孙一奎《孙文垣医案》,清·喻昌《寓意草》、尤怡《静香楼医案》、叶天士《临证指南医案》、徐大椿《洄溪医案》、柳宝诒《柳选四家医案》等。医话著作亦颇多,其中以明·黄承昊《折肱漫录》,清·计楠《客尘医话》、王士雄《潜斋医话》、陆以湉《冷庐医话》尤为著名。

第十一类:医史。

有关医史著作,我国在宋代开始就有史料性编著,张杲所撰《医说》,资料堪称博洽,颇具代表性。属于通史性质的著述则有:清·徐大椿《医学源流论》、郑文焯《医故》;侧重于传记性质的编著为宋·周守忠《历代名医蒙求》,明·李濂《医史》,清·陈梦雷《医术名流列传》等书。

第十二类:综合性著作。

这类医书的数量较多,它具有基础医学、临床医学等多方面的综合内容,难以简单地将之归入上述十一类医书中。在综合性医书范畴内,有的侧重于医学通论,或兼有丰富的治疗学内容。如明·徐春甫《古今医统大全》、楼英《医学纲目》、李梴《医学入门》、张介宾《景岳全书》、李中梓《医宗必读》,清·罗美《古今名医汇粹》、景日昣《嵩厓尊生书》等。属于丛书合刻的有:金·刘完素《河间医学六书》、李杲等《东垣十书》、元·杜思敬《济生拔萃》、明·薛己等《薛氏医案二十四种》、万密斋《万密斋医学全书》、孙一奎《赤水玄珠全集》、王肯堂《六科证治准绳》、吴勉学《古今医统正脉全书》、李中梓《士材三书》,清·喻昌《喻氏医学三书》、傅山《傅青主男女科》、冯兆张《冯氏锦囊秘录》、张璐《张氏医书七种》、王琦《医林指月》、徐大椿《徐氏医书八种》、沈金鳌《沈氏尊生书》、吴谦《医宗金鉴》、章楠《医门棒喝》、王士雄《潜斋医学丛书》、陈念祖《南雅堂医书全集》、陆懋修《世补斋医书》、唐宗海《中西汇通医书五种》、周学海《周氏医学丛书》等。

综上所述,读者可以从总体上了解中医药古籍的博大精深,其丰厚的蕴藏必将在不久的未来焕发出璀璨的光彩,为我国和世界各民族的保健医疗事业,作出更大的贡献。

(摘自《中国科学技术典籍通汇·序》)

对学术流派要学而不泥

中国医学的继承与创新,既是时代的迫切需求,又是弘扬与拓展必当贯穿的思路与方法。因此,我们既应有重点、有目的地学习若干学术流派的学术经验,又应力求"学而不泥"。

1. 历史上影响最大的学术流派

在我国中医药漫长的发展历史中,笔者认为实际影响最广泛的,应该是以下四大家:张仲景、刘完素、李东垣、朱丹溪。明代医学大家王纶在《明医杂著》中明确提出:医者在诊治个类病症时应该是"外感法仲景,内伤法东垣,热病用河间,杂病用丹溪"。此说对后世产生了广泛而深远的影响。笔者认为,这应该是历史上中医学术流派的"主心骨"。其后，明代梁学孟所撰的《痰火颛门》认为："医之可法者，自轩岐而下，张仲景、李东垣、刘河间、朱丹溪之外，代不乏人……"这个"代不乏人"，向读者交代得很明晰，就是说在四大家之外，历史上各具特色的诸多名医、名著中的学术经验，均应加以重视。迄于清代，王翰臣所撰的《万全备急方》提出：在历代医家的诊病和立方遣药中，能"神而明之者，则长沙、河间、东垣、丹溪诸大家……"。而在临床医师中，清代最具有代表性的名家叶天士，治法中最多用的学术流派也是以"四大家"为主，当然他也广泛吸取了历史诸多名家的学术经验。

2. 从某一地区看重要的学术流派及贡献

历代全国各地涌现出来的学术流派多不胜数，往往各有侧重，各有所长。但影响广泛、有代表性的学术流派，应该是我们学习的重点。以新安医家为例，在新安地区六个县中，又以歙县所占的名医比例更多一些，他们在学术临床的贡献很大，特别是明、清两代，较有代表性的如江瓘、吴崑、方有执、程国彭、吴谦、郑梅涧等。

江瓘主要靠刻苦自学和临床体验，博取古今诸家之长而成为名医。他参阅了《史记·扁鹊仓公列传》至明代有关书籍、文献百余种，附列家传验方和他人的临床治验，前后经历了近20年，编成了我国第一部内容比较系统、完备的医案宏著《名医类案》。美中不足的是，书未完全编成而病逝，后由其哲嗣江应宿予以增辑、补充医验，书成于公元1549年，此编为明以后迄今的广大中医学子们提供了很多富有参阅价值的精品医案。

吴崑早在万历初年，就撰著了《医方考》；几乎与此同时，吴氏复撰《脉语》二卷。而在《内经》和针灸方面，吴氏亦有精深的造诣，所撰刊的《黄帝内经素问吴注》（24卷），是《素问》注本中的名作；而吴氏辑编的《针方六集》，则是一部内容丰富、理论结合临床研究的针灸丛书。说明吴崑的学术专擅涉及面相当广泛,包括基础理论、诊法、方药、针灸等多个领域。

方有执著《伤寒论条辨》,书成于明万历二十年(1592)。他将张仲景《伤寒论》中的太阳病归纳为"风伤卫""寒伤营""营卫俱伤"三种。方氏辨析伤寒六经病,重点突出,颇具卓识。其后,清初名家喻嘉言,他宗法方氏学术,编成《尚论篇》,后世或以方、喻并称。方有执另撰《本草钞》《痉书》二种,现则附刊于《伤寒论条辨》中,方氏的伤寒学说,是古代数以百计《伤寒论》注本中很重要的学术流派。

清初程国彭是杰出的医学家,所撰《医学心悟》内容精要,流传甚广。书中对于中医治病中的"八法"(汗、吐、下、和、清、温、消、补)作了前所未有的归纳总结。尤为难得的是,该书载录程氏自拟、创用的经验效方颇多,如止嗽散、消瘰丸、半夏白术天麻汤、蠲痹汤、萆薢分清饮、启膈散、柴葛解肌汤等,已为后世医家所广泛采用。《医学心悟》堪称是最切实用的临床门径书,又是清代临床医著中的上乘精品。

吴谦奉敕主编了一套名震古今的综合性医学丛书——《(御纂)医宗金鉴》,共90卷,刊于乾隆七年(1742)。此书作为太医院的教科书,内容包括临床奠基的《伤寒论》和《金匮要略》注本,其后列述名医方论、四诊、运气、伤寒、杂病、妇科、幼科、痘疹、种痘、外科、眼科、刺灸、正骨等诸多"要诀",内容精要而切于实用。《郑堂读书记》赞誉此书的学术能"酌古以准今,芟繁而取,摘要古今医学之书,此集大成矣"。难能可贵的是,这套丛书贯穿"王道医学",临床各科选方,以平稳、实效、扶正为基础,他是清代医学丛书中具有权威性的一种。

郑梅涧撰刊《重楼玉钥》是他对喉科的最大贡献。郑梅涧对喉科多种病症,采用内服、外用药及针灸,疗法丰富,效验卓著。他对当时甚为流行的白喉病,在治法上突破前人的治疗法规,独创的养阴清肺汤施治,称誉于世,影响极广。

3. 钻研学术流派宜分主次力求"学而不泥"

历史上最有代表性的"四大家"的学术影响,的确是历代诸多名家难以相比的。张仲景《伤寒论》是我国临床医学奠基之作。后世论伤寒,主要宗法于张仲景。其余三大家也是在仲景学术的基础上开创的流派,所谓刘河间的"寒凉派"、李东垣的"补土派"、朱丹溪的"养阴派",这都是他们在诊疗实践中的专擅与诊疗特色,要根据临床实际所见学习和运用好他们的学术经验,同时做到"学而不泥",这样就能使医者的学验益趋丰富,也有利于提高诊病疗效。

如明代新安地区医学大家孙一奎,他所撰《赤水玄珠》《医旨绪余》等书的学术影响很大,刊本亦多。在其《医旨绪余》中论历代重要医家学术经验时说:"仲景不徒以伤寒擅名,守真不独以治火邀誉,戴人不当以攻击蒙讥,东垣不专以内伤奏绩,阳有余阴不足之论,不可以訾丹溪,而撄宁生之技,亦可不朽。"孙一奎这一段话,突出的就是让后世学者学习先贤应该有辨证观点,要"学而不泥",去粗存精。

4. 现有学术流派是在前人基础上的变化与创新

在当前的中医界,经常可见有些医家精于临证,对某些病症的治疗,有独到的经验。如"北京四大名医"之一的施今墨先生,治疗糖尿病在前人基础上有所变化和创新,在当代中医界具有重要的影响。祝谌予是施今墨的入室弟子和门婿,治疗糖尿病誉满京城。一次笔者向祝谌予请教:"您治疗糖尿病与施老有无'同中有异'?"祝谌予称:"如果说在治疗上有一些变化,可能是我的治疗法中,在补益气阴等治法外,使用活血通络药稍稍多一些,这样大致可以起到减少合并症的作用,比如糖尿病合并肾病、眼病、高血压等,当然还需要进一步探索。"由此可以体悟到继承后的变化、创新,主要是为了提高临床疗效。这样的例子,是不胜枚举的。

我们应该认识到,古今呈现的学术流派,有各具特色的学术风貌,其中在历史上的主要学术流派,应该是我们学习的重点,但是也要认识到,有学术代表性的医学流派,也存在它的相对性和局限性。而其他众多的学术流派,也有不少值得后学者们认真学习,并结合自己的专业予以选读,有助于我们提高学术品位和诊疗经验,这就需要后学者加强理解与认识,从不同层面吸取其中的精华内涵,或在学习后提出个人的学术思想,抒发创意的见解。

(刊载于 2011 年 7 月 25 日《中国中医药报》)

用好古今学术流派之学验

当前各科临床医师要根据自己的专业科别,学习一些有代表性的专科名著。并在学习不同的学术流派时,宜研精覃思,探索其学术临床要点及其应用。笔者认为,学习古今中医学术流派,应本着广开思路和取精用宏的初衷,切忌胶柱鼓瑟,或浅学少思,否则易生流弊,难以真正学有所得。

中医药学的古今"学术流派",是推动轩岐医学传承弘扬、发展、创新的动力,也是必备的基础,它能明确昭示历代中医名家、名著中学术经验不断丰富、发展的精粹内涵。下面就如何学习和临床应用古今不同学术流派的学验,谈一些体会。

1. 加强对医道重要性的认识

中医药学作为我国优秀的具有原创性的医学科学,历代社会均以"仁医仁术"作为其价值取向。明代陶华《伤寒琐言》中说:"医者,君子之道也。"说明我们医生防治疾病,不能忘记作为"君子之道"的重要性。同时,明代医家吴嘉言强调,"夫医药方书,乃拯病资生之轨也"(见《医经会元》)。认为中医药文献可为医者提供防病治病的武器。因此,学医者必当多读书、多临证,重视学习各具特色的学术流派,以提高自己的学术经验。此外,学医者在学习临证过程中,不仅应当加强对医业的认识,关键又当明其理。明理有一定的难度,故清代陈祖舜说:"窃思医道之难也,不难于行其道,特难于明其理。理有未明,欲无误于世也难,欲有济于世也更难。"鄙人认为,医道之要,在于济世愈疾、传承创新。古今名医名著所反映的不同学术流派,是中医药学术的精华,应当予以重视,并在实践中不断发扬光大。

2. 重视高水平学术流派的传承

轩岐医学从古到今传承、发展,并因新的学术流派产生而不断创新。历代医学家尊崇《黄帝内经》《伤寒杂病论》等早期医学典籍,并在这些经典医籍的指引和应用中获得启发与灵感,乃至创立新的学术流派。清代汪琥《伤寒论辨证广注》说伤寒之书"本于《内经·热论》",或谓商初伊尹之《汤液经法》对仲景方亦有颇多影响。仲景论治杂病亦多本于《黄帝内经》,可见仲景学说其学术源流之久远。明代方有执《伤寒论条辨》说:"《伤寒论》之书,仲景氏统道重教之遗经。治病用药大法大药之艺祖……旨多微隐,而理趣幽玄。"故历代名家或学术流派,大都受其启悟、影响。

至于学术流派的传播,古代主要是依靠师授或父子相传以及学术团体(包括函授和其他医教组合)的教学作用,其中有些属于传承比较清晰的,如宋濂为朱丹溪《格致余论》题词,谈到刘完素之学如何从北到南的概况。他说:"独刘之学,授之荆山浮屠师,师来江南,始传太无罗知悌于杭。"朱丹溪中年拜师罗知悌,说明学术流派传播和变化情况。其中又可见丹溪之学、刘河间学派的传承。但我们通读朱丹溪的著作,可以感受到他受到张仲景、刘河间、张子和、李东垣、王海藏等诸多学术流派影响,最后形成了"杂病用丹溪"(明·王纶《明医杂著》)的重要学派。

但学术流派的形成也可以是自学、博学形成的。如宋代钱乙(仲阳),他父亲钱颢是医生,但早年外出未归,未能亲授其子,故钱乙又向其姑父吕氏学医,钱乙主要自学古代儿科名著,通过个人临床实践,撰著了古代学术影响最大的儿科名著——《小儿药证直诀》,后世尊之为"儿科鼻祖"。我们再看《小儿药证直诀·钱仲阳传》,获知钱乙"为方博达、不名一师"的传承、方论特点,他是在"勤求"和"博取"方面为后世树立了中医学派奠基的典范。

当前各科临床医师,要根据自己的临证科别,加学一些有代表性的专科名著。比如,外科医生应选读《外科正宗》(明·陈实功撰)《外科证治全生集》(清·王维德撰)《疡医大全》(清·顾世澄撰);妇科医生选读《妇人大全良方》(宋·陈自明撰)《济阴纲目》(明·武之望撰)《傅青主女科》(清·傅山撰);儿科医生宜选读《小儿药证直诀》(宋·钱乙撰)《幼科发挥》(明·万全撰)《幼科铁镜》(清·夏鼎撰);眼科医生宜选读《银海精微》(原题唐·孙思邈撰)《原机启微》(元·倪维德撰)《审视瑶函》(明·傅仁宇撰)等;喉科医生选读《咽喉脉证通论》(作者不详)《喉科指掌》(清·张宗良撰)《重楼玉钥》(清·郑梅涧撰);骨伤科医生选读《仙授理伤续断秘方》(唐·蔺道人撰)《伤科补要》(清·钱秀昌撰)《伤科大成》(清·赵竹泉撰)。以上论著,均是临床各科中具有代表性的名著,专科医生当予精心阅习,结合临床应用,熟悉这些临床文献,我们在学术流派学习方面,一定能学有所成。

至于当前随师学习的临床各科医师,首先要学习老师的学术经验,因为这应该是传承的重点,老师的专长就是学习前贤名医名家的学术经验而逐步形成的,当然是十分宝贵的,应予认真学习。

3. 重视勤求与博取

学术流派之所以获得古今名医、大家的重视,因为它积淀的学验精粹是可以直接指导临床诊疗的。新中国成立初,先父无言公作为上海的"经方派"(又有称之为衷中参西派)名家,他在学术上特别重视仲圣所说的"勤求古训,博采众方"。后来我又拜在秦伯未先生门下，秦老也是反复向我强调仲圣的"勤求古训，博采众方"，并交代了他毕生治学的经验，他说"学问的增长、学术经验的丰富，主要靠学习、钻研、积累、探索，这八个字"，作为一名医者，勤学与博采的重要性是不言而喻的。所以我认为，学习不同的学术流派，宜研精覃思，探索其学术临床要点及其对医界的影响程度，而我们所兼学的古今学术流派，对充实和提高个人的诊疗思路和临证水平，也能起到直接的指导作用。我们要谨记汉代大儒王充《论衡·别通第三十八》所说的"不览古今，论事不实"这句名言，说明勤求与博取在医学学术流派学习中，具有不可替代的重要性。

4. 适当考虑临证中的创意性

我们学习古今中医学术流派，有利于广开诊疗思路和在诊疗中的取精用宏，又切忌胶柱鼓瑟，或浅学少思，否则易生流弊，难以真正学有所得。我在六十年的从医生涯中，突出的是研读中医临床文献，并重视与诊疗相结合，学习中至关重要的是，宜力求明理。清代吴仪洛《本草从新》说："夫医学之要，莫先于明理，其次则在辨证，其次则在用药。理不明，证于何辨？证不辨，药于何用？"清代王旭高在《退思录》说"明理必先遵古训、见机也要合时宜"，他又说："技巧多由规矩生，巧中规矩是精英。"重要的学术流派都重视审查病机，早在《素问·至真要大论》就指出"审察病机，无失气宜"。明代张景岳《类经》释云："机者，要也，变也，病变所由出也。"古今名医、大家都十分重视"病机"的学术临床研究，因为它关系到诊治的机要、决策，其中有若干名家，在医疗实践中予以灵变，获得创意性，这当然有利于临床医学的发展。

今试举一例，清代最著名的临床医学大师叶天士，他向后世学者提示，在学习先贤的学术经验中不能随意地"越规矩"，并说："仲景而下，如河间、丹溪、东垣、洁古、海藏诸贤，衡证衡脉，用药立方，丝丝入扣，不偏不倚，如物之有衡焉。"（见《叶选医衡》)其中我们既看到了叶氏学术临床所遵守的前贤学术流派，又了解到叶氏学习前贤学术，主张不偏不倚，强调一个"衡"字，实际上含有"择善而从"的思路与方法。

最后，我想谈谈我个人的学术流派。我学习中医是"父传师授"的。新中国成立以前，我在念中学时，每到放寒暑假，有时也去父亲的诊室，跟他抄抄方子。1955 年，中医研究院派代表敦请家父赴京工作。次年春，家父抵京工作，曾在我所在的中医研究院首届"西学中"研究班任教，当然在家里我也有机会向他询问学术疑点，但缺乏临证学习机会。1956 年，我有幸拜在秦伯未先生门下，秦老为我们班讲过《内经》，我也曾跟随秦师出过一些门诊或会诊。秦老是孟河四大医派之一——丁甘仁先生的嫡传弟子，所以有人在著述中将秦老、我以及我的一些弟子，也列入"孟河医派"。我受"孟河医派"的影响，比较推崇"王道医学"，即重视扶正祛邪。同时，我在临证中，每当遇疑难危重病证时，亦主张多多涉猎前人的医案医话，汲取有益的学术经验。民国时期医学大家曹炳章先生说："医家之医话，犹儒家之笔记，最能益人神明。"（见《三三医书》）因为在医案医话中，蕴藏着较多的圆机活法和经验之谈。宋代杨仁斋《仁斋直指方》云："窃谓医虽小道，乃寄死生，最要变通，不宜固执。"他又说："治病活法虽贵于辨受病之证，尤贵于问得病之因。"所以，根据我的中医学术生涯体会来讲，我主张继承学术流派的学术精华同时，当旁及各家，并有个人创意性的发扬，这样于医道才能有所开拓和进取。

（刊载于 2016 年 1 月 14 日《中国中医药报》）

《伤寒论》的三大注本体系

东汉·张仲景《伤寒论》，是一部奠定我国临床医学基础的名著，素为中外学者所重视。此书有关伤寒六经辨证、治疗理法

兼备,以及相当数量的实用经方尤为后世所广泛称颂。自北宋
校正医书局重予编校刊行后,据不完全统计,已经出版刊印有关
《伤寒论》研究性著作或注本 400 余种,其中注本又多于研究性
著作。在众多的注本中大致有三个影响较大的体系,兹分述
如下。

一、成无己系

金·成无己对《伤寒论》有相当深刻的研究,撰有《注解伤
寒论》《伤寒明理论》等书。特别是《注解伤寒论》,这是我国第
一部《伤寒论》全注本,书成于 1144 年。此书的特色在于:条文
的编排遵从北宋校正医书局林亿等所校定的《伤寒论》本(后世
称为"宋本"),对于原文意在存旧,不妄加删改。其注文的阐析
发挥,主要参阅《内经》《难经》等书,是即所谓"以经解论",着
意于探本求源;又复能"以论证经",阐析蕴义。其对仲景原文
的注释,基本上采取顺文诠注的方法,较少对原文提出阙疑正误
的看法。成氏注《伤寒论》十分重视脏腑经络功能的整体性,论
治则以辨证中的八纲作为客观依据。

成氏之注所难者是创始。这部著作对继承和发扬仲景学
说,具有承先启后的作用。其注文一般还比较切合经旨,文笔亦
颇精练。虽然注本中或有附会或前后自相矛盾之处,但基本上
还是获得了较大的成功。故后世研究或注释《伤寒论》的学者,
他们之所以能发皇古义,不断有所发明,大半是因为前有成注本
等可资参阅,并能从中得到不少启悟。明·赵开美盛赞成氏
"博极研精,深造自得,本《难》《素》《灵枢》诸书以发明其奥,因
仲景方论以辨析其理。极表里虚实、阴阳死生之说,究药病轻
重、去取加减之意"。这样的赞语大致概括了成氏在《伤寒论》
方面的学术造诣和《注解伤寒论》的某些特色。当前我们可以
见到较重要的成无己系的《伤寒论》注本有:

1.《张卿子伤寒论》

明末张遂辰(字卿子)撰刊于 1644 年。张氏于《伤寒论》诸

家注本中,对成注本最为尊崇。故编写此书时以成氏书为蓝本。他对《注解伤寒论》的看法是:"引经析义尤称详洽,虽牴牾附会间或时有,然诸家莫能胜之。"但张氏也认识到,作为一部学术著作不能囿于一家之言,遂又选择性地增入朱肱、许叔微、张洁古、庞安常、李东垣、朱丹溪、王安道、王宇泰等诸家之说,结合己见,从不同的侧面补充或订正了成注本的一些缺陷。

2.《校正王朴庄伤寒论注》

清·王丙(号朴庄)撰。王氏治伤寒学专宗王叔和、成无己,他诠释仲景原文主要参考《注解伤寒论》。但也可以看到其学术观点有受张志聪、张锡驹学术影响的一面,如主"气化六经"无形之论等。王丙对《伤寒论》的编次,则又兼收钱潢、柯琴、尤怡诸家之长,亦即以"法"分篇章段落。此书或有擅改经文之弊。

3.《伤寒卒病论笺》

清·邹汉璜撰于 1840 年。邹氏崇尚成无己、张卿子,其原文编次悉依"宋本"。此书注文宗成氏"以经解论",剖析蕴义颇精。须予指出的是,邹氏在一定程度上,也受到张志聪、张锡驹的学术思想影响。

当然,成注本的影响是相当广泛的,古今不少《伤寒论》注家或直引其说或受到其注文的启示,而有新的发挥。除上述几种注本外,清代汪琥《伤寒论辨证广注》、吴谦《医宗金鉴·伤寒心法要诀》等书,收采成无己注文颇多,但他们也不排除其他伤寒名家的见解,类似情况的注本颇多。至于新中国成立后出版的多种《伤寒论》注本,成氏《注解伤寒论》也是这些著作的主要参考书之一。

二、方、喻系

在古代的《伤寒论》注家中,明代方有执和明末清初的喻嘉言颇负盛名,由于他们对《伤寒论》的学术见解比较趋于一致,后世往往方、喻并提。方氏《伤寒论条辨》(刊于 1592 年)和喻氏《尚论篇》(其全称为《尚论张仲景伤寒论三百九十七法一百一十三方》,刊于 1648 年),对其后《伤寒论》学者影响较大。

方氏深研《伤寒论》,对原文采取逐条辨难、寻求端绪、排比成篇,一一分析推论仲景原意,并为之考订,故颜其书名曰"条辨"。反映于本书的最大特点是方氏认为当时流传的宋本《伤寒论》和《注解伤寒论》(成无己注)其原文编排颇多错简,遂移易仲景原文的次序重予编注,所谓"错简"说实自方氏始。

众所周知,《伤寒论》是由西晋王叔和加以编次的。方氏认为:《伤寒论》经王氏编次后,已失去仲景原著的面貌。他推断"宋本"中卷一"平脉法""辨脉法""伤寒例"卷七至卷十中的汗吐下诸可、诸不可诸篇都是王叔和"述仲景之言,附己意以为赞经之辞"。但又认为"平脉法""辨脉法"两篇尚有羽翼仲景原论的学术价值,故置于篇末而将"伤寒例"的全文删去。因此《伤寒论条辨》成为"宋本"流传后第一种删去"伤寒例"的名著。

对《伤寒论》的主要组成部分——"六经辨证"的看法,方氏提出:《伤寒论》以六经为纲,六经则以太阳为纲。而将太阳又分为"风伤卫""寒伤营""风寒两伤营卫"三纲,即后世所谓"三纲鼎立"说,此说虽渊源很早,但由方氏予以具体化,并作为重要的伤寒学理论加以提出。他在改订《伤寒论》太阳篇时,分列"卫中风""营伤寒""营卫俱中伤风寒"三篇(或称为"三证")。凡桂枝汤证及其辨证一类的条文,列于卫中风篇;凡麻黄汤证及原文中有"伤寒"二字列于条首的,归纳于营伤寒篇;凡青龙汤证及原文中有"脉浮紧""伤寒脉浮"诸条,汇为营卫俱中伤风寒篇。阳明病至厥阴病等篇,亦有所调整,还另立了辨温病、风温、杂病脉证并治篇。方氏主观上认为,按此编次就可使《伤寒论》恢复原著的面貌,其实"三纲""三证"之说,王叔和启之于前,孙思邈、许叔微、成无己等辨之于后。方氏本人积二十年的精力编成《伤寒论条辨》,在学术思想上突出错简及三纲、三证说,他抨击王(叔和)、成(无己)是相当激烈的,但其见解则不无偏颇。

喻嘉言是明末清初对《伤寒论》学习研究有较大贡献的医家,他读《伤寒论条辨》后,认为方氏"削去叔和'序例',大得尊经之旨。然未免失之过激,不若'爱礼存羊'、取而驳正之,是非既定,功罪自明……"。对方氏改动王叔和编次,及以风寒之伤营卫者,分属编排列纲,誉为"卓识超过前人"。方有执认为,伤寒六经辨证"有纲有目,经为纲,变为目,六经皆然"。喻氏治医,素以主张规范化著称,于此亦从方氏而大倡纲目之说,他又十分强调"法",遂"举三百九十七法隶于大纲之下……",认为只有这样才是仲景《伤寒论》的全书面貌。

喻氏在尊崇和承袭方有执学术思想的同时,也体现了某些变化和发展。如他在《尚论篇》中以冬伤于寒、春伤于温、夏秋伤于暑热为主病大纲;四季之中以冬月伤寒为大纲;伤寒六经之中仍以太阳为大纲;太阳篇中亦仍沿用方氏"三纲"之说。其余《伤寒论》原文则六经各自为篇,每一经之前均叙述证治大意,以下则以"法"为目,"法"下分列条文,并予诠注,又将合病、并病、坏病、痰病四类附于三阳经末。这样使全书显得提纲挈领,条理清楚,可以说他的编纂法较之方有执更进了一步,对后世的影响也更大。后来张璐、程知、黄元御、舒驰远、吴仪洛等在编注《伤寒论》时,更多地宗法于喻。现列述《伤寒论》方、喻系中的主要注本于下。

1.《伤寒缵论》

清·张璐撰刊于1667年,张氏初读《伤寒论》诸家注本,有"多歧而不一"的感慨!后来当他得到《伤寒论条辨》和《尚论篇》以后,则"向之所谓多歧者,渐归一贯"。但在对待方、喻的著述方面,更赞赏喻嘉言和方有执的学术见解和编法。后来他撰写《伤寒缵论》,祖仲景之文,宗喻昌之说,采各家之注,参以己意编成此书,但在一定程度上割裂了《尚论篇》原文的编次。张璐研学《伤寒论》虽以宗喻立论,但对喻氏伤寒、温热不能明辨分析,则颇持异议。张氏另有《伤寒绪论》之作,系博采诸家之说以补《伤寒论》原书证治所未备者。

2.《伤寒经注》

清·程知撰于 1669 年。程氏认为,在《伤寒论》注家中惟喻嘉言能"破前人之窠臼,开后学之悟门"。但又认为,《尚论篇》中对仲景原文的处理或有缺漏编次,分节或有欠妥之处,而喻氏注文中亦有臆见妄断,与仲景经旨未能尽合。有鉴于此,程氏遂以喻书为基础,结合个人心得,予以参互考订,在对待 397法、113 方问题上他提出"不必尽泥其方,定守其法"。体现了程氏不泥于古的进步思想。

3.《伤寒论后条辨》

清·程应旄撰于 1670 年。程氏宗承方、喻,而又希望对《伤寒论条辨》有所补阐。他在方氏《条辨》的基础上,根据个人对仲景原文的理解又一次"条其所条,辨其所辨"。其编纂的另一特点是,以仲景原文及方、喻二书的篇次附于后。他认为,"《伤寒论》之有六经非伤寒之有六经也。乃因伤寒而设六经辨以勘豁之。凡一部书谆谆辨脉辨证,无非从伤寒角立处定局,从伤寒疑似处设防。处处是伤寒,处处非伤寒也"。程氏此说,对于研究伤寒学和其他临床学科的关系方面很有参考价值,但其补阐部分则颇多赘笔。

4.《伤寒溯源集》

清·钱潢撰于 1710 年。钱氏服膺方、喻,在重视"三纲"学说、强调病因的前提下更注意到伤寒病证的转化问题。他基本上用"效三纲汇论""按症候编次"两种不同的方法整理《伤寒论》。钱氏认为,要深入研究《伤寒论》必须"直溯源流,深究根柢,推求《灵》《素》,辨论阴阳,援古证今,分经辨证"。可以看出,他在这部著作中善以《内经》的理论辨析仲景原文蕴义,还纠正了方、喻"三纲"学说的一些错漏部分。有关伤寒六经的学术观点虽宗方、喻为主,但又篡改"宋本"《伤寒论》的原文和编次。值得注意的是,其注文在吸取方、喻等诸家学说的同时,也

部分地引述了成无己的有关论述,并颇多地阐发了个人的学术
见解。

5.《伤寒论三注》

清·周扬俊撰于 1677 年。所谓"三注"是周氏以方、喻二
家的《伤寒论》注文为基本内容,加上他个人研读仲景原著后所
补充方、喻二家论所未及的疏注,合为"三注"。周氏对一条文
的编次亦不尽同于方、喻。如他将"病有发热恶寒者,发于阳
也;无热恶寒者,发于阴也"这一条列于太阳上篇的首条,对这
条原文的看法也和方、喻不同。方、喻是从"风伤卫气为阳;寒
伤营血为阴"的角度立论;周氏则谓:"阳经受病则恶寒发热,阴
经受病则无热恶寒。"近人则有将此条列为"伤寒总纲"(见余无
言《伤寒论新义》)者,认为"发热恶寒"或"无热恶寒"是由人体
卫气、营血对外邪反应的强弱所决定。此外,周氏此著于每篇
前,首揭经脉环周之理,这是方、喻二氏所未言者,但此说并不为
后世医家所重。

6.《伤寒六经辨证治法》

清·沈明宗编撰。沈氏编注仿效《尚论篇》,此书的特色在
于突出六经主病,并以辨证论治统驭全书。沈氏在学术见解上
虽宗方、喻为主,但书中阐述仲景原文颇为精要,说理亦较透辟。

7.《舒氏伤寒集注》

清·舒驰远编注初刊于清乾隆十五年(1750),后舒氏又予
以重订,于乾隆三十五年(1770)复予刊行,书名《再重订伤寒集
注》。舒氏为喻嘉言再传弟子,他于《伤寒论》注家中尤推崇喻
氏。认为《尚论篇》之出"则仲景斯道,焰如日月"。但又指
出,仲景著述"虽由《尚论》而明,其间遗义尚多",于是舒氏
"参考百家,征以证治"以补充喻书之不足。他还补订了 113
方方论,将原方列于条文之下,阐析立方之旨、命名之义,以及
药物的性能主治,在《伤寒论》注本中,是以"详于论治"为特
色的一种。

8.《伤寒分经》

清·吴仪洛撰于1766年。吴氏推崇喻嘉言《尚论篇》,认为喻氏"将三百九十七法分隶于大纲之下,极得分经之妙",故以"分经"为书名。但吴氏此书,基本上只是承袭或补阐喻氏学说,较少有作者个人的发挥。

9.《伤寒论本旨》

清·章虚谷撰于1835年。章氏对伤寒、温病均有较高的造诣。此书主要参考方有执"三纲"之说,继述各经病证,对仲景原文能博采众说以"辨别义理,证其讹谬,以期合乎经旨"。故以"本旨"为书名。此书在辨析伤寒六经病证方面颇为明晰,但对"烧裈散"持肯定赞赏态度,殊不可取。

10.《伤寒尚论辨似》

清·高学山撰。高氏于前人《伤寒论》注本中,比较偏爱《尚论篇》,认为该书有许多发明之处,但也有一些批评。指出《尚论篇》中对一些仲景原文的诠注,多有似是而非、未尽恰当之处。遂予以反复推敲,论辨经义,并以"辨似"为书名。高氏此书的编次方法,亦与喻氏书有所不同,他分析六经病证不乏独到的见解。

11.《伤寒论条辨续注》

此书是清·郑重光在方有执《伤寒论条辨》的基础上予以重订编成。郑氏与方有执同里,对方氏著作有较高的评价。他说:"其书叙六经于篇首,系各条于六经,而太阳一经又分三篇,使风寒分合各有攸归。虽少阳未及分编,三阴间晦经旨,要其全力独注太阳三篇,故至三阴经则气稍馁。而提挈纲维,开示阃奥,使三百九十有七法、百十有三方,莫不确乎其所以然,而可以适乎证而施之法。"郑氏对方氏原著进行加工,"删其支词更旁及《尚论》《缵论》《后条辨》《伤寒论翼》诸书,谬以己意,折衷一是,僭为《续注》"。其编次较方氏有所更动,对原文错简处亦有所移正。

此外,清·徐彬(字忠可,喻嘉言门人)《伤寒图说》、史以甲《伤寒正宗》等著作,在理论上亦均宗喻氏《尚论篇》。从以上方、喻系所涉及的注本之多,可见其较为深广的影响,是其他注本体系所难以比拟的。

三、钱塘二张系

所谓"钱塘二张"指清初钱塘(今浙江省杭州市)张志聪和张锡驹。志聪曾从张卿子学医,他对《内经》和《伤寒论》均有较深入的研究,以研习《伤寒论》而言,他先后编撰了《伤寒论宗印》《伤寒论纲目》和《伤寒论集注》三种,其中又以《伤寒论集注》为张志聪有关伤寒学的代表作。

《伤寒论集注》全书的主要部分为张志聪所亲撰,书未竟而病逝,后由其弟子高士栻重予编订纂集,书成于 1683 年。据高氏称:此书内容系张志聪在侣山堂讲学时的讲稿,"复聚诸同学而参正之,更集诸同门而讲求之",虽名为"集注"而并非汇集历代诸家之意。

张志聪受业于张卿子,但在伤寒学方面见解有所不同。在编法上,志聪既强调六经编次须条理通贯,不应随便去取;但又削"序例",而移"平脉、辨脉"。其理由是"序例"等篇乃王叔和所集,既非条例,又非大纲,与《伤寒论》原文自相矛盾,故予删去。又对全论条文进行"汇节分章",即将《伤寒论》全部条文分为一百章节,每一章节立提要以标明大义。他还认为,原论自有章节段落起止照应,决非散叙平铺,并一一阐明条文贯通之理。

以汇节分章进行注释,其立论和诠注的主导思想是重视气化学说。张氏期能阐明人体"经气"的变化,他提出三阴三阳和六气,在天有,在人身亦有。人体无病时则六气运行,若外感六淫风寒等邪伤正气,始则气与气相感,继则从气而入于经。他强调,学医者须懂得"经气"的义理,如此读《伤寒论》便能因证而识正气之出入,因治而知经脉之循行。以此联系于临床,则取之有本,而用之无穷。

由于张志聪精于《内经》,故常引经释论,特别是以《内经》中"标本中气""阴阳""经络""五运六气"等理论与六经病证相联系,因而形成在立论上的某些与众不同之处。张锡驹的见解与之相仿,后人合称"钱塘二张"。他们在《伤寒论》注家中属于重气化的学术流派,这一派在探研《伤寒论》原文蕴义及沟通临床与基础理论方面,有其一定的贡献。但因过于强调气化,故在一些条文的诠释方面,不可避免地会存在牵强、虚玄之弊。

张锡驹的《伤寒论直解》刊于1712年。此书融会《内经》理论以直接阐注《伤寒论》,故以"直解"为书名。锡驹于条文之编次、章节之汇集,多同意志聪之旨。他强调《伤寒论》是治百病之书,于自序中称:"夫此书之旨,非特论伤寒也。风寒暑湿燥火六淫之邪无不悉具,岂特六淫之邪而已。内而脏腑,外而形身,以及气血之生始,经俞之会通,神机之出入,阴阳之变易,六气之循环,五运之生制,上下之交合,水火之相济。实者泻之,寒者温之,热者清之,详悉明备,至矣尽矣。"至于对六经、六气天人相应,循经次第传……的看法,他与张志聪的观点基本上也是一致的。属于"钱塘二张"系的主要注本有:

1.《伤寒悬解》

清·黄元御撰。黄氏诠注《伤寒论》与"钱塘二张"相类似的学术思想,是均以六气分析六经,以脏腑联系六气。《伤寒悬解》着重阐发五运六气之义,以究诘伤寒脏腑经络营卫、表里、阴阳、寒热、虚实诸病。对于原文的处理,他力图"于破裂纷乱之中,条分缕析,复其次第"。由此可见,黄氏又有主张"错简"说的一面。在编次方面,黄氏此书的条理化,给读者以较为深刻的印象,但其释文中则不乏主观、附会的见解。

2.《伤寒论浅注》

清·陈修园编撰刊于1803年。陈氏崇尚"钱塘二张",此书系按二张注本的体例和观点以分章节。他认为,二张的注文虽间有矫枉过正之处,但阐发五运六气、阴阳交合之理,正与仲景自序中所说"撰用《素问》《九卷》《八十一难》《阴阳大论》……"之旨相合。须予指出的是,全书虽主要收采二张之说,但亦不囿于二张立论,其在原文下所附小注中间,采方、喻等各家学说及己见以补其不足。陈氏此书通俗晓畅,其实际影响实超出二张,对普及仲景学说有相当贡献。

3.《伤寒论章句方解》

清·陈恭溥编撰刊于 1851 年。陈氏认为,注本必明句读,他的看法是:在多种《伤寒论》注本中,《伤寒论直解》以章句明晰著称,而《伤寒论集注》则颇能阐析仲景精义,遂以此二书为基础,编成《伤寒论章句方解》。其编法的特点是,将仲景《伤寒论》加以句读、分章节,并以浅显通俗的文笔释义发挥。他主张灵活运用仲景方,全书内容具有简明的特点。

4.《伤寒论浅注补正》

清·唐容川编撰。唐氏研究仲景学说亦宗二张,他对陈修园的"浅注"较为欣赏,但又指出其中尚有阙误之处,遂予补缺正误。在对待二张的学术思想方面,他认为二张谈阴阳气化"于理颇详,而于形未悉"。故主张以西医之形迹寻求《内经》之气化。由于唐氏试图用衷中参西的观点诠释补正,难免掺杂一些附会或不切合实际的观点。

此外,清·薛公望曾撰《张令韶伤寒直解辨证歌》,其内容是摘取张锡驹(字令韶)所撰《伤寒直解》中有关六经辨证的论述编成,因不属注本范围,兹从略。

从以上情况分析,《伤寒论》大致有三个较主要的注本体系。虽然现代研读《伤寒论》的广大读者,多有推崇清·柯琴《伤寒来苏集》和尤怡《伤寒贯珠集》等名著者,而现代有关著述中可能引述柯、尤等名家的注文更多一些,但他们并没有形成注本体系,这里我们就不予赘述了。

（刊载于 1980 年第 1 期《成都中医学院学报》）

《金匮要略》古注本选介

《金匮要略》是一部以论述内科杂病为主的临床专著,成书于约公元三世纪初。张仲景的原著名《伤寒杂病论》(包括《伤寒论》和《金匮要略》)共十六卷)。魏晋时经王叔和整理后,其古传本之一名《金匮玉函要略方》(三卷本)。北宋校正医书局林亿等,根据宋仁宗时翰林学士王洙在馆阁中发现的蠹简文字重予整理编校,取其中以杂病为主的内容仍厘订为三卷,改名《金匮要略方论》(简称《金匮要略》)。全书共二十五篇,所述病症有痉湿暍、百合病、狐惑病、阴阳毒、疟病、中风历节、血痹、虚劳、肺痈、咳嗽上气、奔豚气、胸痹、心痛、短气、腹满、寒疝、宿食、风寒积聚、痰饮、消渴、小便不利、淋病、水气、黄疸、惊悸、吐衄、下血、胸满、瘀血、呕吐、哕、下利、趺厥等四十多种病证;外科方面有痈肿、肠痈、刀斧伤、浸淫疮等病证;妇产科方面有经、带、杂病、妊娠、产后等病症。此外,还记述了急救猝死、脏腑经络病证治法则及预防、摄养、饮食禁忌等。

书中总结了汉代以前丰富的临床经验,提供了辨证论治及方药配伍的一些基本原则。本书共收选 262 方,其中有相当多实用有效的方剂,这些方剂较广泛地应用于临床,是后世方剂学变化和发展的依据。自北宋(1065 年)刊行本书以后,历代注释及研究《金匮要略》的著作颇多,现选择较有代表性或具有一定影响的古代注释本简介于后,作为读者进一步学习研究《金匮要略》的参考。

1.《金匮方论衍义》

三卷。元·赵以德撰。撰年不详。本书注释《金匮要略》较为详明但刊本甚少流传。清·周扬俊评价赵氏注本"理明学博,意周虑审"(见《金匮玉函经二注·序》),后世注释《金匮要略》的医家颇多引录赵氏的见解。原编删去林亿整理本二十五篇中最后三篇,是现存《金匮要略》较早的全注本。

2.《金匮要略论注》

二十五卷。清·徐彬撰于 1671 年。作者据《金匮要略》明·徐镕本的条文次序予以诠释,注文浅显易晓,旨在发明原书蕴奥;注后或补以论述,故以"论注"为书名。书中发表个人见解较多,颇为后世医家所重,但在注论中也杂有一些片面或牵强的观点。

3.《金匮要略直解》

三卷。清·程林编注。刊于 1673 年。程氏诠注《金匮要略》主要引证《内经》《神农本草经》《伤寒论》《脉经》《甲乙经》等古典医籍,并参考六朝、唐、宋有关著作,"以经证经,要在直截简切,义理鲜明,期于取用"(见本书"凡例")。所谓"直解",即以编注者融会前人学术经验的方式直接解释原书各篇条文。程氏学术思想有趋于保守的一面,其注文杂有主观或附会的概述。

4.《金匮玉函经二注》

二十二卷。清·周扬俊撰于 1687 年。周氏于《金匮要略》注家中推崇赵以德《金匮方论衍义》,遂以此书为蓝本,而为之补注名为"二注"。补注部分多采喻嘉言的学说加以融会,并有所发挥。但周氏在"自序"中宣扬"事不师古,其法不立;师古而不师圣人,其理不精"。反映了他有一定的尊古崇圣思想。

5.《金匮要略编注》

二十四卷。清·沈明宗编注。刊于 1692 年。初名《张仲景金匮要略》,1693 年重刊时改题此名。沈氏以当时所见的《金匮要略》刊本"编次失序"与张仲景原著颇有出入,他认为"从来著书立言,必先纲领,次及条目"。在这个思想指导下,遂将《金匮要略》重编排,以序例冠于首,将以下方论部分略予贯串整理,使之趋于条理。其所加释文或有一些较好的见解。现有《中国医学大成》本,曹炳章将其改名为《沈注金匮要略》。

6.《金匮要略方论本义》

二十二卷。清·魏荔彤释义。成书于1720年,魏氏注释《金匮要略》在汲取前人精义的同时,有不少独特的见解和发挥,并对所论病证的病机和治法分析较详。但在释义中间或杂有附会、不经之论。

7.《金匮要略心典》

简称《金匮心典》,三卷。清·尤怡纂注。书成于1729年。尤氏研究仲景学说多年,很有心得,纂注时力求得其典要,故以"心典"为书名。作者删去原书的最后三篇,阐述仲景原文的精义。文笔简练,条理通达。对原书中难以解释的深奥文义,宁可缺略不强于衍释,并改正原著中传写之误,删略后人增添的内容,是《金匮要略》注本中较好的一种。

8.《金匮悬解》

二十二卷。清·黄元御编撰。刊于1754年。黄氏认为,《金匮要略》治内伤杂病大旨以扶阳气、运化脏腑气血功能为主,而各家学派中又有滋阴之说,遂推阐"阳自阴升,阴由阳降"之理,颇有见地;但在论治方面多从温燥立法,有其局限性。书中逐篇诠释《金匮要略》原文,并详述四诊九候之法。现有《黄氏医书八种》本等。

9.《订正金匮要略注》

全称《订正仲景全书金匮要略注》,八卷,(即《医宗金鉴》卷十八至二十五)。清·吴谦等纂注。吴氏等鉴于《金匮要略》的一些旧注本每多"随文附会,难以传信",遂予订正详加注释,并选集前人注本中能阐发仲景学说的见解。卷末为正误存疑篇,对存疑的28条原文一一加以辨析,可资参考。

10.《金匮要略浅注》

十卷。清·陈念祖撰。刊于1803年。本书的体例和编法特点与《伤寒论浅注》略同。陈氏选集前人《金匮要略》注本中的一些注文,结合个人见解以求阐明要旨。本书删去林亿整理本(共 25 篇)的最后三篇,并于第 22 篇("妇人兼病脉证")中增补"妇人阴挺论"等内容。

11.《金匮要略浅注补正》

九卷。清·唐宗海撰,为唐氏《中西汇通医书五种》之一。作者推崇陈念祖《金匮要略浅注》,但又认为陈氏注解尚有缺误,遂在陈书的基础上予以补缺正误,并加以发挥。作者试图用中西汇通的观点诠释补正,其中不免有片面或汇通不当的见解。

12.《高注金匮要略》

不分卷。清·高学山撰。高氏融会前人学说发挥个人见解以注释《金匮要略》,对所论杂病的病机、诊断、方义等阐析较详,但其中杂有释义欠当或附会的论点。原稿分为四册,末册佚去两页,近人王邈达为之增补,校订于 1956 年,由上海卫生出版社出版排印本。

13.《金匮玉函要略辑义》

六卷。日本·丹波元简撰于 1806 年。作者采辑徐彬、程林、沈明宗、魏荔彤及《医宗金鉴·订正金匮要略注》等《金匮要略》注本,结合个人心得逐条阐析仲景原文,书中考核校订比较精详。方解部分除选注诠释外,并参考古今方书,增补了一些效方,对读者有一定的启发。

(刊载于 1980 年第 8 期《辽宁中医杂志》)

《伤寒杂病论》中的外治法

张仲景的《伤寒杂病论》(包括《伤寒论》和《金匮要略》)是系统论述外感热病和多种杂病的临床古典名著,其中所谈到的具体治疗方药多以内服为主,后世尊称这些方剂为"经方",对中医治疗学的发展起到了重要的推动作用。在他的著作中,对外治法的研究亦在《内经》的基础上有了不少进展,今复习全书整理综述如下。

一、针刺法

1. 截止传经:"太阳病头痛至七日以上自愈者,以行其经尽故也,若欲作再经者,针足阳明,使经不传则愈。"

按:这里所说的"再经"乃指太阳经行尽而有再传阳明经的趋势,故预刺足阳明经穴以截止传变。

2. 治疗伤寒"肝乘脾"及"肝乘肺":"伤寒腹满,谵语,寸口脉浮而紧,此肝乘脾也,名曰纵,刺期门。"又说:"伤寒发热,啬啬恶寒,大渴欲饮水,其腹必满,自汗出,小便利,其病欲解,此肝乘肺也,名曰横,刺期门。"

按:"纵"乃指病理的五行相克,"横"则指其反侮。"肝乘脾""肝乘肺"都是伤寒病程中的变证,所以皆刺期门者,因期门系肝经募穴,刺之可以泻肝经纵横之势,使之不能达到乘侮的目的。

3. 治疗热入血室:"妇人中风,发热恶寒,经水适来,得之七八日,热除而脉迟身凉,胸胁下满如结胸状,谵语者,此为热入血室也。当刺期门,随其实而取之。"又谓:"阳明病,下血谵语者,此为热入血室,但头汗出,当刺期门,随其实而泻之,濈然汗出则愈。"

按:前条周扬俊谓:"未经误下而忽如结胸,知热邪乘经虚而传入冲脉,故当刺期门以泻其实。"后条为阳明病之变证,章虚谷谓可从"肝募以泄其热"。于此可悟肝与血室攸关。

4. 治太阳少阳并病:"太阳与少阳并病,头项强痛或眩冒,时如结胸,心下痞硬者,当刺大椎第一间(即大椎穴)、肺俞、肝俞,慎不可发汗,发汗则谵语,脉弦,五六日谵语不止,当刺期门。"

按:太阳少阳并病之所以刺大椎、肺俞、肝俞者,据成无己注释认为:刺大椎第一间及肺俞可以泻太阳之邪,刺肝俞则能泻少阳之邪,而谵语不止为少阳邪热较甚,故刺期门以泻肝胆之气。从对症的角度分析,针刺大椎可减轻头项强痛和眩冒,针刺肺俞、肝俞能缓解心下痞硬,刺期门能治谵语。同时应该指出,太少并病的病位究竟偏于半里半表,故不可发汗,发汗则亡津,损动胃气;且亦不能妄下,否则邪热内陷,恐成结胸,不可不知。

5. 治妇人伤胎尿闭:"妇人伤胎,怀身腹满,不得小便,从腰以下重如有水气状;怀身七月,太阴当养不养,此心气实,当刺泻劳宫及关元,小便微利则愈。"

按:尤在泾云:"心君火也,为肺所畏,而妊娠七月肺当养胎,心气实则肺不敢降,而胎失所养,所谓太阴当养不养也。夫肺主气化者也,肺不养胎则胞中之气化阻,而水乃不行矣,腹满、便难、身重,职是故也。是不可治其肺,当刺劳宫以泻心气,刺关元以行水气。"程云来云:"劳宫在手心厥阴,心主穴也,泻之则火不乘金矣;关元穴在脐下,为小肠之募,泻之则小肠通利矣。"但又指出,妄刺关元有落胎之虞,是则医者不可不据"有故无殒"之义反复审慎以行之。

6. 血痹针引阳气:"问曰:血痹病从何得之?师曰:夫尊荣人,骨弱肌肤盛,重因疲劳汗出,卧不时动摇,加被微风,遂得之。但以脉自微涩,在寸口、关上小紧,宜针引阳气,令脉和紧去则愈。"

按:本节所云针引阳气,即以针刺法加强患者的卫外功能,亦即周禹载所说"针以泄之引阳外出,则邪去而正自伸"之意。

7. 跌蹶刺腨法:"师曰:病跌蹶,其人但能前,不能却,刺腨入二寸,此太阳经伤也。"

按:刺腨,一谓刺承筋穴。沈明宗曰:"腨即小腿肚,本属阳明,乃太阳经络所过之处,与阳明经气会合于飞扬、承筋间,故刺之,使太阳、阳明气血和而无滞,则前后如常矣。"

8. 辅助治疗:"太阳病初服桂枝汤,反烦不解者,先刺风池、风府,却与桂枝汤则愈。"

按:本条的针刺风池、风府主要是起辅助作用的。柯韵伯谓"风邪本自项入,必刺风池、风府者,疏通来路以出其邪",但它不能替代桂枝汤。目前对于流行性感冒症状类似太阳病者,亦可针刺风池、风府、大椎、合谷、少商(刺出血)等,以达到缓解症情和退热的目的。

二、灸法

1. 少阴病灸法:"少阴病,下利,脉微涩,呕而汗出,必数更衣。反少者,当温其上灸之。"

按:"温其上"系指以温热治其胃。"灸之"有说灸百会,有说灸太溪,也有认为从中脘至水分任取一穴即可。据目前临床类似见症的治疗经验,多灸神阙一穴,尤以隔盐灸则壮阳作用更著,对阴寒腹痛,不论属脾属肾均可灸之,如加灸足三里,则能提高疗效。

2. 厥阴病灸法:"伤寒六七日,脉微,手足厥冷,烦躁,灸厥阴,厥不还者死。"又说:"伤寒脉促,手足厥逆者,可灸之。"

按:前条灸厥阴系指肝经太冲或行间、章门等穴。后条"脉促"亦用灸法似不可解,但据钱天来的理解,这里的脉促"非结促之促,乃短促之促",故可除外阳盛热厥;尤在泾认为,乃阳郁不通所致,故用灸法以通其阳;常器之曰"当灸太冲穴",太冲为厥阴经之"输穴";近人承淡安指出"厥阴经"非"厥阴病",是则单灸太冲恐未必奏效,如灸肝经的井、荣、经、输诸穴,可以达到通阳回厥的效验。

3. 奔豚灸法:"发汗后,烧针令其汗,针处被寒,核起而赤者,必发奔豚,气从少腹上至心,灸其核上各一壮,与桂枝加桂汤主之。"

按:这里的灸法系辅治法,灸其核上各一壮,功能助阳祛寒,先灸后药,功力倍增。

4. 卒死灸法:①救卒死而张口反折者方:"灸手足两爪后,十四壮了,饮以五毒诸膏散(有巴豆者)。"②救卒死而四肢不收失便者方:"马屎一升,水三斗,煮取二斗,以洗之,又取牛洞(稀粪也)一升,温酒灌口中,灸心下一寸(即上脘穴)、脐上三寸(即中脘穴）、脐下四寸（可能是关元穴）各一百壮，瘥。"

按："卒死"实际上就是突然发生的重度昏厥。张口反折，以灸法与药物合治，灸爪甲者，因爪甲乃三阴三阳之终始，灸之则阳回气通而苏；四肢不收、失便者，须灸法、服药法合洗法，综合运用所灸上脘、中脘、关元等穴，能复三焦之阳而回其垂绝之气。从仲景全书中可以看出，三阳证有刺法而无灸法，三阴证及其他虚寒证始可采用灸法，这是千古不易的治疗法则。

三、用药摩顶法

头风摩散方，用"大附子一枚（炮）、盐等分。右二味为散，沐了（即洗头后的意思），以方寸匕，已已摩疢上（即另以此药摩顶），令药力行"。

按：陈修园认为，头风摩散系治偏头风者，因附子辛热，盐则咸寒，合用能散经络之邪。

四、鼻内用药法

1. 内鼻法："湿家病身疼，发热面黄而喘，头痛鼻塞而烦，其脉大，自能饮食，腹中和无病，病在头中寒湿故鼻塞，内药鼻中则愈。"

按："内鼻"同"纳鼻"，经文并未明言所用何药，尤在泾认为，系"瓜蒂散之属"，此方可以宣泄上焦寒湿、通利肺气。

2. 灌鼻法、吹鼻法："救卒死方，以薤捣汁灌鼻中。"又方以"雄鸡冠割取血，管吹内鼻中……"。

按：前条以薤汁灌鼻，薤为五辛之一，有通窍取嚏作用；后条以雄鸡冠血吹鼻（原文尚配合"鸡肝及血涂面"），亦取其阳气充溢，功能通气开噤。

五、舌下含药法

"尸蹶脉动而无气，气闭不通，故静而死也。治方：菖蒲屑内鼻两孔中，吹之，令人以桂屑着舌下。"

按：这是最早舌下给药法的记载，桂屑即肉桂末，着舌下能开心窍；菖蒲末吹鼻取其能开肺气，二者合用其效更速。

六、灌耳法

救卒死而目闭者方:"牵牛临面,捣薤汁灌耳中,吹皂荚末鼻中,立效。"

按:薤汁灌耳能辟邪安魂,配合皂荚末吹鼻,有取嚏开窍作用,"牵牛临面"乃以牛之呼吸引动人之呼吸,不过后世处理"卒死"的有效方法颇多,似可不必仿效此种治法。

七、润导法

"阳明病,自汗出,若发汗小便自利者,此为津液内竭,虽硬不可攻之;当须自欲大便,宜蜜煎导而通之,若土瓜根及大猪胆汁皆可为导。

蜜煎方:食蜜七合,右一味,于铜器内,微火煎,当须凝如饴状,搅之勿令焦著,欲可丸,并手捻作挺,令头锐大如指长二寸许,当热时急作,冷则硬,以内谷道中,以手急抱,欲大便时乃去之。"

又:"大猪胆一枚,泻汁,和少许法醋,以灌谷道内,如一食顷,当大便出宿食恶物,甚效。"

按:这是最早的润导灌肠法,土瓜根(即王瓜根)方已佚,《肘后备急方》谓以王瓜根捣汁,用筒吹入肛门内,即能通便。在这三张润导方中,蜜煎导法运用较多,后世有以食蜜中加入麝香、细辛、皂角末,取效尤捷。

八、坐药法

蛇床子散方:温阴中坐药。"蛇床子仁。右一味末之,以白粉少许,和令相得,如枣大,绵裹内之,自然温。"

按:沈明宗曰:"此治阴挈痛、少腹恶寒之方也……但寒从阴户所受,不从表出,当温其受邪之处,则病得愈。故以蛇床子一味大热温助其阳,纳入阴中,俾子宫得暖,邪去病自愈矣。"综合古代医家对蛇床子的运用经验,除用作"温阴中坐药"外,对于妇女阴疮、阴肿、阴菱均有殊功,今人有以煎汤熏洗或用作坐药,治疗阴道滴虫症亦具良效。

九、洗法、浴法

"少阴脉滑而数者,阴中即生疮,阴中蚀疮烂者,狼牙汤洗之。狼牙汤方:狼牙三两。右一味,以水四升,煮取半升,以绵缠箸如茧,浸汤沥阴中,日四遍。"

治马坠及一切筋骨损方:"大黄一两(《肘后备急方》作三两)(切、浸、汤成下),绯帛如手大(烧灰),乱发如鸡子大(烧灰用),久用炊单布一尺(烧灰),败蒲(即蒲席也)一握三寸,桃仁四十九枚(去皮尖,熬),甘草如中指节(炙,剉)。右七味,以童子小便量多少,煎汤成,内酒一大盏,次下大黄,去滓,分温三服,先剉败蒲席半领,煎汤浴,衣被盖覆,斯须通利数行,痛楚立瘥。"

十、浸足法

1. 治脚气冲心:矾石汤,"矾石二两。右一味,以浆水一斗五升,煎三五沸,浸脚良。"

2. 救卒死而壮热者:"矾石半斤,以水一斗半,煮消以渍脚,令没踝"。

按:白矾味酸涩、性燥,赵以德认为,可祛湿消肿、收敛逆气,故均能治之,而前条又属于外治法中的"上病下治"法。

十一、烙法

"小儿疳虫蚀齿方:雄黄、葶苈。右二味,末之,取腊月猪脂溶,以槐枝绵裹头四五枚,点药烙之。"

按:某些注家怀疑此方并非仲景原方,但缺乏充分论据,从治疗作用分析有通气行血、消肿杀虫的效能。

十二、温熨法

"凡中暍死,不可使得冷,得冷便死。疗之方:屈草带绕暍人脐,使三两人溺其中令温。亦可用热泥和屈草,亦可扣瓦碗底按及车缸以着暍人脐,令溺,须得流去,此谓道路穷卒无汤,当令溺其中,欲使多人溺,取令温。若有汤便可与之,不可泥及车缸,恐此物冷,暍既在夏月,得热泥土、暖车缸,亦可用也。"

按：此为中暑昏厥外治温熨法,温熨脐下能通阳开窍,学者可师其意而不必泥其法。

十三、人工呼吸法

"救自缢死⋯⋯心下若微温者⋯⋯徐徐抱解,不得截绳,上下安被卧之,一人以脚踏其两肩,手少挽其发,常弦弦,勿纵之,一人以手按揉胸上数动之;一人摩捋臂胫屈伸之,若已僵,但渐渐强屈之,并按其腹,如此一炊顷,气从口出,呼吸眼开,而犹引按莫置,亦勿苦劳之;须臾可少与桂汤及粥清含与之,令濡喉,渐渐能咽乃稍止。若向令两人以管吹其两耳朵好,此法最善,无不活者。"

按：我们不难体会,这种救自缢的方法就是人工呼吸法,不过按原文所述需 2~3 人参加抢救,在 1 700 多年前能有这样合乎现代病理生理要求的治法,是难能可贵的。

此外,还有救溺死方的记载:"取灶中灰两石余以埋人,从头至足水出七孔,即活。"这也是一种外治物理疗法;不过学者可师其意,不必尽效其法。

综前所述,在东汉时代的外治法形式和内容已相当丰富,为后世医家研究外治法提供了不少资料,足证张仲景"勤求古训、博采众方"之不诬。我们认为,其中有不少外治法很可能是仲圣从民间搜集来的,这种勤奋的治学态度和精神永远值得我们学习和推崇。

(刊载于 1964 年第 2 期《江西医药》)

清以前温病温疫十大名著选介

2003 年引发"非典"的冠状病毒,主要由呼吸道、消化道传入。患者感病后,主症为发热(或恶寒发热)、咳嗽(多为干咳、少痰),或兼有头痛、身痛、上气、喘憋等症,如高热、身灼热,又未能实施有效治疗,则可产生昏迷、呼吸衰竭、心力衰竭等症,危害人体生命健康。"非典"是西医学病名,其发病特点和临床表现,联系到我国传统医学则属于温病(温热病)、瘟疫(亦名温疫,属于疫病中以发热为主证,具有较强、急性传染的特性)范畴。本文主要介绍清代温病、温疫的十大名著,以供参考。

1.《温疫论》二卷补遗一卷

明·吴有性(又可)撰于崇祯十五年(1642)。这是我国医学发展史上第一部突出温疫并以温疫作为书名的重要医著。吴氏指出:温疫并非感受风、寒、暑、湿等邪所致,其病源之本是由于感受戾气(一作"杂气")、疫邪,"邪自口鼻而入"是温疫流行的主要原因。此书上卷载文50篇,阐发温疫病因、病机及证治,分析温疫与伤寒不同之理。下卷载文33篇,列述温疫多种兼证。"补遗"一卷,作者补入"正名""《伤寒例》正误"等篇,对读者颇多启悟。对于疫邪侵犯人体的部位,该书认为主要是在"膜原"(属于人体的"半表半里"部位),邪伏于里,不易透达,并可产生表里分传的九种情况,应针对传变证、兼夹证和不同病情以确立治法。吴氏自创的达原饮、举斑汤等方均有较高的临床实用价值。其中如达原饮(槟榔、厚朴、知母、黄芩、白芍、草果、甘草)主治瘟疫初起,先憎寒,后发热,其后但热不寒,昼夜发热,日晡(下午迄傍晚时分)益甚,兼有头痛、身疼等证。此方有开达膜原、辟秽化浊、退热等作用。吴氏治疫十分重视下法的应用,指出温疫有30余种可下之证,下法中尤重视用大黄"逐邪拔毒"。《温疫论》现存清初及康熙年间多种刻本、其他清刻本、日本刻本及《中国医学大成》本等数十种刊本,新中国成立后有数种点校排印本。

2.《广温疫论》

又名《广温热论》《温疫明辨》,共四卷,附文一卷。清·戴天章(麟郊)撰,约成书于康熙六十一年(1722)。卷一论伤寒、温疫辨证不同之点,又以气、色、舌、神、脉五个方面作为二者辨别之大纲,次述温疫兼风、寒、暑、疟、痢五证及其他多种兼证、夹证的证治;卷二~三,辨析温疫表证,戴氏以汗、下、清、和、补五法为主。该书论温疫病病机及兼夹诸证较《温疫论》详备,治法内容亦较充实可取。现存乾隆四十三年(1778)刻本及其他近30种刊本。

3.《温热论》

清·叶桂(天士)口述,由门人记录整理成书,一卷。叶氏(1667—1746)是康、乾盛世临床医学大家,出身于世医家庭,长于内科杂病,尤精于温病诊治。《温热论》成书于乾隆十一年(1746)。存世有两种传本,其一见于门人华岫云所编《续选临证指南医案》,名《叶天士温热论》(后世简称为《温热论》),后王孟英将之编入《温热经纬》,名之为《外感温热篇》。其二见于唐笠三《吴医汇讲》(系医学论文的合订)卷一,名为《温证论治》;其后,章楠编撰《医门棒喝》时,将之收编于内,并加注释。两种传本,编次不一,但内容大致相同。

《温热论》作为温热病的代表性专著,有以下学术特色。一是指出温病的感染途径及传变规律。叶氏所说的温邪感受途径,与明·吴又可《温疫论》"邪自口鼻而入"的见解是一致的,并有所发挥。他认为伤寒与温病虽同属外感于邪,但伤寒之邪自皮毛而入,由外而内,由阳而阴;温病之邪由口鼻而入,首先犯肺。故曰:"温邪上受,首先犯肺,逆传心包。"叶天士所述温热病感染途径与传变规律,成为外感温热病病因、病机的总纲,为后世医家所广泛遵循。二是创立了温病"卫、气、营、血"辨证论治的纲领(即将温病的病变过程次序分为卫、气、营、血四个阶段)。所谓"卫之后,方言气;营之后,方言血",温病到了后期,血分的温邪就十分炽盛,体现了疾病的危重性。《温热论》并对各个阶段的主证、兼证和变证予以细辨。三是重视诊法中的察舌、验齿以及在肌肤透发出的疹、痦等情况的辨析。在温病治疗方面,叶氏重视清法,兼风者透风,兼湿者祛湿,不使风、湿之邪与热相搏。如温邪留连气分,在清温的基础上,重视助益胃津,促其战汗而解。他还提出"留得一分津液,便有一分生机",这是温病施治中的宝贵经验。并指出:温邪初入营分,犹可透热转气;温邪侵入血分,则直须凉血、散血……凡此,对后世医家诊治温病有重要的学术临床指导价值。《温热论》刊本很多,以道光九年(1829)刻本为善。

4.《湿热条辨》

清·薛雪(生白)撰。薛氏(1681—1770)与叶天士为同时代的温病大家,尤致力于湿热类温病的深入研究。此书专论湿热病证的病机与辨证提纲,他分析湿热病证"乃太阴、阳明同病",提出"太阴内伤,湿饮停聚,客邪再至,内外相引"而致病,明确了湿热的病变中心在脾胃,治疗须辨析湿与热的孰轻孰重,并细察人体正气的盛衰以决定立法遣方。后人治疗湿热温病多宗其法。薛氏并对湿热病证出现痉厥、湿热夹食、伤营动风、病后余邪证等的处治,以及提示医者须对湿热病证舌诊加以辨析,并与辨证相结合以决定治法等学术临床要点,阐发了薛氏独到的见解。《湿热条辨》刊于道光十一年(1831),现存初刻本、其他清刻本(王孟英《温热经纬》亦将薛氏此编选辑于内)及近现代多种刊本。

5.《伤寒温疫条辨》

简称《寒温条辨》,六卷,清·杨璿(栗山)撰,刊于乾隆四十九年(1784)。杨氏鉴于伤寒、温疫易于混淆,遂采撷诸家学说予以详辨。卷一列述伤寒和温疫的脉证、病因和治法等多方面内容;卷二至三,详辨伤寒、温疫与温病多种证候的特点;卷四至五为"医方辨",计列正方 180 首,附方 34 首;卷六"本草辨",介绍伤寒、温疫常用药物 188 种。此书的基本内容摘取吴又可《温疫论》、陈尧道《伤寒辨证》等书内容予以补阐发挥,并创用治疗温疫名方升降散等方。升降散由僵蚕(酒炒)、蝉衣、姜黄(去皮)、生大黄组成,以蜜及黄酒送服。主治温疫及温病表里、三焦大热,其症不可名状。所谓"升降"是针对温邪、疫邪的"升清降浊"，使之辟邪解毒。此方为后世医家所广泛应用。现存初刻本及其他多种刻本和排印本。

6.《松峰说疫》

清·刘奎(松峰)约撰于乾隆五十年(1785)，六卷。刘氏精于温疫诸多病证的辨析和治法。卷一《述古》，作者博取前贤有关温疫论述，明其学术之渊源；卷二《论治》，先列总论12条，次举温疫统治八法等；卷三《杂疫》，集诸疫70余证，其治法列举放痧、刮痧、治疫痧方治诸法及用药宜忌；卷四《辨疑》，举述14条有关温疫之疑点加以剖析；卷五《诸方》，载方120余首；卷六《运气》，阐述气候变化与温疫发病的关系。此书上承《内经》运气学说，下宗吴又可《温疫论》等疫病名著，并将疫病统分为温疫、寒疫、杂疫。刘氏提出治疗疫病最宜通变，他首创了"温疫统治八法"，曾一度广为流传。现存初刻本及其他多种刻本。

7.《疫疹一得》

清·余霖(师愚)撰于乾隆晚期(撰年不详)，二卷。余氏因其父患时疫被他医误治而死，遂究心疫病、疫疹的证治，积累了丰富的学术经验。该书上卷论疫疹病源、诊治要点和常见证候之辨析；下卷列疫疹28方，并阐析方义，后附若干医案。余氏论疫及疫疹，参阅《瘟疫论》中有关辨证内容，治法上立清热、解毒、凉血、泻火等大法，擅用石膏治疗温疫、疫疹，所创用之清瘟败毒饮，石膏用量很大。他提出"非石膏不足以治热疫"之论，其学术临床对后世有较大影响。此书现存乾隆五十九年(1794)抄本、道光八年(1828)刻本、其他清刻本，新中国成立后有影印本、排印本等。

8.《温病条辨》

清·吴瑭(鞠通)撰于嘉庆三年(1798)，刊于嘉庆十七年(1812)，全书六卷，卷首一卷。吴氏曾参与抄缮、检校《四库全书》，得览明·吴又可《温疫论》，深受启发。其后致意于温病学术临床研究，尤为倾心的是叶天士《温热论》，遂阐发叶氏学说并参阅前贤有关温病论述,结合个人诊疗心得编成此书。该书仿《伤寒论》分条论述体例,先列病名,次述病证及治疗方剂。卷首"原病篇",引述《内经》中有关温热病条文以阐述温热病理论之渊源。卷一至三,吴氏按上、中、下焦为纲,分论多种温病(包括风温、湿热、温疫、湿毒、秋燥、冬温、暑温等)证治,其论治与方剂的内容十分丰富。卷四《杂说》,论救逆及病后调治;卷五《解产难》、卷六《解儿难》分述妇产及儿科若干病证的治疗。对于温病辨证,吴氏按三焦分部,论述温病发展过程,总结归纳其病机变化,提出三焦辨证纲领。《温病条辨》中的三焦辨证与叶天士的卫、气、营、血辨证,使温病辨证获得进一步充实、完善,成为后世医家温病辨证的主要依据。其于治法,吴氏提出"清络、清营、育阴"治温三法,经治的方剂颇多化裁于叶天士经验方,并创用银翘散、桑菊饮等方,为后世所广泛应用。此书版本多达70余个,最早为嘉庆十七年(1812)刻本。

9.《温热经纬》

清·王士雄(孟英)撰刊于咸丰二年(1852),五卷。王氏出身于世医家庭,道光十年(1830)开始行医,对温病学术临床致意良深。此书以"轩岐、仲景之文为经,叶(天士)、薛(生白)诸家之说为纬",遂以"经纬"作为书名。卷一摘录《内经》有关温热病病源、证候、诊断、治疗等;卷二集注张仲景著作中有关温热病之论述,立辨证施治之法则;卷三载叶天士《外感温热篇》《三时伏气外感篇》之余文,卷四收录陈伯、薛生白、余师愚诸家有关温病、湿热病和疫病的论述,博引华岫云、吴鞠通、章虚谷等名家论著原文予以阐释;卷五"方论",选方113首。全书堪称是清代温病学说的总汇。但王氏又对前人"阳邪为热,阴邪为暑""暑必兼湿"等学术持不同见解,所写按语能结合个人临床心得,富有启发性,在一定程度上推动了温病学的发展。现存初刻本、多种清刻本及近现代刊本共40余个。

10.《时病论》

清·雷丰(少逸)撰于光绪八年(1882),八卷,并于次年刊行问世。雷氏尝谓:"为时医,必识时令。因时令而知时病,治时病而用时方,且防何时而变,决何时而解,随时斟酌。"雷氏以《素问·阴阳应象大论》"冬伤于寒,春必温病;春伤于风,夏生飧泄;夏伤于暑,秋必痎疟;秋伤于湿,冬生咳嗽"八句经文为纲,集四时六气所犯病证为目,首论病,次论治法,另附施治成方及临证医案,书末附论13篇。卷一论"冬伤于寒,春必温病",作者阐发伏气温病的学术心得;卷二论"春伤于风,夏生飧泄",分述伤风、胃风、中风、风寒、风热、风湿、寒疫等病,强调"此七者,皆春令所伤之新邪";卷三至八,阐论伏气温病、新感温病。全书论病共72种,拟订治疗诸法60余则,列述106方,选摘医案87例。所论四季病证,温病占较大比例。雷氏所拟治疗诊法,理法毕备,方治具有实效,对后世有较大影响。其后,陈莲舫有《加批时病论》,何筱廉有《增批时病论》,在雷氏学术基础上有所发挥。现存初刻本及多种刊本,新中国成立后有出版影印本、排印本等。

明末迄晚清近300年,我国医学专家先后编撰、刊行的温病、温疫专著有200余种,本文所选的10种名著,在学术、临床方面具有较强的代表性。今简介如上,供读者进一步学习、借鉴,并可作为医者防治"非典"的参考。

(刊载于《中国中医基础医学杂志》2003年第3期)

隋代名医名著再认识

从史学的角度,我国的隋朝总共不足38年(581年起,至618年止),堪称为时甚短。自隋文帝杨坚开始,国号先后用开皇(共20年)、仁寿(计4年)。隋炀帝杨广继位后,国号大业,共14年。公元618年即被李渊推翻而创建唐朝。

在隋朝短暂的历史中,当然也出现了若干名医、名著。学医者一般认为:在隋代医家中,巢元方(著《诸病源候总论》)、杨上善(撰《黄帝内经太素》)是最有代表性的医家。关于他们的事迹、医学贡献和著作以及对后世的重大影响,论评很多,兹不再予赘述。而实际上,另外有几位长寿的大医家,他们也基本上经历了隋代的全过程,举例而言,许胤宗,生于南朝梁·大同二年(536),卒于唐·武德九年(626),当然也是隋朝的名医,曾任尚药奉御;又如甄权,生于南朝梁·大同七年(541),卒于唐·贞观十七年(643),甄权与其弟甄立言(545—?)因母病而精究岐黄,是隋唐年间的医学宗师,兄弟二人合撰《古今录验方》(原书已佚,现有辑佚、整理本刊行),由于甄氏兄弟著述于唐,在唐代的医事多于隋代,故多被列入唐初医家。而实际上在隋开皇初,甄权曾任秘书省正学,当时他在社会上既是医家,又是养生学家;而唐代最具代表性的医学宗师孙思邈(581—682),他所撰著的传世名著《千金要方》《千金翼方》,均撰于唐代。但孙氏亦生活于隋代的全过程,隋炀帝时,孙思邈已经是业医的高手,实际上他是隋唐间名医。

除上述几位外,我们要了解隋代的医家,还可以从多种其他文献中获知有关信息,如在《隋书》记载的《四海类聚方》,是国家组织人员编撰的一套大型方书,共计2 600卷。惜乎未刊行而原稿即佚失,未能流传于世。《隋书·经籍志》还记述了《辽东备急方》三卷;京里先生著《金匮录》二十三卷;殷元著《针经》一卷;并载有吴氏(名、字均不详)撰《山居方》三卷;徐氏(名、字亦不详)撰《效验方》三卷;《徐氏杂方》一卷;《家传秘方》二卷……

又如明·徐春甫《古今医统大全》(简称《古今医统》)引录《南史》说,隋文帝杨坚虽为君王,十分喜爱医术,撰有《如意方》十卷、《沐浴经》三卷;《古今医统》又说:"隋代广陵(今江苏扬州)医僧梅师善疗瘴疠、医杂症,悉说单方,其效甚速。人咸集,相传为《梅师》云。"《古今医统》还说隋炀帝时莫君锡是当时的太医。又据明·朱棣《普济方》引《产经》谓:隋·温真人有《温真人方》,主要施诊于妊娠妇女,说明是我国早期的产科名家。《通志·艺文略》(宋·郑樵主编)引述隋代名医宇文士及,称宇文氏"知医,精妇科,著有《妆台方》一卷"。

又据《华阴县志》记载,曾与杨广合谋篡夺隋太子位的杨素,撰著《食经》,说明他精于食疗、饮食卫生。

以上提到的隋代其他医人、医事、医著、医事只是知其梗概,而医著多已佚失不传,故这些医家的社会影响受到很大的限制,这是一般医者知之不多的主要原因。其中有些医家,实际上可称为是隋唐医家。

又从上述诸多医家的著述分析,其中方书著作占很大的比例,加上本文前述隋代已佚的大型方书——《四海类聚方》的编纂。由此可知,从隋代起已涌现多种方书编著,这对隋以后大量方书的编刊、问世,起到传承和促进的重要作用。

(刊载于 2010 年 7 月 30 日《中国中医科学院院报》)

论三焦的气化作用

自晚清唐容川氏提出了三焦即是网油、板油、脂膜的说法后,近来,更有些医师,认为三焦的气化,比较近似于人体细胞膜的作用,因而认为三焦相当于细胞膜,基于这种"衷中参西"的设想,还提出了许多其他的说法,它们都有着一定的理由和见解。但我们复习《黄帝内经》等书时,总感到这些说法,似乎难以解释三焦的全部作用,我们认为:探讨三焦问题,可以提出各种不同的见解,但应该从古人的经义中抓住它的主要内容——形体和功能(简称"体"与"用"),而加以阐发;在这方面的理论,应以年代较久的经典著作,并兼采后世学说为主要依据。

三焦究竟是什么,是千百年来悬而未决的问题。《灵枢·

营卫生会》说:"上焦出于胃上口,并咽以上,贯膈而布胸中,走腋,循太阴之分而行,还至阳明,上至舌……中焦亦并胃中,出上焦之后……下焦者,别回肠,注于膀胱而渗入焉。"细释原文,乃指三焦的部位和通路,还没有具体说明它是什么脏腑。《难经》三十一难记载"上焦者,在心下,下膈,在胃上口……中焦者,在胃中脘,不上不下……下焦者,当膀胱上口",也只不过概略地表明三焦的部位所在,故在同书二十五难和三十八难中,又都说三焦是"有名无形"的;根据这两种最早的文献记述来看,对于三焦究竟指的是什么,可以说是不够清楚的,加以三焦的作用又相当复杂,就较难将它的"体"和"用"精确地相结合起来。我们想,着重探讨它的生理功能,也许能对理解这个问题有所裨益,今试述如下:

《素问·灵兰秘典论》说:"三焦者,决渎之官,水道出焉。"《灵枢·本输》也提到三焦是"中渎之府",说明其在泌尿系统的"通调水道"中起很重要的作用;《灵枢·决气》记载:"上焦开发,宣五谷味,熏肤,充身,泽毛,若雾露之溉,是谓气……中焦受气,取汁变化而赤,是谓血。"《灵枢·营卫生会》还说:"中焦……受气者,泌糟粕,蒸津液,化其精微,上注于肺脉,乃化而为血,以奉生身……。"该篇并概括地提出"上焦如雾,中焦如沤,下焦如渎"的功能概念,这就更进一步较为全面的形象化地论述了三焦的作用。对于雾、沤、渎的字义,可以理解为雾露、沤藏和沟渎。李梴的《医学入门》,对三焦的整体功能解释得比较透彻,他说:"上焦出主阳气,温于皮肤分肉之间,若雾露之溉焉,故曰上焦如雾;中焦主变化水谷之味,其精微上注于肺,化而为血,行于经隧,以荣五胜周身,故曰中焦如沤;下焦主通利溲便,以时传下,出而不纳,开通秘塞,故曰下焦如渎。"《灵枢·痈疽》说:"肠胃受谷,上焦出气,以温分肉而养骨节、通腠理。"从以上所引诸文,可以初步体会到:三焦具有呼吸、受纳食饮、吸收运化和输布精微、排泄二便、维护体温、养骨节、通腠理等重要作用。

三焦与心包络互为表里,在经络上彼此有着"络属"的关系。《灵枢·经脉》说:"心主手厥阴心包络之脉……下膈,历络三焦。"又:"三焦手少阳之脉……入缺盆,布膻中,散络心包。"此外,在讨论三焦功能时,亦涉及它和命门之间的关系,如《难经》六十六难说:"三焦者,原气之别使也。"《金匮要略》则说:"腠者,是三焦通会元真之处。"从字义分析,焦字从火。杨玄操说:"焦,元也。"纪斋卿认为:"名之为焦者,皆得火而发也。"纪氏并进一步分析三焦的作用和元气之间的关系,他说:"三焦始于原气,用于中脘,散于膻中,亦如火自下而上也,故《素问》云:'饮入于胃,游溢精气,上输于脾。'此指中焦也,'脾气散精,上归于肺',此指上焦也。'通调水道,下输膀胱',此指下焦也。"杨百城《灵素生理新论》认为:"三焦根于命门相火,游行于上中下之间,通会于肌腠之内。"不难体会,三焦和命门之间是密切关联着的,杨氏揭示了三焦之所以能产生上述生理功能的一个根本问题。古人把命门看成是人生命的根本,同时认为:五脏的阴阳之气,非此不能滋发,并对脾胃的生化起着决定性作用。

此外,《灵枢·本输》又载:"少阴属肾,肾上连肺,故将两脏;三焦者……属膀胱,是孤之府也。"指出三焦能管理肺肾,通达膀胱。肺肾二脏和"气"的关系至为密切,而"气"又是人体最宝贵和必不可少的物质与功能,《庄子·知北游》说:"人之生,气之聚也,聚则为生,散则为死。"《难经》八难说:"气者,人之根本也。"可见气的存在和运动,对人体生命活动是很重要的。中医理论认为:肺为气之主,肾为元气之根,加上中焦脾胃之气,就构成上中下三焦在人体整个气化过程的主要内容;其中还包含循行周身的"营气"和"卫气",营气是中焦气化产生的,卫气是下焦命火蒸动脾胃之气上达于肺然后布散于全身的,可以说是"上焦如雾"的主要物质,因此《难经》三十一难强调,"三焦者……水谷之道路,气之所终始也",这里所说的"气之所终始",就是整个气化的运动过程。

由此可见,三焦的作用所牵涉的面相当广,而所指又不太明确,似乎不宜生硬地在三焦与体内脏腑或其他组织器官之间划一个等号,而应该着重地体会其气化作用,体会这种作用的重要性和整体性。《中藏经》说:"三焦者,人之三元之气也……总领五脏六腑,荣卫经络,内外左右上下之气也。三焦通则内外左右上下皆通,其于周身、机体、和内调外,荣左养右,导上宣下,莫大于此……"很明显这就是指三焦气化作用的整体性。陈修园说:"三焦者,人生三元之气,脏腑空处是也。上焦心肺居之,中焦脾胃居之,下焦肝肾膀胱大小肠居之。"并认为三焦可以总领脏腑荣卫经络、内外左右上下之气,更强调说:"三焦通则竟体和调。"陈氏这些说法,不仅说明三焦具有整体的气化作用,还指出有关脏腑在三焦气化区域的位置及其在人体的重要性,从这里我们可以体会陈修园是将三焦看成一个区域较大、具有整体气化作用的"脏腑空处"。至于"三元之气"只不过是指部位而言,所以《医学入门》认为:实际上就是"一元之气",可谓抓住了三焦气化的要旨。

综上所述,说明了三焦的真义,就是整体的气化作用。根据这样的理解,可得以下一些概念:

①上焦的气化:将来自中焦脾胃上输的精微物质,通过上焦心肺,输布到体表和体内各处,即温分肉、达腠理、养骨节、熏肤、充身、泽毛等作用,此即所谓"上焦如雾"。②中焦的气化:主腐熟水谷,包括胃受纳食饮、脾的运化和转输精微;并能造血,通过上焦心肺营养全身,此即所谓"中焦如沤"。③下焦的气化:主分别清浊、疏通二便,此即所谓"下焦如渎"。④三焦根于命门,命门的元真之气,依赖三焦气化,能够通达到人体的肌表,而命门之火是三焦产生各种功能的原始动力。⑤综合三焦的气化功能,它和肺、心、脾、胃、大肠、小肠、肾(包

括命门)、膀胱等脏腑,以及卫气营血和津液、元气的通路,都有非常密切的联系。

总的说来,三焦似乎不宜简单地认为是指哪一个脏腑,或是体内的什么组织或器官,而是指的在人体内能够发挥上述各种生理作用的各个脏腑气化功能的综合,这种气化功能的综合,促使有关的脏与脏之间、腑与腑之间、脏与腑,以及脏腑和体表、四肢、百骸产生了直接相通,或是气化所及的有机联系(其中包括脏腑的直接传导、气化的播散与影响以及卫气营血和津液、元气周流的通路),在人体的生命活动中起着极为重要的作用。可以这样说:三焦主要是指胸腔、腹腔内能够产生气化功能(包括气化运动的通路)的脏腑空处,而其气化运行的径路,还包括卫气营血和津液、元气的流通之所。根据三焦气化的功能,赅括如下表:

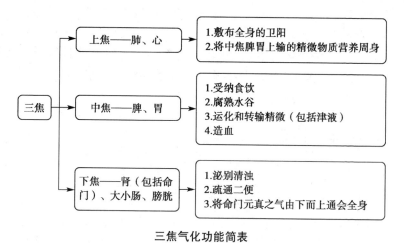

三焦气化功能简表

以上是我们主观的看法,很不成熟,由于受对经义的理解水平所限制,错误和曲解之处一定很多,敬请指正。

(刊载于《上海中医药杂志》1962 年第 10 期,合著者杨润平)

情志疾患的五志相胜治法

情志疾患多因内伤七情所致，从历代的中医文献分析，大要有两类治法，一类是以药物、针灸等施治的；而另一类则根据心主喜和惊、肝主怒、脾主思、肺主悲和忧、肾主恐的理论结合五行学说创立五志相胜疗法，《素问·阴阳应象大论》说"……怒伤肝、悲胜怒……喜伤心、恐胜喜……思伤脾、怒胜思……忧伤肺、喜胜忧……恐伤肾、思胜恐"，这种说法为后世临床运用提供了一定的理论依据。兹将手头所看到的古代名医治案与有关文献举出一些治例，供作参考。

一、恐胜喜

一人因喜乐之极而病者，庄先生切其脉，为之失声，佯曰："吾取药去。"数日更不来，病者悲泣，辞其亲友曰："吾不久矣！"庄知其将愈，慰之。诘其故，庄引《素问》曰："惧（应为恐）胜喜。"（《古今图书集成医部全录》卷三百二十一）

二、怒胜思

1. 一富家妇人，伤思虑过甚，二年不寐，无药可疗，其夫求戴人治之。戴人曰："两手脉俱缓，此脾受之。脾主思故也。"乃与其夫以怒而激之，多取其财，饮酒数日，不处一法而去。其人大怒汗出，是夜困眠，如此者八九日不寤，自是而食进，脉得其平。（张子和《儒门事亲》）

2. 一女许婚后，夫经商二年不归，因不食，困卧如痴，无他病，竟日向壁而卧，其父迎丹溪翁治之，告以故。翁脉毕，谓其父曰："此思则气结也，药难独治，得喜可解，不然令其怒。"于是掌其面，诬以外情，果大怒而号泣者三时，令解之，即求食矣，所以然者，悲则气消，怒则胜思也。翁谓其父曰："病虽瘥，得喜方已。"乃谕以夫回，既而果然，疾亦不举。（《古今图书集成医部全录》卷三百二十一）

三、喜胜忧、喜胜悲

1. 汪石山治一人，县差拏犯人，以铁索锁犯，行至中途，投河而死，犯家告所差人索骗、威逼致死，所差脱罪，未免费财，忧愤成病，如醉如痴，谬言妄语，无复知识。诊之曰："此因费财而忧，必得喜乃愈，药岂能治哉。"令其熔锡作银数锭，置其侧，病者见之果喜，握视不置，后病遂愈。(《汪石山医案》)

2. 息城司候，闻父死于贼，乃大悲，哭之罢，便觉心痛，日增不已，月余成块，状若复杯，大痛不住，药皆无功，议用燔针艾炷，病人恶之，乃求于戴人。戴人至，适巫者在其傍，乃学巫者，杂以狂言以谑病者，至是大笑不忍，回面向壁，一二日，心下积块皆散。(张子和《儒门事亲》)

四、忧胜喜、悲胜喜

1. 南通张謇在考中进士一甲一名后，欢喜过度，遂得心痛之疾，请假归里，路过兴化，就医于赵海仙。赵谓"阁下所患为不治之症，决无生还之理，今据脉证，死期当不远，以我之见，不若备置棺衾，随身伴行，以防途中不测"。未给处方，张闻言怅然而退。赵乃另以一书交张之随从，嘱抵南通后，若张状元怨我之言，即以此书示之。当张回至舟中，果忧心忡忡，寝食俱废，不数日抵南通，心痛若失，不觉哑然笑曰："赵某名医，胡乃荒唐若此！……"此时张之随从出示赵书，其中大意谓：阁下高中后，心花怒放，因致心疾，此正所谓喜伤心也，我以危言耸听，使阁下平添无限忧愁，忧可以胜喜，逾时当可勿药，张自是始信赵海仙医术之神奇。(张澍江《赵海仙治病事迹》，据《江苏中医》1961年6月号节录)

2. 鹿邑李大谏，世为农家，获售于乡，父以喜故，失声大笑，及举进士，其笑弥甚，历十年，擢谏垣，遂成痼疾，宵旦不休。太医院某，令家人给其父曰："大谏已殁！"其父恸绝几殒，如是者十日，病遂瘳。佯为邮语云："大谏治以赵大夫，绝而复苏。"其父因不悲，而笑症永不作，此悲胜喜也。(《簪云楼杂记》)

五、喜胜怒

项关令之妻,病怒不欲食,常好叫呼怒骂,欲杀左右,恶言不辍,众医处药,几半载耳。其夫命戴人视之,戴人曰:"此难以药治。"乃使二娼各涂丹粉,作伶人状,其妇大笑。次日又令作角触,又大笑。其旁常以两个能食之妇夸其食美,其妇亦索其食,而为一尝之。不数日,怒减食增,不药而瘥。(张子和《儒门事亲》)

六、恐胜忧

邵氏《闻见录》云:州监军病悲思,郝允告其子曰:"法当得悸即愈。"时通守李宋卿御史严甚,监军向所惮也,允与子请于宋卿,一造问,责其过失,监军惶怖出,疾乃已,此恐胜忧也。

七、讨论

关于情志病的五志相胜治法,据清·陆定圃《冷庐医话》的考证,较早为"文挚之怒齐王",嗣后范晔《华佗传》中则有"华佗怒郡守"的记载,范氏曰:"一郡守笃病久,佗以盛怒则瘥,乃多受其货而不加功,无何弃去,又留书骂之,太守果大怒,令人追杀佗,不及,因瞋怒,吐黑血数升而愈。"这两例都是以激怒患者达到治病的目的。

从《素问·阴阳应象大论》"悲胜怒""恐胜喜""怒胜思""喜胜忧""思胜恐"的理论看来,是以五行生克作为立论基础的,但也不宜拘执此说,如上述忧胜喜、悲胜喜、喜胜怒、恐胜忧等,若单以五行相克的理论是难以解释的。

七情五志贵乎有节,否则每易酿病,七情和"气"的关系至为密切,如《素问·举痛论》说"百病生于气也,怒则气上,喜则气缓,悲则气消,恐则气下……惊则气乱……思则气结";《素问·阴阳应象大论》谓"喜怒伤气";《灵枢·本神》则谓"愁忧者,气闭塞而不行"。由此可见,情志病的发病机制,大多由于气的运行悖逆或伤气所致,从气又可以影响到血以及脏腑经络等,在《素问·疏五过论》提到"离绝菀结,忧恐喜怒,五脏空虚,血气离守",因此,五志相胜实际上是调整整体气机的一种疗法,人们只要掌握情志对于气机运行的影响,即可采用此法,似不必拘于相生相克之说。

(刊载于 1963 年第 7 期《中医研究通讯》)

中医对癌瘤病因的突出贡献

1991 年初夏,笔者曾应邀出席美国某抗癌中心的学术交流,当时该抗癌中心有一位专家谈当前世界医学对癌瘤有"十大成因"说。应该说是反映了西医学对癌瘤病因的多方面认识。但报告中所谈癌瘤"十大病因"中,基本上没有提到情志、境遇等变化与此类疾病的发病关系。笔者认为,中医对癌瘤发病,重视情志因素,反映了先贤在整体观念指导下,对我国传统医学病因学等方面的突出贡献。现将我国古籍、文献对癌瘤有关病因、证候等方面的精辟阐论,分两方面述之如下。

1.《内经》"脱营""失精"说是我国对癌瘤病因证候认识的早期载述

"脱营""失精"作为病名,最早见于《素问·疏五过论》。论中说:"凡未诊病者,必问尝贵后贱,虽不中邪,病从内生,名曰脱营;尝富后贫,名曰失精。五气留连,病有所并。医工诊之,不在脏腑,不变躯形……身体日减,气虚无精,病深无气,洒洒然时惊。"指出这类病证往往使人体"外耗于卫,内夺于营",而预后不良。即使是"良工"(指高明的医师)也容易"诊之而疑",而犯不知应如何正确治疗的过错。

《素问》所述,强调了内因在发病中的重要性,但略于述症。王冰次注《素问》时指出:脱营者,"神屈故也。贵之尊荣,贱之屈辱,心怀眷慕,志结忧惶,故虽不中邪,而病从内生,血脉虚减,故曰脱营"。又说:"气血相逼,形肉消烁,故身体日减……。"马莳《黄帝内经素问注证发微》亦谓:"营气者,阴气也。阴气已脱,名曰脱营。"于此可见,脱营多由情志因素诱发致病,造成营气脱失、伤损,其病至重。张介宾《类经》认为:"营者,阴气也。营行脉中,心之所主,心志不舒则血无以生,脉日以竭,故为脱营。"明示了此证与血脉的循行、病理密切相关。张志聪《素问集注》在诠释"脱营""失精"时说:"此病生于志意……夫脾藏营,营舍意;肾藏精,精舍志。是以志意失而精营脱也。五气留连,谓五脏之神气留郁于内而不得疏达;并者,谓并病于五脏也。五脏之气,外合于皮肉筋骨,是以身体日减……。"阐述了脱营证与五脏并病的必然联系。

　　"脱营"虽见于《素问》,但对此病的阐发具有较大突破性的,并非历代《素问》注家,而是清初著名临床医学家张璐。《张氏医通》卷九有一段精辟论见:"夫脱营者,营气内夺,五志之火煎迫为患。所以动辄烦冤喘促,五火交煽于内,经久始发于外。发则坚硬如石,毓仁(指明·陈实功)所谓初如痰核,久则渐大如石,破后无脓,惟流血水,乃百死一生之证。是以不立方论,良有以也。其形著也,或发膺乳腋胁,或发肘腕胫膝,各随阴阳偏阻而痕聚其处,久而不已,五气留连,病有所并,则上下联属,如流注然。不可泥于毓仁之耳前后及项间,方目之为失营也,以始发之时,不赤不痛,见证甚微,是以病者略不介意,迨至肿大硬痛,蟠根错节已极……。原夫脱营之病,靡不本之于郁。若郁于脏腑,则为噎膈等证。此不在脏腑,病从内生,与流注、结核、乳岩,同源异流。推其主治,在始萌可救之际,一以和营开结为务,而开结全赖胃气有权,方能运行药力,如益气养营之剂,专心久服,庶可望其向安。设以攻坚解毒、清火消痰为事,必致肿破流水,津复外渗。至此日进参芪,徒资淋沥,其破败之状,有如榴子之裂于皮外,莲实之嵌于房中,与翻花疮形象无异。"

　　张璐对"脱营"的阐发,毋须赘言,是对恶性肿瘤的发病及其症候的生动描述。同时,他也是首先将脱营与乳癌、噎膈(主要是食管癌,亦可包括胃贲门部癌等病在内)视为同一类疾病的医学家。张璐对此类病证通过血行、淋巴转移扩散所产生的肿块、肿块形诸体表的常见部位及其破溃后的形象特点,有相当细致和全面的观察。特别指出脱营属于"始萌可救"的病证。强调该病争取早期治疗的特殊重要性。他所拟定在初起时以"和营开结""益气养营"等治疗大法,直至目前,仍为临床医生所遵循。张璐对脱营"虽不中邪,精华日脱,营即内亡,瑕(指恶性肿瘤转移于体表之结块)复外聚"的病理认识,亦较前贤深入了一步。

再者,张璐指出,脱营证由于患者易于疏忽(所谓"略不介意"),不易早期发现并求医治疗,如丧失"始萌可救"的良机,死亡率是很高的。其所以预后险恶,张璐认为在治疗上"攻补皆为扼腕,良工无以易其情志"是其主要原因,这也是符合临床实际情况的。

由此可见,脱营、失精主要是指恶性肿瘤病证。关于恶性肿瘤,隋·巢元方《诸病源候论》有"恶肿"的载述。而明确将此类病证定名为"癌"者,似初见于宋·东轩居士所撰的外科专著《卫济宝书》。嗣后宋·杨士瀛《仁斋直指方论》描述癌症肿块的特色是,"癌者,上高下深,岩穴之状,颗颗累垂,裂如瞥眼……毒根深藏,穿孔透里。"岩,亦作癌,指的是所见肿块坚硬如石,表而凹凸不平,状如岩石,可以长于人体各部,溃破则血水淋漓,或有恶臭,不易收口。结合现代临床医学,凡是人体脏腑、器官、体表各部癌症,呈现恶病质和淋巴、血行转移扩散者,均可归纳于此类病证。

至于"脱营"的具体治法,历代临床医著较少论及。明·陈实功《外科正宗》所载述之"失荣"(一称"失营"),系指颈部原发性或继发性恶性肿瘤等病,实际上也属于"脱营"病证。陈氏用和荣散坚汤等方治疗。清·沈金鳌《杂病源流犀烛》认为脱营"宜内服镇心丹、升阳顺气汤……"等方。对于这样的疑难危重病证,前贤亦已长期对其诊疗进行探索研究。

2."肝郁"等情志因素是癌瘤最重要的致病内因

中医历代文献对多种恶性肿瘤的病因认识,十分重视"肝郁"或忧思等情志因素。清初陈士铎归纳前贤有关学术、临床的研究,在其所著《辨证奇闻》中阐论"癥瘤"(癥瘤包括多种病证,其中有相当一部分属于肿瘤)若干病因,其中相当突出"木郁成癥瘕"的学术见解,该书在记述胁中结块时指出:"肝木喜飞扬,不喜闭滞。肝郁必克脾胃,土受木克,则气不能畅行于脏腑,遇肝部位,必阻滞不放行,日积月累,无形化为有形……宜疏肝郁,助脾胃气,则有形化为无形……"我们从中不难体会,肿块的"从无到有",其密切相关的病机则是"肝郁"。

再联系到古医籍中对某些恶性肿瘤的具体描述,加深了我们对这类病证"肝郁"致病的认识。如历代古医籍中所阐论之"噎膈",前人或将此病列为4种危重病证(指"风、痨、臌、膈")之一,今人多将此病与食管癌(包括胃贲门部癌)相联系。早在《素问·通评虚实论》就曾提到"膈塞闭绝,上下不通,则暴忧之病也"。而《素问·六元正纪大论》中明确指出"鬲咽不通,食饮不下"是"木郁"致病。又如隋·巢元方《诸病源候论》所论之"五膈"(指"忧、患、寒、热、气"五膈),其中亦以情志发病因素为主。关于噎膈的治法,我国早期医籍即有载述,如唐·孙思邈《千金要方》用五噎丸,宋·严用和《济生方》采用五膈散、五噎散等方。明·李梴《医学入门》也认为,噎膈是"内伤忧郁、失志……"所致。而张介宾《景岳全书·杂证谟》则对噎膈病因作了进一步的补充、发挥,他说:"噎膈一证,必以忧愁、思虑、积劳、积郁,或酒色过度损伤而成。"此说丰富了该病的病因学说,较鲜明地表述了多种情志与发病的关系。我们又从古代临床方书中的记述,体会到中医治疗噎膈,注重疏郁、调肝、理气等法,如《太平惠民和剂局方》所载述的丁沉透膈汤、五膈宽中散等治噎膈的名方,均能体现其治疗大法。

又如对于乳岩(主要指妇女的乳腺癌),宋·窦汉卿《疮疡经验全书》云："乳岩……捻之内如山岩，故名之。早治得生，迟则内溃肉烂……"明示早期治疗的重要性。宋·陈自明《妇人大全良方》将乳痈（指急性乳腺炎化脓）与乳岩相比较，明确指出"乳痈为易治"，而述及乳岩时则谓："若初起内结小核，或如灶棋子，不赤不痛，积之岁月渐大，巉岩崩破，如熟石榴，或同溃深洞，血水滴沥。此属肝脾郁怒，气血亏损，为难疗。"明·李梴《医学入门》明确指出："乳岩，乃郁怒有伤肝脾。"薛立斋《薛氏医案》则予补阐、发挥，他说："乳岩乃七情所伤，肝经血气枯槁之证，宜补气血、解郁结药治之。"还明示乳岩在乳病中"最毒""最难治疗"。明·陈实功《外科正宗》在阐述乳岩症候方面有生动的描述，所谓"深者如岩穴，凸者若泛莲，疼痛连心，出血作臭……"，并指出当以"清肝解郁""益气养荣"为治则。

综上所述，中医病因学说的独到见解及其丰富内涵是值得我们进一步深入探索研究的，也是中医临床文献中值得重视和发扬的学术内涵。

（刊载于《中华中医药学刊》2008 年第 9 期）

"上病下治"及"下病上治"

在《素问·五常政大论》里曾首先提到"……病在上，取之下；病在下，取之上……"，说明对于疾病的处理，除了通常的治法以外，还有一些特殊的病情需要作异乎寻常的处理，"上病下治"及"下病上治"即属于后一种情况，在临床实际工作中，这种治法占有相当重要的位置。

一、何谓"上病下治""下病上治"

"上病下治"和"下病上治"，分内服和外用药物两大类。从内服药物而言，所谓"上病下治"，即上焦（有时指中焦）及偏于体表上部的一些病证采用调整中焦、下焦为主作为治疗的手段和方法。举例来说，咳喘患者如果单从临床症候的表面现象分析,它似乎是与上焦肺脏最有关联,但是中医认为有不少虚证咳喘,用普通降逆平喘治肺的方法每每乏效,而须用温肾摄纳等治下焦的方法处理,这就是"上病下治"法;有如小便不通明明是下焦膀胱的病症,但是临床上有时采取通利小便的方法不能奏效,而用开肺气或补中气等治理上焦、中焦的方法,居然获得显著效果,这就是"下病上治"法。

外用药物的"上病下治"及"下病上治",主要是以施治部位和产生症候的病位相比较,如施治部位高于产生症候的病位,即称"下病上治"法;若施治的部位低于产生症候的病位,即为"上病下治"法。如鼻衄采用大蒜捣敷足心的治法,就是外用药物的"上病下治"法;又如子宫脱垂用蓖麻仁捣碎敷于头顶百会穴以升举,即为外用药物的"下病上治"法。

二、"上病下治"法的治例

(一) 内服药"上病下治"

从内服药物的角度出发,"上病下治"多数适用于一些内科杂症,今举例如下。

1. 头痛

《名医类案》中有一则医案,记述金元四大家之一的张子和曾经治一妇女,患偏头痛已数年,兼有眩晕,眼睛红肿,大便燥结,脉象急数有力,张子和认为系"阳燥金胜",用大承气汤加味法治之而愈。又如《医宗必读》载李士材曾治一患者"头痛如破,昏重不宁,风药、血药、痰药久治无功,脉之(就是诊患者的脉)尺微寸滑",诊为肾虚水泛为痰。方用六味地黄汤加减(地黄四钱,山药、丹皮、泽泻各一钱,茯苓三钱,沉香八分)遂愈,重点乃从肾治。

2. 眩晕

一般中年以上患者的眩晕以肾虚最为多见,治疗时每以六味地黄丸、左归丸等方加减,这是眩晕症较常选用的一种"上病下治"法;又如《续名医类案》记载:"龚子材治大学士高中玄患头目眩晕,耳鸣眼黑,如在风云中,目中溜火……诊之六脉洪数,此火动生痰,以酒蒸大黄三钱为末茶下,一服而愈,盖火降则痰自清矣",这是眩晕的另一种"上病下治"法。此外,眩晕亦有从中焦脾胃治疗的。

3. 咳喘

虚证咳喘多从下焦肝肾论治,尤其以治肾更为重要,因为中医认为"肾为气之根",肾虚气喘的主要特点是呼长吸短,气促而不足,脉微或浮大虚弦,亦是见于中年以上患者,至于具体下治法则有温肾摄纳、引火归原、滋养肝肾、温补脾肾、补中益气等法。

4. 呃逆、反胃

呃逆一般的治疗原则是用降逆和胃法,但若由于阳明内实所引发,脉象往往长而实,需用大承气汤通腑止呃,清代名医王九峰曾治某反胃患者,经过诊察认为病因系命火衰微所致,决定从肾治,以桂附地黄丸加味治愈。此外,某些命火衰微、火不生土的呕吐症,治疗法则亦大致相同。

5. 痄腮

痄腮属于温病的"温毒"范围,相当于西医学的"流行性腮腺炎"。这种病用普济消毒饮治疗,效果相当不错,但不少医家经常于方内加用大黄以引温毒之邪下行。这种"上病下治",乃常法中的活法,确能提高疗效。

(二)外用药"上病下治"

根据古今文献资料分析,这种治法较多用于内科杂症和五官病证。举例如下:

1. 噤口痢

痢疾毒热炽盛、饮食不能入口者,称为噤口痢,可用"足心敷法"(即以药物敷于足心涌泉穴),药用吴茱萸研末,醋调敷两足心(见邹俪笙《外治寿世方》)。有用敷脐疗法(即用药物敷贴脐部),药用黄瓜藤烧存性,香油调贴脐部,或以木鳖子和飞面敷脐(见吴师机《理瀹骈文》)。

2. 干哕

肾炎尿毒症患者,常有干哕不止的症状,中医认为大多数由于肾虚湿浊上泛所致,可用大蒜捣泥,薄敷足心涌泉穴,外以纱布包扎,隔12小时取下纱布,洗去蒜泥,能引导湿热下行。

3. 脚气冲心

用附子研末,敷贴足心。

4. 赤眼

如治婴儿赤眼,可用胡黄连一钱研末,以人乳调敷足心;或以生南星、生大黄等分,用醋调敷足心。一方以黄芩、黄连、黄柏(亦可单用黄连)水调敷足心,同样也能治成人赤眼。

5. 鼻衄

李时珍曾用大蒜捣敷足心治疗鼻衄患者。古代还有用线扎中指的方法治疗鼻衄的,这属于外治法中的不药疗法,亦属"上病下治"的范畴。

6. 喉病

凡属虚火引发的喉痛、喉痹、喉疮,均可用生草乌、生南星末敷贴足心作为辅佐治疗。又如喉风、喉痹不能饮水者,可用生附子、吴茱萸醋调敷于足心。

7. 虚火背疮

背内常觉热如火炙,陆晋笙认为可以附子末津调敷贴两足心。

8. 囟门疾患

初生婴儿囟门肿者,用黄柏末水调敷贴足心;如为囟门陷下,则以半夏末水调敷足心。

9. 妇产科疾患

遇难产、胎死腹中或包衣不下者,可"取蓖麻子七粒,去壳研膏涂脚心,若胎及衣下,便急洗去……"(见喻嘉言《喻选古方试验》)。

三、"下病上治"法的治例

1. 痿证

痿证乃指两下肢痿软,不能行立。《素问·痿论》认为系"肺热叶焦"所致,不过实际原因与阳明胃也有关系,故又有"治痿独取阳明"的说法(亦见《素问·痿论》)。近代名医丁甘仁就主张用养肺阴、清阳明的"下病上治"法。

高兵尊患两足酸软,神气不足。向服安神壮骨之药不效,改服滋肾、牛膝、薏仁、二妙散之属又不效,纯用血药,脾胃不实。诊之脉皆冲和,按之亦不甚虚,惟脾部重取之,涩而无力,此上虚下陷不能制水,则湿气坠于下焦,故膝胫为患耳。进补中益气倍用升麻,数日即愈,若误用牛膝等下行之剂,则下愈陷,此前药之所以无功也。(《续名医类案》)

封右,温病后阴液已伤,虚火烁金,肺热叶焦则生痿躄,两足不能任地,咳呛咯痰不爽,谷食减少,咽喉干燥,脉濡滑而数,舌质红、苔黄、延经数月,恙根已深,姑拟养肺阴、清阳明,下病治上,乃古之成法。南沙参三钱、川石斛三钱、天花粉三钱、生甘草五分、川贝母三钱、肥知母一钱五分、瓜蒌皮三钱、甜光杏三钱、络石藤三钱、怀牛膝二钱、嫩桑枝三钱、冬瓜子三钱、活芦根一尺去节……(《丁甘仁医案》)

按:前案以补中益气法治愈,后案以养肺阴、清阳明治愈,均为治痿常用之法,其治疗理论系从《内经》"肺热叶焦,发为痿躄""治痿独取阳阴"(均见《素问·痿论》)等古人经验而来。

2. 便血

一妇人久下血,在粪前,属脾胃虚寒,元气下陷,用补中益气加连炒茱萸一钱,数剂稍缓,乃加用吴茱萸三分,数剂而愈。(《名医类案》)

一产妇粪后下血,诸药不效,饮食少思,肢体倦怠,此中气虚热,用补中益气加茱萸炒黄连五分,四剂顿止……(《名医类案》)

徐万寿,枫江人,年二十余岁。七月中下血不止,遍医不效。至十月初,屡次昏晕,事急矣,求治于余,余诊之右寸独得洪数,是必实热在肺,传于大肠也。用麦冬、花粉、桔梗、元参、黄芩、山栀、五味、沙参,数剂而愈。(蒋示吉《医宗说约》)

按:《名医类案》所载二案,一为粪前便血,一属粪后便血,均以补中益气汤为主。但粪前便血加黄连炒吴茱萸,粪后便血加吴茱萸炒黄连,亦系化裁活用之法。徐万寿案为肺有实热,故以清肺热、开肺气为治法。因为肺与大肠相表里,肺热移于大肠之故。

3. 肠痹

张某,食进脘中难下,大便气塞不爽,肠中收痛,此为肠痹。大杏仁、枇杷叶、川郁金、土瓜蒌皮、山栀、香豉。(叶天士《临证指南医案》)

按:此案为肺气不开降所致。叶氏治肠痹宗法朱丹溪,丹溪每治肠痹,必开肺气,除上述药物外,紫菀、桑叶、冬葵子等亦属常用。

4. 便秘

万密斋治玉虹,大便不通,服通幽汤、润肠丸俱不效。诊其脉微气弱,此内伤症,气口脉浮大而软,此气不运而血不润,气血两虚故也,宜亟补之。曰:其如腹胀何?无虑,但服补中益气汤,倍加当归,五日而愈。(《续名医类案》)

按:便秘不用通导法,而以补益中气为主,诚如案中所述,必须"气血两虚"。本方倍用当归,亦为补法中之润法,足见万氏掌握治疗的敏捷过人之处。

5. 癃闭

张隐庵治一书吏患癃闭,诸治无效。以补中益气汤投之,一剂而愈。或问曰:此法皆以通利治之不效,今以升提治而效,其故何也?曰:君不见夫水注子乎,闭其上而倒悬之,点滴不能下矣,去其上之闭,而水自通流,并非验耶。(《续名医类案》)

曾治吴盐商患小便不通,余以加减禹功散,去白陈皮、桔梗、赤茯苓、泽泻、白术、木通、条芩、黑山栀、法夏各三钱,升麻、砂仁、甘草各六分,水煎服。少时以鸡翎探痰,吐之而通。此方妙在兼用吐法,譬如滴水之器,闭其上窍则涩,拔之则水通流泄矣。余用此方,活人亦多,敢告同志。(《齐有堂医案》)

按:这两个医案,已将治病原理交代清楚。前案用补中升提法,后案虽然用了渗利性的方药,但妙在兼用吐法,均能去上焦之闭,颇具卓见。这两种上治法以前者运用较多,如上焦无痰或体虚患者,均应慎用探吐法。

6. 淋浊

太史沈韩倬患膏淋,小便频数,昼夜百余度,昼则滴沥不通,时如欲解,痛如火烧,夜虽频进,而所解倍常,溲中如脂如涕者甚多。服清热利水法半月余,其势转剧,面色痿黄,饮食渐退。脉得弦细而数,两尺按之益坚,而右关涩大少力,此肾水素弱,加以劳心思虑,肝木乘脾所致。法当先实中土,使能堤水,则阴火不致下溜,清阳得以上升,气化通而瘀涩瘳矣,或火邪亢极,又用参芪补之,得毋助长之患乎?抑知阴火乘虚下陷,非升提清阳不应。譬之水注,塞其上孔,倾之涓滴不出,所谓病在下,取之上,若清热利水,则气愈陷,精愈脱而溺愈不通矣,遂与补中益气汤,用人参三钱,服二剂,痛虽稍减。而病者求速效,或进四苓散加知母、门冬、沙参、花粉,甫一剂,彻夜痛楚。于是专服前方兼六味丸,用紫河车熬膏代蜜调理,服至五十剂,参尽斤余而安。(《续名医类案》)

沈朗仲治王雨泉,壮年气弱,溺后精水淋滴不断,服六味丸不应,易八味反加涩痛。两尺脉数而气口虚大,此土虚不能堤水也,用补中益气加麦冬、五味,十剂而痊。(《张氏医通》)

按:上述二案,前案为肾水素弱,思虑伤脾,并有木克土;后案为单纯中气不足,两案虽均用补中益气汤加减,但前案善后之治必须补肾,此为同中之异。在古代名医医案中用补中益气法治疗淋浊的例子很多。如《齐有堂医案》载齐氏门人王臣杰患白浊，是用补中益气汤和归脾汤治愈的。近年来，各地对丝虫病乳糜尿（相当于中医所说的"膏淋"）亦以补中益气为主，并且取得较好疗效，可见古代许多宝贵经验，值得我们深入钻研。

7. 痢疾脱肛

李善门侄女，年二十余。患痢疾，医用大黄、槟榔及三物备急丸数剂，下利益甚，里急亦迫，至于脱肛，每至解大便时，腹痛肛坠，困苦异常。乃与补中益气汤，一服而脱肛愈，两服而痢亦止矣。（袁焯《丛桂草堂医案》）

按：痢疾除脱肛可用补中益气法外，对于脾气下陷、白冻较多的病例亦可采用。曹仁伯《延陵弟子纪要》中有金姓患者一案，病已十七日，红冻转为白冻，脾气下陷，以补中益气汤去芪加六一、香、连、淡干姜、神曲而愈。另外，中医认为一般脱肛均系中气不足所致，故不论见于何病，只要适宜升提，均可试用补中益气法。

8. 遗精

丹溪治一人，年二十余，夜读至四五鼓，犹未就枕。及卧，茎一有所着，精随而遗，不着则否。饮食减而倦怠少气。夫何故？盖用心过甚，二火俱起，夜弗就枕，血不归肝，肾水有亏，火乘阴虚入客下焦，鼓其精房，则精不得聚藏而走矣。因至茎着物，犹厥气客之，故作接内之梦，于是上则补心安神，中则调理脾胃，提掣其阴，下则益津、生阴固阳，不三月而病如失。（《名医类案》）

按：这并不是单纯的"下病上治"法。但在综合法则中，治心颇为重要，故将列出。本案虽未出方，但如按此治则，处方也并不困难，不过我认为这个医案似亦可先治心，用清心莲子饮加减，再从脾肾论治。

四、略论"上病下治"及"下病上治"法

以上所举各案，可以初步窥见"上病下治"及"下病上治"法在内科杂病范围内临床运用的一斑。其中有不少医案使我们体

会到古代名医的辨证精细之处,发人深思,对我们诊治疾病有相当的启发。掌握这些活法巧治,可以丰富医者的治疗手段。但是这种疗法在临床的适应证方面有一定的局限性,绝不是一遇到上述诸证不论其病因、兼证如何,就能随手应用的,因为上述各证的病源多端,类型亦有差异,故必须溯因以论治。

"上病下治"及"下病上治"法的由来悠久,远在两千多年前,《素问·五常政大论》就提到"……病在上,取之下,病在下,取之上……"。不过《内经》所述主要是指的从治法。东汉张仲景的《伤寒杂病论》中有十枣汤治"悬饮",五苓散治"水入即吐"的"水逆"症等"上病下治"的方药。后世各家由于对各种病证的病因认识愈趋全面,并积累了更多的临床经验,在这基础上又广泛地应用于若干病证,故使这方面的内容不断获得充实和发展。明代著名医家蒋示吉对"上病下治"及"下病上治"有较深入的研究,在其所著《医宗说约》一书有"病在上而求诸下"及"病在下而求诸上"的专论。他指出:"凡病头痛、目痛、耳红、腮肿、咽喉肿痛一切上焦等症,除清凉发散正治法外,更有三法。大便结、脉沉实者,用酒蒸大黄三钱加入本汤中,微下之,名釜底抽薪之法。大便如常,脉无力,用牛膝、车前引下之,名引火归原之法。如大便泄泻,脉沉足冷者,宜六味地黄丸加牛膝、车前、肉桂,足冷甚者加熟附子,是冷极于下而迫其浮火上升也,名导龙入海之法。若不知此,则不免头痛医头之诮也。"他还说:"凡治下焦病,用本病药不愈者,须从上治之……若足软能食而不能行,名曰痿症,宜清肺热;如治泄泻,用实脾利水之剂不效,亦用升提,补中益气去当归加苍术、炮姜,脉迟再加故纸、肉蔻。如治下痢日数行,寸口脉滑者,宜吐之。如治溺血,用凉血利水不效,宜清心莲子饮,清心复不止,再加升麻、柴胡。如治大便下血,用地榆、侧柏、槐花、棕炭、蒲黄、荆芥、血余、阿胶等件不效者,若兼泄泻,再诊其脉。如右关微细,或数大无力,是脾虚不能摄血。余制沉香末子甚验,若右寸洪数,大便如常,是实热在肺,热主流通,传于大肠,宜清肺热,用麦冬、花粉、元参、枯芩、桔梗、五味、枳壳之类。如小便秘,用五苓、车前、瞿麦不效者,须加清肺药,桑皮、桔梗、元参之类……"不难理解,蒋氏在运用这种疗法方面具有丰富的临床实践,可以说是古代医家研究"上病下治"及"下病上治"法中较系统而有代表性的一家。

那么怎样才算是"上病下治"和"下病上治"呢？我认为:所谓"上病下治",即上焦(有时指中焦)及偏于体表上部的一些病症,采用调整中焦、下焦为主作为治疗的手段和方法。而"下病上治",则为下焦(有时也指中焦)或是偏于体表下部的一些病症,采用调整上焦、中焦为主作为治疗手段和方法。从上述医案可知"上病下治"在内科杂病方面,适用于某些咳喘、呃逆、哕症、阴盛戴阳、吐血、衄血、咯血、耳鸣、眩晕、头痛、呕吐、反胃、久嗽、劳嗽、失音、咽痛、痄腮等症。"下病上治"则适宜于某些痿证、便血、肠痹、便秘、癃闭、淋浊、痢疾脱肛、遗精等症。再从这两种疗法的具体治疗手段来看,"上病下治"不外乎滋肾阴、温肾阳、滋养肝肾、温补脾肾、摄纳肾气、引火归原、引阳入阴(包括潜阳)、引热下行、引邪下出、通利二便等法。"下病上治"则有清肺、开肺、清心、补心、升提、宣窍、散火、吐邪等法。从"八法"来分析,这两种治法包括吐、下、温、清、补、消诸法。上述这些法则的灵活掌握,能使医者在临床上左右逢源、应变无穷。

前面已经说过,"上病下治"与"下病上治"法要求医者具备丰富的诊断知识和细致的诊察方法。当我们日常诊病时,有时会被症候方面的一些外在假象所迷惑,或有时在治疗时没有从多方面考虑治法,因而可以影响疗效,故在采用"上病下治"及"下病上治"法时,必须认真在辨证上下功夫,追溯其病因,抓住病证的本质。

(刊载于 1963 年 3 月 27 日《健康报》

及 1963 年 4 月《广东中医》)

"王道医学"的渊源及其证治特色

金元时期,中医药学逐渐出现"王道医学"和"霸道医学"(指医者经常用峻利、毒性大的方药治病,如掌握不好,易产生种种流弊)之分。"王道医学"一直是诊疗的主流,影响很大,宗此法者,占绝大多数。但中国从汉、晋到唐、宋,各种医籍中似未见"王道医学"的称谓。元·杜思敬《济生拔萃》说:"洁古之书,医中之王道。"因为金·张洁古在疗法中十分重视健脾胃、扶元气。明·罗周彦《医宗粹言》也认为在治法中强调"调和脾胃,为医中之王道"。张洁古(名元素)与刘完素同为金代人,洁古是河北易县人,世称"易水先生",著有《珍珠囊》《医学启源》《脏腑标本药式》等书,他治病重视调和脾胃。在《医学启源》中,就有不少他自拟的方剂。其中如加减冲和汤、桂苓白术散、赤茯苓丸、胡椒理中丸等,都是以调治脾胃为主的方剂。又在《医学启源·药类法象》中,他在拟方中还经常使用黄芪、柴胡、升麻等药,这些宝贵的经验用药,大大地影响了李东垣制方、配方的思路。李东垣还能在其师张洁古的药用基础上,拟制、增补了更常用的名方,如补中益气汤等。李东垣在名方创制、应用和方剂传承等方面,尤有重大的建树。他在方剂学方面的杰出贡献是世人所共认的。

关于调治脾胃为主,影响卓著的医家如前面提到的李东垣,他所创用的补中益气汤、调中益气汤、升阳益胃汤等,后世流传甚广。但也要看到,李东垣对其他病症也有卓著的贡献。如他所创用的龙胆泻肝汤、生脉饮、当归六黄汤、半夏白术天麻汤、普济消毒饮、葛花解醒汤等,均为后世医者常用的方剂。

近30余年,全国各地不少学者,对研究地域医学十分重视,比如"新安医学",明·汪机十分重视温补培元法,这对明、清迄今的新安地区医家有很大的影响。再以"孟河医派"而言,多数医家都重视调补脾胃。如清道光年间的费伯雄,他在所著《医醇賸义》中,对治疗虚劳,主张"养肺健脾",其中有"土生金"的含义。马培之虽以治外科病症为主,生平亦重视调理脾胃,他治疗"肝胃不和",常用自拟的理气和胃汤。现代已故的名中医黄文东(丁甘仁门人),他是脾胃病大家,被认为是较为典型的"王道医学"传承者,他以《内经》中"人以胃气为本"作为治疗疾病的主旨,认为脾胃是气血生化之源。他复宗法张仲景"见肝之病,当先实脾"的思想。正因为肝病往往传脾、克脾,在治疗上重视健脾,又有"土生金"的含义。先师秦伯未先生(原卫生部中医顾问)在治疗虚劳病证时,很重视调补脾胃,立法疏方都重视孟河医派中的调理脾胃。因为脾主运化水谷精微,患者如不能食,则诸脏与气血得不到充养,就难以维持生命。秦伯未先生能结合新知予以辨析、阐论,使读者从中获益匪浅。再说前面提到的新安医学则是将调理脾胃与固本培元相结合作为治疗大法。明代陈镐《蒋恭靖别传》说"善治者必固本"。所以明、清的新安名家在治法中,亦颇重视固本培元,其中又以明代汪机、徐春圃、孙一奎等更具有代表性。因为这种药剂能增强体质,提高免疫功能,它在防治疾病中的重要性,大家应该加强认识。

"王道医学"的名称,虽然只见于 12 世纪的金代,但实际上中国的第一部临床医学名著《伤寒杂病论》和汉晋以后的唐·孙思邈等,他们著作中的方药,基本上均是以王道为主,当然也根据不同的病证,也斟酌选用某些峻烈毒品,但用之较少,亦恐医者用之不当,则殊多流弊。可以说中国较早期的名医、名著,实际上基本是"王道医学"。金元以后的明、清医家们在著作中,运用峻猛药剂的比例更为减少。明代、龚廷贤、汪机、王肯堂、张景岳等,其临床施治,均属"王道医学"。清代的叶天士更是在医书中让人理解他所重视的调治脾肾,影响十分深远。再如吴谦的《医宗金鉴》、沈金鳌的《金匮翼》、林珮琴的《类证治裁》等的临证处方均重视"王道医学",也影响了后世的医家。

"王道医学"堪称是医道的主流,但某些特殊的病证,亦当有变通的治法,冀以取效。如张仲景《伤寒杂病论》的某些医方,如他用大陷胸汤(大黄、芒硝、甘遂)治结胸,十枣汤(甘遂、芫花、大戟)治悬饮(胸腔积水)等。但以全书的方剂治疗疾病而言,这类方治为数甚少。故张仲景原著的方治,也是"王道医学"。再以"金元四大家"之一的张子和而言,他能根据不同的病证,善于运用汗、吐、下三法。应该说他精于运用三法以祛邪治病,问题是这种治法,或易被后人错学、错用,造成弊害,所以张子和的临床影响,不如其他三大家。

在诊疗中如何看待"王道医学"呢?笔者认为,除应重视调和脾胃外,扶元固本也十分重要。但由于患者所患病证的不同,必要时也应适当运用古方中的峻烈、良效之品,这实际上也应属于"王道医学"。这种变异的方治,仍是以快捷取效而减免伤正为主旨。再举例而言,当前治疗恶性肿瘤,每多重视"扶正抗癌"的治法。不少患者往往在手术治疗后,又请中医会诊,中医多用扶正抗癌法。这种治法实际上也是"王道医学",一方面选用一些抗癌方药或其他消减病情的方药,一方面加强扶正,使患者调补气血、脾胃,以增强免疫功能。这种"中西医结合"的疗法大大提高了治疗效果,使患者的年寿明显增加。因此,"中西医结合"的疗法对国际临床医学整个水平的提高,已经作出了重要的贡献。从这个意义上讲,上面提到的多种治法,应该都属于"王道医学"。

(刊载于《天津中医药》2019 年 1 月第 1 期)

李杲制方用药评述

李杲(1180—1251),字明之,晚号东垣老人。为"金元

四大家"之一。所著以《脾胃论》《内外伤辨惑论》《兰室秘藏》等最为后世所推崇。现就他在方剂学上的贡献,作初步评述如下:

1. 制方的思想渊源

李杲在长期医疗实践中,不满足于前人的理论经验,坚持刻苦学习,敢于面对现实,解决具体矛盾,因而在溯因、辨证相结合的基础上,为后世树立了治法和方剂的典范。他接受老师张元素所提出"古今异轨,古方新病,不相能也"的学术观点,并在临床工作中深刻体会,因此形成其治法上的一个鲜明特点是"不循故常",敢于突破前人的藩篱,勇于革新,亦即随着历史的衍变,生活环境的变迁,病证和药物品种的增加,治病的方药当然不应局限于古方,李氏在这方面是具有独创精神的。

2. 制方的特色

李杲创制诸方,多切合病机,注重实效,且配伍严密,标本主次分明;并善于配合药物的气味阴阳、升降浮沉等性能以纠正病气之偏;论病、立方、用药熨帖周到,灵变而有巧思。由于他强调脾胃和多种病证的关系,在治疗上擅长"补土",对一些不属脾胃系统的疾病,也重视扶正祛邪、调整脾胃功能,这是他制方形成流派的一大特点。此外,其方剂用量一般较轻,药味较多,但"君臣佐使,相制相用,条理井然"(《四库全书·总目提要》)。所以立方无论大小,因组织法度严谨,均能切中病情。

3. 用药浅析

明·王纶评价李杲制方用药,"如韩信将兵,多多益善"(见《明医杂著》)。后世也多持有类似的看法。如所周知,药味众多,组织庞大的方剂,并非创自李氏。《备急千金要方》中,这类方剂就占一定的比重(其中药味最多的是芫花散,共64味),仅因缺乏实例印证,故大多流传不广。例如"桂心酒"方共24味,主治"月经不通,结成癥瘕"。方内有牡蒙、黄芩、乱发灰、灶突墨、菴蔺子、虎杖根等,虽源出《千金方》,终嫌驳杂不纯,几乏人引用。因此,判断一个方剂能否传世,关键在于有无临床价值为其前提。关于药味多或少的问题,既要根据病症的实际需要、总的要求,也必须掌握药物的主次,适当配伍,如选药主治不明,则严重影响疗效。唐初许胤宗对此有一段论述,谓"夫病之于药,有正相当者,唯须单用一味,直攻彼病,药力既纯,病即立愈。今人不能别脉,莫识病源,以情臆度,多安药味,譬之于猎,未知兔所,多发人马,空地遮围,或冀一人偶然逢也。如此疗疾,不亦疏乎"(见《旧唐书》),这对乱开大方的医者是一次当头棒喝。已故名医蒲辅周认为,"立法贵严,制方要讲究配伍,药物有主辅之分,要体现抓主要矛盾,选方要准"。蒲老还提出"用药要纯,最忌复杂,一方乱投一二味不相干之药,即难见功"(均见《蒲辅周医疗经验》),实为经验之谈。

4. 从著作中探索方剂精髓

李杲所撰诸书,《内外伤辨惑论》有 46 方(其中生脉散未列入目录,见于"暑伤胃气论");《脾胃论》列 62 方;《兰室秘藏》共载 281 方,三书除少数方剂重复外,并见于其本人临床方书中,有 320 余首,其中绝大部分为李氏自订,而治脾胃病证为主的则占较大比重,创制其他病证的效方也很多。这些方药的拟定,丰富了方剂学的宝库,其制方思路对临床也有较大贡献。《兰室秘藏》收选方剂和应用病证范围最广,在诸方中,药味超过 15 味的有 54 首,但并不见有药味过多的方剂,其中救苦化坚汤共有 27 味,可见其制方的指导思想,并非如后人所评述的"多多益善"。

他的一些代表性方剂,药味并不太多,但配伍和主治相当精契,疗效是卓著的。以补中益气汤(见《内外伤辨惑论》及《脾胃论》)来说,此方治脾胃内伤、中虚清阳下陷,并由此产生的种种病证。李杲遵《内经》"劳者温之,损者益之"之义,制方颇切合机宜。因脾有喜甘恶苦、喜温恶寒、喜补恶攻、喜运恶滞、喜升恶降、喜燥恶湿的特性,本方恰好是甘、温、补、运、升、燥相结合的方剂,方义颇深。《齐有堂医案》分析补中益气汤,谓:"此方之奇妙,妙在用升麻、柴胡,杂于参、芪、归、术之中,以升提其至阳之气,不使其下陷于阴分之间;尤妙用陈皮、炙草二味于补中解纷,则补者不至呆补,而升者不至偏坠。"这对后世制方配伍很有启发。又如饮食内伤脾胃,李杲根据不同的病因,伤于何物,治法有所区别。他说"寒热温凉,生硬柔软,所伤不一,难立定一法。只随所伤之物不同,各立治法,临时加减用之……"(《兰室秘藏》)。还指出伤于寒物,可选用半夏、神曲、干姜、三棱、莪术、巴豆等;伤于热物,可选用枳实、白术、青皮、陈皮、麦蘖、黄连、大黄等;有的还可以考虑用吐法。又如治疗便秘,有人用《局方》的一些方剂治疗,患者服药后获得暂时通利,但泻后复结,李杲指出,"食伤太阴,腹满而食不化,腹响,然不能大便者,以苦药泄之;如血燥而不能大便者,以桃仁、酒制大黄通之;凡结燥而大便不行者,以麻子仁加大黄利之;如气涩而大便不通者,以郁李仁、枳实、皂角仁润之。大抵治病必究其源,不可一概用巴豆、牵牛之类下之,损其津液,燥结愈甚,复下复结",可见李杲立方选药,寓奇巧于寻常,为后世学者开无穷之悟境。

5. 在方剂学上的继承与发挥

李杲的老师张元素,著有《医学启源》,共 61 方,其中 1/3 以上引自前人(包括仲景方、《外台秘要》《太平惠民和剂局方》《宣明论方》《普济本事方》等)。李杲的著作只引用张氏少数方剂(如当归润燥汤,在《兰室秘藏》改名润肠汤),绝大多数为其个人所创制;应当注意的是,张元素的枳术丸方,张著未收载,而由李杲《脾胃论》《内外伤辨惑论》予以录存;并在原方基础上,发展为橘皮枳术丸、半夏枳术丸、曲蘖枳术丸、木香干姜枳术丸等。不难看出,李氏对前人立方法度不仅善于继承,并有一定的发挥。

最后,值得一提的是,金以前虽已有大量方书刊行于世,但在方剂应用方面,很少有详细的加减法介绍,李杲强调随证制方和掌握不同季节用药加减,故在其部分自拟方中详附加减法,示人以完整的方剂用药法程。

（刊载于 1979 年 9 月《浙江中医药》）

二、医　方

名方续命汤考略

　　续命汤是中国早期治疗杂病中风（主要是"中风痱证"）的名方。笔者在青年时期比较重视阅习医圣张仲景的《伤寒杂病论》，此书经宋代校正医书局在收集整理散佚的张仲景原著基础上，将之分编为《伤寒论》与《金匮要略方论》两书，其中《金匮要略方论》有"中风历节病脉证并治"，内有宋人所另增的后世"附方"，为《古今录验》续命汤（《古今录验方》是唐初甄权、甄立言撰著，原书已佚，现有辑佚本），书中谓续命汤"治中风痱，身体不能自收，口不能言，冒昧不知痛处，或拘急不得转侧"，处方为"麻黄、桂枝、当归、人参、石膏、干姜、甘草各三两，川芎一两，杏仁四十枚。上九味，以水一升，煮取四升，温服一升，当小汗，薄覆脊，凭几坐"。

　　关于"中风痱证"，《灵枢经·热病》谓："痱之为病也，身无痛者，四肢不收，智乱不甚，其言微知可治；甚则不能言……"所谓"痱"，此处音义同"废"，亦即中风病主证，主要表现为肢体症状（如手足偏瘫、肢体不用）或语言障碍，神志昏蒙等，这是杂病中风最常见的证候。嗣后，笔者有机会阅习古代多种临床医著，其中最早记述续命汤方当属东晋名医范汪的《范汪方》（范氏字玄平，曾任东阳太守，世人或称之为"范东阳"），《范汪方》原著已佚，其遗方散见于东晋以后的方书中，在历代若干医著中，又有颇多的变化与发展，甚至下迄清代《医宗金鉴》等书，仍以续命汤类名方作为"中风痹证"的主方。而其治疗案例,则可散见于古代的医案著作中。现将续命汤类名方的历代变化简述于下。

《范汪方》记述的续命汤与《金匮要略》"附方"所列之《古今录验》续命汤药味基本相同。全方共9味药,稍有区别,《金匮要略》"附方"续命汤用的是桂枝,《范汪方》续命汤用的是桂心。由此可见,续命汤应最早见于《范汪方》。

须予说明的是,唐代王焘《外台秘要》所列之"《深师》续命汤",是隋唐以前南北朝的宋、齐间著名医僧"深师"的名方,其续命汤的方药组成是麻黄、川芎、炙甘草、黄芩、白术、桂心、防风、炮附子、白术、生姜,此方的药味数和方药配伍、组成已有所变化。在其后的唐、宋、元、明诸朝的医著中,载述了颇多续命汤的变方,包括药物配伍、组成和药味数的不同、方名的变异。如"大续命汤""小续命汤""续命煮散"等多种"续命汤系列方"。可见在中国早期的诊疗实践中,续命汤是最主要的中风名方之一,在续命汤系列方中,又以大续命汤、小续命汤最为著名。

迄于唐代,唐初有《古今录验》续命汤(见前)。孙思邈《千金要方》是唐代最有代表性的方书,他变创续命汤,拟订了大续命汤,他所拟订的大续命汤共3方,其中有2方是主治杂病中风的,药物组成是:①麻黄、石膏、桂心、干姜、川芎、当归、黄芩、杏仁、竹沥,治"肝厉风,卒然喑哑及五脏偏枯、贼风"。②独活、麻黄、川芎、防风、当归、葛根、生姜、桂心、茯苓、附子、细辛、甘草,治"大风经脏,奄忽不能言,四肢垂曳,皮肉痛痒不知……"

另有小续命汤,在《古今录验》《千金要方》《外台秘要》等书均有记述,但药物组成、配伍略有区别,其中以《千金要方》卷八方较有代表性,其方药组成是麻黄、防风、人参、黄芩、桂心、甘草、芍药、川芎、杏仁、附子、生姜。该方主治中风,口眼㖞斜,筋脉拘急,半身不遂,舌强不能语,或神情闷乱。

宋代医著以方书居多。其中发行量最大、影响最为广泛的是《太平惠民和剂局方》(简称《局方》),该书引述小续命汤的主治较为详明。书中谓:"小续命汤治卒暴中风,不省人事,渐觉半身不遂,口目㖞斜,手足战掉,语言謇涩,肢体麻痹,心情气乱,头目眩重,痰涎并多,筋脉拘挛不能屈伸,骨节烦疼不能转侧。"并提出"每遇天色阴暗,节候变更,宜预服之"。宋代妇科一代宗师陈自明的《妇人大全良方》治妇人罹患中风,他拟订了一个通治方名"续命煮散",其方药组成是防风、独活、当归、人参、细辛、葛根、芍药、甘草、川芎、熟地黄、远志、荆芥、肉桂、半夏,汗多不止加生牡蛎。其临床适应证为"治风气留滞,心中昏愦,四肢无力,口眼转动;或时抽搐,亡失津液,渴欲饮水。此方能扶营卫,去虚风,中风自汗或产后中风,尤宜服之"。故此方在内、妇科均有适应证。总之,小续命汤的临床应用更较广泛。故宋代杨士瀛《仁斋直指方论》强调:"治风良剂,小续命汤为上。"再者,宋代许叔微《普济本事方》、严用和《济生方》等,均选列小续命汤,并详述其加减用法,力求切合临床实用。

金元时期,张元素《医学启源》新增"花蛇续命汤",方药为"白花蛇(酒浸,去皮骨,焙干)、全蝎(炒)、独活(去土)、天麻、附子、人参、防风、肉桂、白术、藁本、白附子(炮)、天麻、川芎、细辛(去叶)、甘草(炙)、白僵蚕(去丝)、半夏(汤浸、切)、白茯苓(去皮)、麻黄(去节、水煮)。三沸、去沫,细切,以上各一两。上为粗末,每服五钱。水一盏、生姜五片,煎至七分,去滓,稍热服,不拘时"。

元代朱震亨《丹溪心法》作为治疗杂病的权威性名著之一,他亦赞赏小续命汤主治中风(方组成与《千金要方》卷八同,但朱震亨去原方中之生姜),并详列该方的临床加减用法。朱震亨谓中风"随人虚实与所中轻重加减于后","若热者,去附子,入白附子亦可;筋脉拘挛,语迟脉弦,加薏苡仁;若筋急,加人参,去黄芩、芍药以避中寒,服后稍轻,再加当归;烦躁,不大便,去附、桂,倍加芍药、竹沥;如大便三五日不去,胸中不快,加枳壳、大黄;如语言謇涩,手足颤掉,加石菖蒲、竹沥;若发渴,加麦门冬、葛根、瓜蒌根;身体痛,加羌活,抽搐者亦加之;烦躁多惊者,加犀角、羚羊角;汗多者,去麻黄"。朱丹溪的小续命汤加减法,将中医的辨病与辨证相融合,使临床医生选用小续命诊治中风,取得了令人满意的临床效果。

迄于明、清,对于续命汤类主治中风,又有一些新的见解。如明朝缪希雍《医学广笔记》云:"西北土地高寒,风气刚猛,真气空虚之人,卒为所中,中脏者死,中腑者成废人,中经络者可调理而瘳。治之之道,先以解散风邪为急,次则补养气血,此真中外来风邪之候也。其药以小续命汤……"缪希雍的小续命汤,其方药组成为麻黄、桂枝、生附子、熟附子、羌活、独活、防风、白芷、胆南星、甘草之属。缪希雍认为在"大江以南"多属"内虚暗风",又以阴虚者多见,故法当"清热顺气、开窍以求标;次当救本,阴虚则益血,阳虚则补气……设若误用治真中风药……则轻变为重,重则必死"。这是缪希雍对中国不同地区南、北方气候差异予以阐论,分析中风的病因、病机和治法的不同。而明代徐春甫《古今医统大全》又从历代名医对中风病因、病证总的情况加以分析,并提示其治疗大法。因为他认为古人对中风强调的是"因风而致之者",所以用续命汤类方药治之。接着他又说:"近代(刘)河间、(李)东垣、(朱)丹溪三子者出,所论始与昔人有异。河间主于火,东垣主于气,丹溪主于湿,反以风为虚象,而大异于昔人矣……以予观之,昔人与三子之论,皆不可偏废,但中风之病视为中风而立论,故使后人猜疑而不能决……"须予说明的是,徐春甫根据中风续命汤不同的主证和兼证,除列述续命汤、大续命汤、小续命汤外,他还根据倡言"古方今病,不相能也"的金代名家张元素所运用续命汤经验,并根据临证所见不同的六经证候,提出以下的"续命汤系列方"及其主治,如麻黄续命汤(治中风无汗、恶寒)、桂枝续命汤(治中风有汗恶寒)、白虎续命汤(治中风身热无汗、不恶寒)、葛根续命汤(治中风身热有汗恶寒)、附子续命汤(治中风无汗、身凉)、桂附续命汤(治中风有汗、无热)、羌活连翘续命汤(治中风无形证,或肢节挛痛不仁)等。如此众多的续命汤变方,在明·孙一奎《赤水玄珠全集》和王肯堂《杂病证治准绳》中,亦有类似载述,可王肯堂在不同形证的多种续命汤方治外,均加入针灸治法,以体现针药并用的诊疗风格。清代吴谦等主编的《医宗金鉴·杂病心法要诀》在阐述中风治法时,亦选用小续命汤等法。

以上所述,说明续命汤作为较早时期的中风名方,它是中国古代最常用的治疗方剂。直至清朝道光年间,王清任《医林改错》提出中风病应以益气通络等法为主的治疗大法,立补阳还五汤等方后,他的变创治法影响深广,临床多用。但现今医家仍应以辨证、辨病相结合,以考虑临床的选方。

(刊载于《天津中医药》2013 年 2 月第 2 期)

普济消毒饮考略

普济消毒饮为临床常用方之一,历来一些注明方剂出处的古代临床方书或方剂学著作,都认为是李杲(东垣)所制订,但不能明确指出见于何种著作。新中国成立后出版的《方剂学》著作,在注明本方出处方面也存在一些问题,如上海中医学院编写的《中医方剂临床手册》将普济消毒饮注为"《东垣十书》方";江苏新医学院主编的《中医方剂学》则注为"李东垣方,录自《医方集解》";其他有关论著,大致也是以上两种看法。也就是说数百年来对于本方究竟见于何书、方剂的用法变迁等,在大量的医学文献中竟缺乏确切可信的记述。

我曾将李杲所撰的《内外伤辨惑论》《脾胃论》和《兰室秘藏》予以细阅,并无此方;后来又将《东垣十书》翻阅一遍,亦未见此方。这样,所谓出于《东垣十书》,是没有事实根据的。那么《中医方剂学》所说的"李东垣方,录自《医方集解》"的说法是否确切呢？这是一个值得进一步研究的问题。

参阅清·汪昂《医方集解》，作者对本方出处的看法倒是比较求实，指出《东垣十书》中并无此方，而是见于《准绳》(即王肯堂《证治准绳》)。《证治准绳》为明代著作，撰于1602年(万历三十年)。汪氏在见于何书这个问题上，总算是有了一个交代。后来我查阅明代较早的方书《奇效良方》，发现了这个方剂，从文字的叙述分析，当系李杲的学生所记录。此方初名"普济消毒饮子"，主治时毒、疫疠。该书卷十一《时毒治验》记述在金·泰和二年四月"……民多疫疠，初觉憎寒体重，次传头面肿盛，目不能开，上喘，咽喉不利，口干舌燥，俗云大头天行。亲戚不相访问，如染之，多不能救。张县丞倅亦得此病……渐至危笃。或曰李明之(即李杲)存心于医，可请治之。遂命诊视，具说其由。先师曰……此邪热客于心肺之间，上攻头目而为肿盛……遂处方，用黄芩、黄连味苦寒，泻心肺间热以为君；橘红味平，元参苦寒，生甘草甘寒，泻火补气以为臣；连翘、鼠粘子、薄荷叶苦辛平，板蓝根味苦寒，马勃、白僵蚕味苦平，散肿、消毒、定喘以为佐；升麻、柴胡苦平，行少阳、阳明二经不得伸；枯梗味辛温为舟楫，不令下行。共为细末，半用汤调，时时服之；半用蜜为丸，噙化之，服尽乃愈"。《奇效良方》原为明·董宿编撰，后由方贤续补、编定，并经杨文翰校正，刊于明成化六年(1470)，可以说是中医文献中有关普济消毒饮的最早记述。

从李杲运用本方治时毒的"泰和二年"(1202)推算，当时李杲不过二十二岁，但已经可以看到他善于制方，长于配伍，以及用药具有法度的优点。嗣后明·汪机《外科理例》(撰于1531年)将方名改为"普济消毒饮"，主治同前，方药略有不同(即普济消毒饮子去薄荷、加人参)，在服法上改用汤剂内服；亦可制成丸、散服用。

目前关于普济消毒饮的方药组成，与《奇效良方》是完全一致的，而主治适应证则更为具体。通常用以治疗时毒、疫疠、痄腮、发颐、锁喉痈等病证,这些病证的病理特点,基本上属于热毒袭踞心肺,上攻头面、颐颌、咽喉、颈项等部位而发病者。本方功能清散风热、泻火解毒、利咽消肿,是一张清解宣散的方子。如纯用寒凉药,反易使邪热郁遏,不得宣泄。当前本方更多地用治流行性腮腺炎,亦治颜面丹毒、化脓性腮腺炎、急性扁桃体炎等病,是一首具有实效、值得推广的著名方剂。

(刊载于《中医杂志》1979 年第 9 期)

枳术丸源流及其变方

枳术丸(张元素方)由白术二两、枳实(麸炒)一两组成,共研极细末,荷叶裹烧饭为丸,如梧桐子大,每服五十丸(或6~9g)。主治脾胃伤于食滞,腹胀痞满。功能治痞、消食、强胃。

一、枳术丸源流述略

枳术丸不见于张氏本人著作,由其弟子李杲予以录存。初名"易水张先生枳术丸"(见《内外伤辨惑论》),《脾胃论》中改名枳术丸。

张元素的枳术丸是在前人制方的基础上得到启发的。《金匮要略》中,有一主治心下胃脘部水饮病证的枳术汤(枳实、白术);宋代宣和年间(1119—1125)王贶《全生指迷方》(卷三)亦载有枳术汤,主治"心下盘旋,欲吐不吐,由饮癖停留不散"。方用白术四两、枳实(麸炒)二两,共为散,每以五钱,水二盏,煎至一盏,去滓,食前温服。此方有两点值得注意:一是药用比例,明确了白术与枳实为 2∶1;二是枳实的炮制法,书中标明"需麸炒",以得谷气之助。张元素制方时,渊源于《金匮要略》,并吸取了《全生指迷方》这两点,具有一些引人注目的进展。即将枳实、白术研极细末后,以"荷叶裹烧饭为丸",取荷叶升发胃气和辅佐白术健脾的作用。在主治方面也有所不同,即以饮食停滞所致有脘腹痞满而胀为主要适应证。其剂型变化,即从《金匮要略》的汤剂变化到《全生指迷方》的煮散,最后演变到张元素的丸剂。从上可以明显看出枳术丸是受《全生指迷方》的影响。

二、枳术丸变方

临床比较常用的枳术丸变方有:

1. 橘皮枳术丸(《兰室秘藏》方),组成:枳术丸加橘皮一两。主治:元气虚弱,饮食不消;或脏腑不调,心下痞闷。

2. 半夏枳术丸(《内外伤辨惑论》方),组成:半夏一两,枳实、白术各二两。主治:脾胃为冷物所伤。

3. 橘半枳术丸(《医学入门》方),组成:枳术丸加橘皮、半夏各一两。主治:饮食伤脾,停积痰饮,心胸痞闷。

4. 曲蘗枳术丸(《内外伤辨惑论》方),组成:枳术丸加大麦蘗、神曲各一两。主治:食伤脾胃,心腹满闷不快。

5. 木香枳术丸(《内外伤辨惑论》方),组成:枳术丸加木香一两。主治:饮食积滞,胃纳不开。

6. 香砂枳术丸(《胞与堂丸散谱》方),组成:白术三两,砂仁、木香、枳实(麸炒)各一钱。主治:宿食不消,气滞脘痞,不思饮食。

7. 木香干姜枳术丸(《兰室秘藏》方),组成:木香三钱,干姜(炮)五钱,枳实(炒黄)一两,白术一两五钱。主治:冷食积滞,脘腹痞胀。

8. 木香人参生姜枳术丸(《脾胃论》方),组成:木香三钱,人参三钱半,干生姜二钱半,陈皮四钱,枳实一两,白术一两半。主治:脾胃偏虚寒,饮食难消,不思食。

9. 三黄枳术丸(《内外伤辨惑论》方),组成:枳实(面炒)五钱,白术、黄连(去须酒炒)、大黄(湿纸裹煨)、神曲(炒)、橘皮各一两,黄芩二两。主治:伤于肉食湿面辛辣厚味,脘腹填塞闷乱,心膈不快。

10. 消饮丸(《深师方》),组成:枳实、白术、茯苓、炮姜。主治:停饮胸满呕逆,不思饮食。

(刊载于《中医杂志》1980 年第 5 期)

补中益气法在妇产科的临床应用

补中益气法的典型方剂即补中益气汤,此方系李东垣晚年所创用,原见于《脾胃论》中,一般认为本方有调补脾胃、升阳益气的功用,主治的病症比较广泛,临床应用以内科杂症为尤多,而对女科方面的应用,大家印象比较深刻的有"阴挺"和"崩漏"等症,但实际上,补中益气法亦可用于多种妇产科病证,如薛立斋辈在治疗妇女疾患方面就擅用此法。今复习古今验案结合个人经验和体会略述于下:

1. 崩漏

"汪石山治一妇,年逾四十,形色苍紫,忽病血崩,医者或用凉药,或用止涩俱罔效,诊其六脉皆沉濡而缓,按之无力,以脉论之,乃气病非血病也,当用甘温之剂,健脾理胃,庶几胃气上腾,血循经络,无复崩矣;遂用补中益气汤多加参芪,兼服参苓白术散,崩果愈。"(明·江瓘辑《名医类案·崩漏门》)

这个医案的诊断要点在于崩漏证结合"六脉沉濡而缓,按之无力",说明是脾胃气虚,中阳下陷,不能统摄阴血的证候,故以补中益气法主治,冀以补脾升阳,尝读《薛立斋医案》、顾鬘云《花韵楼医案》等,亦有类似治案,齐秉慧的安崩汤(见《齐有堂医案》,方药组成为参、芪、白术、三七末)治疗"暴崩",实质上也是补中益气的变方,其中芪、术等的用量较大,重在补益中气,加三七以止血,并能固摄真气;如芪、术用量不大,则难以奏效。

2. 带下

薛立斋《女科撮要》载:"一妇人年逾六十,内热口干,劳则头晕,吐痰,带下,或用化痰行气,前症益甚,饮食愈少,肢体或麻木,恪服祛风化痰,肢体常麻,手足或冷或热,日渐消瘦。余曰:症属脾气虚弱而不能生肺,祛风之剂复损诸经也,当滋化源。遂用补中益气加茯苓、半夏、炮姜二十余剂,脾气渐复,饮食渐加,诸症顿愈。"

1962 年季夏,余曾治一张姓肝炎患者,带下色白量多,形瘦色瘁,肢疲乏力,腑行溏薄,脉象濡弦,即以补中益气汤去当归加炒扁豆三钱,六剂而带止。

3. 子肿

1960 年仲秋,尝治张姓患者,妊娠三月余即有遍身浮肿,先起于两胫,渐及头面躯体,头昏肢倦,食谷欠馨,诊为"子肿"(脾肺气虚),当即处以党参、黄芪、柴胡、当归、升麻、白术、云苓、陈皮、炙草、炙内金,约三周余,浮肿全消。

这张处方为补中益气汤的加减方,是我仿《傅青主女科》妊娠浮肿治法。薛立斋治"子肿",其施方为"朝用补中益气汤,夕用六君加苏梗",治疗的含义大体也是相类同的。

4. 胎动

薛立斋《女科撮要》载:"一妇人胎下坠或动,身体倦,饮食少思,此脾气虚弱,用补中益气汤倍白术,加苏梗,三十余剂而安。"

在临床上,胎动患者多伴腰酸,愚意本方可增入杜仲、川断以强肝肾,或有裨益。另外,如遇胎动下血症,亦可采用补中益气法,《杏轩医案》载:"乾隆癸丑秋,某妇怀孕数月,腰腹俱痛,恶露行多,势欲下堕,诸药不应,投以此方(指补中益气汤)加阿胶即安,后屡用皆验。"因为胎动下血是胎元下陷的一种临床表现,方中参、芪、归、术可以培补气血,升麻、柴胡升举下陷之胎元,程杏轩并谓"血热加黄芩",这些经验也是值得重视的。

5. 盘肠产

所谓"盘肠产",《名医类案》谓"每产则子肠先出,然后产子,产后其肠不收,甚以为苦,名曰盘肠产",江应宿认为亦系

"中气虚"所致,所以主张多服补中益气汤加升麻方,并适当配合升提法,如脱出多取麻油沃之,并用蓖麻子去壳、捣烂,贴产妇顶心,与子宫脱垂、脱肛等的治疗原理相同。

6. 产后转胞

本刊 1962 年 7 月号载杨志一同志曾治一吴姓住院患者:"产后七天,小便均不能自解,每天非导尿不可,曾试用针灸治疗,效果不显,乃经会诊观察,患者产后一周,小便滴沥不通,小腹坠胀,饮食大便如常,恶露臭味,无乳汁分泌,近稍有寒热,出汗,口中和,唇舌淡白,脉象虚数,据此脉症,认为病属产后气虚下陷,膀胱气化功能失常,即《金匮》转胞之类,且兼有寒热,亦属气虚感冒所致,法取升提,拟补中益气汤原方,方用黄芪六钱、党参四钱、升麻三钱、柴胡二钱、当归三钱、白术三钱、甘草一钱、陈皮一钱,加川芎二钱、生姜三片、红枣五枚,水煎服。连服三天,第二天乳来,第三天小便即能自解,感冒亦随之而愈。"(杨志一《医案札记·产后尿闭》)

中医认为此症系中虚、清阳下陷所致,故以升提益气为主,清代名医许珊林亦有类似治法(原案见秦伯未辑《清代名医医话精华·许珊林医话精华》),他用补中益气汤,黄芪重用至一两,另加木通、肉桂,四剂而痊,如拘泥于通利小便,当然不可能获得满意疗效。

7. 产后恶露

曾治李姓妇女,产后已近 1 个月,恶露量多而稀,面黢食减,消瘦乏力,腑行先硬后溏,脉濡弱,舌质微嫩,余断为中虚所致,为拟补中益气去当归加山药、莲肉,五剂而恶露净。

8. 阴挺

"阴挺"相当于"子宫脱垂症",古今有关治验颇多,但大多均用补中益气汤加减;本人亦曾治袁妇某,年 32 岁,产后 10 余日,子宫脱出如拳状,表面微有红肿,以补中益气汤原方加重芪、党、升、柴用量,外用五倍子煎汤熏洗局部,一阅月寻愈。

9. 女阴疾患

一产妇阴门不闭,发热恶寒,用十全大补加五味子数剂而寒热悉退,又用补中益气加五味子数剂而愈。

一妇人脾胃素弱,兼有肝火,产后阴门肿痛,寒热作渴,呕吐不食,服大黄等药,服驱利之剂,肿及于臀,虚证蜂起,此真气虚而作,先用六君子固脾胃,乃以补中益气汤升举,不数剂而消。(以上两案均见薛立斋《女科摄要》)。

前面已经提到尿闭可以用补中益气汤,而这里说"阴门不闭"亦可用。症状方面的"闭"与"不闭"虽各异,而病机方面的中气虚弱则相同,二者呈辨证的同一,这正是中医辨证论治的精细之处,颇堪细玩。

10. 体会

以上所举各种妇产科病证均有实例可据,说明用补中益气法能治愈多种的妇产科疾患。但是必须说明并不等于遇到这些病症,即不论病因、病机,随意应用此法此方,而是要求通过精致地辨证,符合"中虚、脾气下陷"者始为对症。

补中益气法对于妇产科疾病的应用,实质上属于"下病上治法"的范畴,因为补中益气汤主治在脾、肺,要起到调补脾胃、益气升提的作用,所以首先要认定患者是内伤虚证;在具体用药上,如需要升提下陷的清气时,参、芪的量要大一些,否则升麻、柴胡不易发挥其升提的力量。齐秉慧曾说:"此方之奇妙,妙在用升麻、柴胡杂于参、芪、归、术之中,以升提其至阳之气,不使其下陷于阴分之间,尤妙用陈皮、炙草二味于补中解纷,则补者不至呆补,而升者不致偏坠。"(见《齐有堂医案》)我认为这种说法是有相当见地的,对进一步掌握本方的应用,有不少启发。

中虚清阳下陷,主要是脾胃内伤,其气为不足,可以产生多种病证,这就提供了我们在临床上采用"异病同治"的客观依据,李杲制补中益气汤遵《内经》"劳者温之,损者益之"之义,颇能切合机宜,因为脾经的特性是喜甘恶苦、喜温恶寒、喜补恶攻、喜运恶滞、喜升恶降、喜燥恶湿,而本方恰好具有甘、温、补、运、升、燥几个特点,如再加以变通灵活地运用,在临床上每每会有显著的效果。

(刊载于 1962 年 10 月《江西医药》)

四逆散在内、妇科的临床应用

四逆散是古今临床常用的效方,具有选药精契、治效快捷的特点。此方原出《伤寒论·辨少阴病脉证并治》,所主治的"四逆"(四肢厥冷),非少阴病虚寒内盛、阳气式微所致之"四逆",故不能用温阳救逆之四逆汤(附子、干姜、甘草)。四逆散主治之四肢逆冷,缘于"阳气郁遏于里,不能透达于外"。概括而言,四逆汤主治"寒厥",而四逆散则是"热厥"之常用方。由于四逆散证患者多有"郁热"之病理,故以柴胡、白芍疏肝解郁、清热透邪;枳实调中,泻脾气之壅滞,与柴胡同用,可增强疏肝理气之功;甘草调和诸药,与白芍相伍,并能缓急止痛。如兼咳嗽,加五味子敛肺气,干姜散肺寒;又因肺与大肠相表里,故亦能止腹泻。心悸不安者,加桂枝以通阳行水;小便不利,加茯苓淡渗利水;腹中疼痛,加附子散寒止痛(如腹痛纯属气不宣通,不宜加此药);泄利下重,加薤白温中通阳行气。

四逆散诸药,主治症状相当广泛,四味药在临床上均较常用。当前一般医生在治疗多种病症的处方中,有意无意地会选此数品,客观上就有四逆散加减方的蕴义。自张仲景创制四逆散后,后世在此方基础上加以变创的方剂颇多,在主治病症方面,已不限于"四逆"之见症,临床以内科杂病用之居多。如治肝气郁结、胁肋疼痛的柴胡疏肝散(《景岳全书·古方八阵》方),系以四逆散(以枳壳易枳实)加香附、川芎、陈皮组成。治"肝气、左胁痛"之柴胡疏肝饮(《医医偶录》方),系以四逆散易白芍、枳实为赤芍、枳壳,加陈皮、香附组成。又如逍遥散(《太平惠民和剂局方》)主治肝郁血虚而致胁痛,或头痛目眩兼见口燥咽干,神疲食少,或见寒热往来,月经不调,胸乳作胀。此方即以四逆散去枳实,加当归、白术、茯苓组成(临床应用时,或加煨姜一块,薄荷少许)。功擅疏肝解郁,健脾养血,是临床常用的方剂之一。又如疏肝散(《症因脉治》方),治"怒动肝火不得卧,胁肋胀痛,痛连小腹及阴器,夜卧常惊,口渴多饮",此方系四逆散去枳实,加苏梗、青陈皮、钩藤、栀子组成。清·陈士铎《辨证录》有两首四逆散之变化方,其一为疏土汤,主治脾胃气郁而致胸腹饱满胀痞,时或肠鸣,欲大便,甚则心疼胁胀,泛恶呕吐;或吐痰涎,或呕清水,或泻暴注、足肿。此方即四逆散去甘草,加苓、术、肉桂、半夏。其二为解怒补肝汤,治怒极伤肝,轻则飧泄,重则呕血。方由四逆散(以枳壳易枳实)加当归、荆芥、丹皮、泽泻、天花粉组成。他如柴胡清肝饮(《症因脉治》方)、柴胡养荣汤(《温疫论》方)等方,也大致是以四逆散诸品作为主要药物的治疗方剂。

从上述不难看出,四逆散及其加减方经治众病证,除《伤寒论》少阴病"郁热"所致之四肢逆冷外,多属肝经、脾经见症之内科杂病。我用此方加减,大多施治于内、妇科病证,今分述其主治诸病如下。

1. 急慢性肝炎、迁延性肝炎

主治病证以肝郁气滞为主要病理,症见胁痛腹胀,食减乏力,大便偏于燥结,肝大。患者多有情志抑郁,化验多有谷丙转氨酶、麝香草酚浊度试验等项肝功能不正常。方治:四逆散原方进服10~20剂(药用剂量大致为:柴胡10g,白芍15g,枳实4~6g,甘草10g),接服四逆散加赤芍、丹参、川楝子、干地黄、北沙参等。如有轻度黄疸,另加茵陈、栀子。

2. 胃、十二指肠溃疡

主治以肝胃失和、肝气犯胃为主要病理,症见上腹部疼痛,牵引两胁,胃脘胀满,嗳气泛酸,便秘及消化不良。方治:四逆散

(以枳壳易枳实)加制香附、延胡索、紫苏梗、乌贝散。

3. 慢性胆囊炎

主治以肝胆气滞、肝胃郁火为主要病理。症见右上腹胀痛、钝痛,胃脘灼热,吸气泛酸消化不良,饮食明显减少,不能进油腻食物。超声波检查显示胆囊增大,收缩功能不良。方治:四逆散加半夏、川楝子、龙胆草、栀子、山楂肉、炙内金、海金沙等味加减。

又如急性梗阻性化脓性胆管炎,多见于女性患者,常有反复发作之胆道感染史。症见上腹急痛、胀痛,恶心呕吐,身微黄,目黄,寒热间作,或有弛张型高热。可用四逆散加半夏、黄芩、茵陈、龙胆草、川楝子、栀子、内金等药,以疏解郁滞,清泄肝胆实火。

4. 肋间神经痛

此病从中医辨证的角度,多属"肝气"为病,主症为一侧胸肋部疼痛,兼证较少。方治:四逆散(如无大便燥结者,枳实用量宜小),或加醋制香附、红花等药。

5. 肠结核

肠结核患者常有交替性腹泻、便秘。如症见以大便燥结为主,兼有腹胀(或腹痛)、食减、低热等症。中医辨证属肝郁夹滞,脾虚,肠津不固。方治:四逆散加麦冬、怀山药、黄柏(盐水炒)。

6. 疟疾

疟疾寒热时发,兼有胁满腹胀,大便燥结,显示肝脾之气郁滞者。宜驱疟解热,兼以疏导肝脾气滞。方治:四逆散加青蒿、黄芩、槟榔、草果、白术。

7. 血晕

妇人血晕头痛,兼有肝郁气滞见证。方治:四逆散(以枳壳易枳实)加当归、熟地、钩藤、菊花等药。

8. 更年期忧郁症

患者多为 50 岁左右的更年期妇女,起病较缓,其突出主症为忧郁感,常疑心自己多病或病重,心中惶惑,坐立不安;或有胸闷胁胀,大便干结,口燥善怒等症。中医辨证多属肝郁气滞,心脾郁结、蕴热。方治:四逆散。或以此方加黄芩、青龙齿、炒枣仁、香附、郁金、麻仁等药,以疏郁开滞,兼以清热润腑;大便燥结甚者,加生大黄以通便。

9. 月经不调

多与肝经和血分的病理有关。症状及方治:如症见月水不利,脐腹痛,辨证属胞宫寒、肝郁血滞者,方用四逆散加赤芍、丹皮、桃仁、当归、桂心等味。如月经涩滞,脐腹绞痛者,宜疏肝行气,益气止痛。治以四逆散合玄归散(《济阴纲目》方:当归、延胡索)。如月水不利,发热腹痛,因于肝郁血瘀者,治宜疏肝解热行瘀为主。方用四逆散加延胡索、刘寄奴、凌霄花、赤芍。如属肝气郁滞所致之经候不调,宜用四逆散加制香附、川芎等味;香附用量可在 10~18g 之间。因此方侧重于开郁行气,香附为血中之气药,当予增量煎服。因于肝郁、血气瘀滞所致之闭经,可用四逆散去甘草,加川芎、桃仁、红花、鸡血藤、益母草等药,以疏肝调经,活血通瘀。

10. 妊娠及产后病证

症状及方治:如妊娠上腹微痛,嗳气,两胁胀满,宜用四逆散(以枳壳易枳实)加刀豆壳、金橘饼、黄芩、白术。产前寒热往来,胸痞胁胀者,可用四逆散去枳实,加黄芩、川楝子、香附等药;如属产后发热,则又须加入通络化痰之品。又如妊娠子嗽,间有寒热者,宜用四逆散去枳实,加黄芩、紫菀、天冬、桑白皮、桔梗等味。

此外,骨蒸劳嗽亦可以此方加减,药用柴胡、杭芍、枳壳、生甘草、紫菀、黄芩、百合、知母、鳖甲等味。其他疾病凡有肝气郁热之病机者,均可以此方加减,兹不一一列述。

(刊载于 1988 年 5 月《中医杂志》,杜晓玲整理)

痛泻要方及其临床应用

痛泻要方是临床常用方剂之一,本人治疗泄泻病证亦多采用。关于本方的出处,相关方剂著作都认为出自明·张介宾《景岳全书》引刘草窗方(或加注"原名白术芍药散"者)。这种说法直至近年江苏新医学院主编的《中医方剂学》仍予沿袭。实际上,此方出于元·朱震亨《丹溪心法》卷二《泄泻门》。书中列述的药味与痛泻要方完全一致,虽无方名,但标明"治痛泄"字样,从方药及其主治,为后人制订方名提供了重要的临床依据。以后清代雷少逸《时病论》加以推广使用。

1. 组成、用量及服法

本方的组成、用量及服法,现代的方剂学专著(如《中医方剂学》等)是这样记述的:白术土炒三两,白芍炒二两,陈皮炒一两半,防风二两。或煎、或丸、或散皆可用,水泻者加炒升麻六钱。

对照《丹溪心法》,药物剂量除防风为一两外,其余诸药用量与上述均相同。在加减法中,标明"久泻加升麻六钱",这比较符合病证实际应用情况。至于服法,该书提到将此方各药"㕮,分八帖,水煎或丸服"。其中"㕮,分八帖"的说明十分重要,因为关系到实际用量和用法。当前临证以煎服为最常用,散剂次之,丸剂又次之。我个人习惯于用汤剂,取其速效。剂量为:白术六至八钱(土炒),炒白芍五至六钱,炒陈皮四钱,防风三钱。根据此方的配伍组方分析,白术为君药,白芍为臣药,陈皮为佐药,防风为使药。本方药味少,功效专,其配伍之严密、恰当,在古方中亦不多见。

2. 方义及临床适应证

从脏腑辨证用药的角度,痛泻要方的主治重点在肝脾。明·吴昆认为此方治腹痛、泄泻之属于肝实脾虚者,亦即所谓

"土虚木贼"(见《医方考》)。病理情况属于肝木乘脾,脾运失常。清·汪䚹庵在分析此方方义时指出:"白术苦燥湿,甘补脾,温和中;芍药寒泻肝火,酸敛逆气,缓中止痛;防风辛能散肝,香能舒脾,为理脾引经要药(东垣曰'若补脾胃,非此引用不能行');陈皮辛能利气,炒香尤能燥湿醒脾,使气行则痛止,数者皆以泻木而益土也。"(《医方集解》"和解之剂")故一般认为是一张抑肝扶脾、散肝舒脾相结合的方剂。主治肠鸣腹痛,大便泄泻,其特点是泻前或泻时必有腹痛,舌苔薄白,脉多弦缓、两关不调。

根据多数同志的医疗实践,本方多用于不同病因引起的肠炎,尤适宜于急性肠炎和精神神经性腹泻患者。一般服药二至四剂即可基本控制或痊愈。

3. 加减用法

由于证情的复杂多变,在具体诊治疾病时,照搬原方的用法并不多见。从个人多年来治疗肠炎等病的体会亦复如此。"用药如用兵",因证定方,随证选方,药随证变。在随证加减中,又贵乎灵变而具有法度。现结合临证体会,介绍痛泻要方的加减用法如下:腹胀肠鸣甚者,加厚朴一钱五分,枳壳一钱(麸炒);胸腹胀满者,加山楂肉三钱,厚朴一钱五分;兼见发热者,加柴胡、黄芩各三钱;并无发热而有热象者,单加黄芩三钱;口渴甚者,加乌梅三钱,黄芩二钱,防风减量用二钱;恶风者,防风加量用四钱;四肢偏冷、脉沉迟者,加炮附子三钱,草豆蔻二钱;伤于饮食积滞,兼见嗳噫、脘腹痞胀者,加焦三仙六钱;泄泻稀水者,加车前子、滑石各四钱;泄泻滑脱不禁者,以痛泻要方原方合固肠丸(《世医得效方》:吴萸、御米壳各一钱五分)治之;泄而少食者,加扁豆、怀山药各四钱;小便短涩不利者,加茯苓五钱,木通二至三钱;久泻不止者,加升麻四钱或升麻三钱,诃子肉一至二钱;久泻脾虚者,炒白术可加用至一两以上。

上述加减法,不能脱离本方的基本适应证,也就是说要在具备痛泻要方证的临床基础上予以运用。灵活掌握上述加减法，不仅可以丰富治疗手段，更主要的是可以提高治病疗效。

4. 病案举例、分析

例1：刘某某，女，31岁。自称前天吃拌黄瓜后，腹痛泄泻稀便，日8~9次，脘腹连胁痞闷，四肢乏力，性躁多怒。大便化验符合急性肠炎的诊断。经服土霉素病情未减，患者主诉泄泻时腹痛颇甚，泻后稍减而仍痛。其脉濡弦，苔薄、舌边微红。证属肝旺脾虚，方用炒白术七钱，炒白芍五钱，防风三钱，炒陈皮四钱。二剂获愈。

例2：王某某，男，40岁。初因感受风寒，服药渐愈；后复伤于饮冷，腹痛泄泻清稀，脘痞纳减，嗳气，胸胁苦满，恶风，四肢不温，大便一日十次左右，每泻时腹痛较甚，肠鸣，少腹拘急，泻后减缓，口中淡，体温37.8℃，脉弦、微浮，苔薄白、中心稍腻黄。此食伤脾胃，肝气挟风邪为患，以痛泻要方加味治之。柴胡三钱，黄芩三钱，防风四钱，白芍五钱，炒白术六钱，陈皮三钱，焦三仙六钱。一剂热退，痛泻减半，三剂而平。

例3：周某某，男，59岁。患慢性肠炎近5年，时发时愈。经中西医多方治疗，未见明显效果，检阅前医处方，多属理中汤、胃苓汤、四神丸等。发作时腹痛泄泻，一日三至五次，微有腹胀，肢体消瘦、倦懒无力，面少华色，脉濡弦、右关濡细，大便经常带黏液，或有少量不消化饮食残渣。此属脾气虚损，肝脾失调。治以补脾升举为主，兼以调肝。用痛泻要方加升麻、诃子肉治之。炒白术一两，升麻三钱，白芍四钱，陈皮三钱，防风三钱，诃子肉一钱五分。以上方加减，前后共服40剂左右。病告痊愈。

按：前述3个医案，例1为较典型的痛泻要方证。应予注意的是，过去认为痛泻要方证的泄泻属脾虚肝旺，一般均有怒则易发的特点，但据个人临床所见，这只能作为病理诊断的参考，不少急性肠炎具有典型的痛泻症候，并无怒则易发的先决条件。故临床当以辨证为主。例2虽以痛泻要方为基础，但患者属外感转饮食所伤,症兼恶风,微热,脘痞纳减,嗳气,故加重防风用量,合柴胡、黄芩以疏风解热,加焦三仙合白术以消食健脾。例3为慢性肠炎,发作时腹痛泄泻,临床表现与急性肠炎不同,腹痛的程度较轻,腹泻的次数不太多,但经常发作,缠绵难愈,病机亦属肝旺脾弱。由于久泻不愈,脾虚转甚。清·刘仁曾说:"泄泻之病,四时感受不同,或因风寒暑湿所干,或因饮食所伤,动伤脾胃之气,故作泄泻。治当分其新久,审其原因。新则以伐邪之药为主,而健脾之药为佐;久则以补脾之药为君,而升发之药为使。"(《医学传心录》)例3的治疗,可参酌此治则,故以炒白术为主药,并加大用量,升麻以升举脾气,诃子肉以涩肠止泻。伏其所主,先其所因,经过一段时期的治疗,使5年宿疾应手而愈。

(刊载于1984年2月《新中医》)

三、医　家

李　杲

　　李杲（1180—1251），字明之，晚号东垣老人，真定（今河北正定县）人，中年以后迁居陕西。出身于富商家庭，幼年即喜好医学，涉猎了不少医籍。稍长，其母患病，为群医乱治致死，虽死而不知死于何病。李杲恨自己医学浅薄，遂以千金拜易州（今河北易水县）名医张元素为师，通过自己勤奋努力地学习，进步很快。当时处于中原战乱，人民群众颠沛流离，生活困苦，疾病丛生，加上饥饱劳役，饮食不节，内伤脾胃的病证尤多。一般医生常套用古代一些成方或盲目运用苦寒攻下的药物，造成种种误治。李杲于长期医疗实践中，悉心予以研究，分析这些病证的病因、病理和治法，闯出了一条溯因、辨证相结合以决定治法的新路，为后世临床医学提供了重要的理论依据和丰富的实践经验，成为以调理、补益脾胃为主要治疗手段的创导者，世称"补土派"，后来他的名望超出张元素之上，成为"金元四大家"之一。

　　作为"补土派"的一代宗师，李杲撰写了几部著作，其中以《脾胃论》《内外伤辨惑论》和《兰室秘藏》最为著名。除论述多种类型的脾胃病证外，李氏还介绍了其他内科杂病以及外、妇、儿、五官科的一些病证的证治，可以对照看出，他在前人实践的基础上有了较多的创造和提高。其创制的很多自拟方如补中益气汤、调中益气汤、救苦化坚汤等方皆堪称是经典名方，对于收载的方药不仅详细说明主治和适应证,并且详细列述加减法,既便于人们掌握运用,对如何完整地介绍效方,又给后世树立了堪以效法的榜样。

如在《兰室秘藏》收载的中满分消丸,此方由白术、人参、炙草、姜黄、茯苓、干姜、砂仁、泽泻、橘皮、知母、黄芩、黄连、半夏、枳实、厚朴组成。主治中满热胀、臌胀、水胀,二便不利。方中药味似嫌较多,但并无支蔓之感,配伍比较严密。同书另有中满分消汤(川乌、泽泻、黄连、人参、青皮、当归、生姜、麻黄、柴胡、干姜、荜澄茄、益智仁、半夏、茯苓、木香、升麻、黄芪、吴萸、厚朴、草蔻仁、黄柏),主治中满寒胀,二便不通,下虚中满腹中寒,心下痞等症;并治寒疝。这两个方子所主治的"胀",主要指臌胀,立方遣药根据其属于热胀、寒胀而异。但不论寒胀、热胀,大多有虚实夹杂的病理,故临床运用中满分消法,常须配合扶正之品(以健脾或调理脾胃功能为主)。体现了其辨证施方的基本精神。

作为一名享誉医史的医学大家,当前我们所看到的一般收选300~400首方剂的著作,往往东垣方占其中的十余首之多,说明李杲在制方和方剂实际临床应用方面的突出成就。我们要进一步学习研究李氏的学术思想及治病经验,在继承和发扬祖国医学遗产方面,尽可能把工作做得好些,更好些。

(节选自 1979 年 4 月《医史与文献资料研究》)

朱丹溪

朱震亨,字彦修,别号丹溪,金华(今浙江义乌市)人。创立了以"养阴降火"为主的治疗大法,世称"养阴派",为"金元四大家"之一。

1. 刻苦学医,精诚感动名师

朱氏青少年时期,以学习儒家经典著作为主,后来改学医学,既有其理学老师许谦的建议和督促,又有家庭的因素。在朱震亨30岁那一年,其母患病,群医束手,这使朱氏学医的心愿更为坚定。不惜弃儒学医,才开始苦读《素问》,三年后颇有心得。又过了两年,竟治愈了他母亲的瘤疾,这使他联想到一些亲属过去受庸医误治致死的惨痛教训,激励自己进一步刻苦学习古典名著,并决意要寻访一位高师。为此,他来到杭州,后又到了江苏苏州、南京一带,未有所遇;最后折返杭州,听说有一位学识经验丰富的名医罗知悌正在当地行医,他决心要拜罗为师。

那一年是元·泰定乙丑(1325),朱震亨已44周岁,为了求见罗知悌,他在3个月中多次登门,罗不肯接见,甚至加以责骂,后来朱震亨干脆站在罗府家门,整天不走。精诚所至,终于感动了罗老先生,将这位心怀素志、坚忍不拔的学者收为门人,罗知悌将刘完素、张从正、李杲、王好古等名家的学说加以讲解发挥,使朱震亨的耳目为之一新,数年后尽得其传,医术大进,声誉鹊起。

2. 匡救时弊,创立养阴学派

朱氏生活在一个承平的时代,人民的生活比较安定。但有些人不注意保健和摄生,酗酒、纵欲致病的情况相当多见,而时医每喜用《太平惠民和剂局方》(简称《局方》)中的方剂,其中有不少方剂辛香燥烈的药物较多,用之不慎,颇易产生弊端,甚至严重地影响疾病的转归和预后。朱震亨大声疾呼,力矫时弊!提出人体"阳常有余,阴常不足",并以保存阴津、制止相火妄动作为医疗保健的重要手段。创用养阴降火治法,对运用化痰、解郁、调治脏腑诸法,也有独到的经验。其所创养阴学派的学术经验为后世所广泛尊崇,特别是他对内科杂病的临床造诣很深,是一位具有中外影响的医学家。

作为"金元四大家"中最晚出的一位,朱震亨对刘完素十分敬佩,也部分地吸取李杲的治法。对擅长汗、吐、下的张子和,则有"惟务攻击"的批评。他提出"攻击须详审,正气须保护",这种寓有扶正祛邪含义的学术见解,在当时所起的纠偏作用,以及对后世临床的现实指导意义都是不可低估的。

朱震亨的著作很多,其中又以《格致余论》《局方发挥》《丹溪心法》尤为著名。《丹溪心法》经明·程充编订后,仍能较完整地反映朱氏对多种疾病(以内科杂病为主)在病因、辨证、治疗方面的理论经验。在所有"金元四大家"的著作中,《丹溪心法》不愧是一部更切于实用、流传最广的临床名著。

(刊载于 1981 年 6 月 25 日《健康报》)

明清歙县名医

歙县位于安徽省的东南部,在新安江的上游,历史上以县境西北的黄山风景区、黄山毛峰、徽墨等驰名中外。明清时期,歙县为徽州府治,是安徽省的重要县城,也是文化、经济发展较好的地区,并涌现了不少有相当贡献的各界人物,其中包括一些具有显著成就的医学家,如江瓘、吴崑、方有执、程国彭、吴谦、郑梅涧等,兹简要介绍如下。

1. 江瓘

明代著名医家,字民莹(1503—1565)。14 岁时,其母患"暴疾"而亡,使他感到十分悲痛。稍长,为县诸生。后来自己得了呕血的病证,前后请了十几位医生,均无良效。遂广泛涉猎有关医学文献,自药而愈。从此他放弃仕途,专攻医学,主要靠刻苦自学和临床体验,医术提高很快,成为远近闻名的医生。他从个人的医疗实践体会到中医医案——包括病因、证候、脉象、治疗的分析记录——对指导临床的重要性。因此,他长期以来,收集历代医家医案,参阅自《史记》至明代有关文献百余种,并附列家藏秘方和个人医案,前后历经 20 年,编成《名医类案》十二卷。后由其子江应宿予以增辑,补充了一部分医家医案和他本人的治病记录,于万历十九年(1591)刊行问世。

《名医类案》是我国第一部内容比较系统和完备的医案著作,收集自战国时期秦越人(扁鹊)至明代以前历代的名医医案。按病类,编纂计205门,包括内、外、妇、儿、五官等多科病证。在内科杂病中,还有不少急慢性传染病。全书案例甚多,病案整理忠实于原始文献。大多病例,治法具体,疗效较好,辨证和方药,亦颇契合。有些案例,附加按语,对读者有一定的启发。这部医书的编成,将古代名医的医疗实践经验予以集中、提炼,为研究疾病史和治疗学提供了十分丰富的临床资料。本书曾多次刊印,素为后世医家所重视。当前的流通本系经清乾隆年间魏之琇、沈烺等重予校正的刊本,1957年复由人民卫生出版社出版影印本。

2. 吴崑

明代著名医家,字山甫,别号鹤皋,明代万历年间享有盛誉。以勤奋博学、医学根底深厚著称于时。家藏医书很多,曾到浙江等地求师,并在宣城一带行医。他生平注重基础理论,对古典医籍、医方、脉学和针灸,均有较深入的研究。著述颇多,对后世影响很大。万历初编撰《医方考》共八卷,以病为纲,分列20门。精选历代常用医方700余首,按不同病证分为44类。于每类病证前,略述选方范畴。所选诸方,以实效为标准,并列述方义,使读者易于理解各方的功能及其临床适应证。《医方考》刊于万历十二年(1584),这部方书的出版,解决了广大临床工作者的实际需求,一扫唐、宋时期选辑方书以多取胜、良莠相杂的弊病,是对临床医学的一大贡献。故《珍藏医书类目》评价时指出此书"详考古方之制,精究治病之理,殊多明确,学制方者,当深心究之,久而能得变通之妙"。在医方著作中卓有影响。与此同时,吴氏复撰《脉语》(一名《脉学精华》)两卷,此编在诊断专书中以论脉简要闻名,其中有不少独到的见解,他对唯心色彩浓厚的"太素脉"("太素脉"认为切脉不只是诊断病证,甚至宣扬人之智愚贵贱、寿夭穷通均可从脉象中反映出来)基本上持批判

态度。卷末附"脉案格式",是对医生在诊病时书写病案所提出
的具体要求。

　　吴崑对古典医学著作《内经》十分推崇,攻读《素问》尤多心
得。撰有《黄帝内经素问吴注》,共二十四卷。于万历二十五至
二十六年(1597—1598)刊行。此书对《素问》中有关运气、脏
腑、经脉及临床等方面的理论多所阐发。据《安徽通志·艺文
考略》记载:"吴注(指《黄帝内经素问吴注》)批郤导窾,深入显
出,治《内经》者,皆当读之。"清光绪年间,程汀茵氏复将原刻本
予以校订重刻。

　　对于针灸学,吴崑也深有研究。于万历四十六年(1618)刊
印了《针方六集》,共六卷。全书分神照集(论经络流注,经穴奇
穴)、开蒙集(注释金元医家窦汉卿的《标幽赋》,介绍八法针方、
五门针方、十二经补泻法)、尊经集(集录《内经》有关针灸内
容)、旁通集(阐发针灸有关理论)、纷署集(分述人体各部腧
穴)、兼罗集(介绍灸法,注释针灸著名歌赋"玉龙歌"等)共六
集。是一部内容比较丰富、理论结合临床研究的针灸丛书,为针
灸专业人员所重视。

　　此外,吴崑尚有《十三科证治》《灸焫考》《药纂》等著述,可
以说是一位著作等身的医家。

　　3. 方有执

　　明代著名医家,字中行。在医学史中以系统研究《伤寒论》
著称。方氏最初并不是学医的,由于他前后两个妻子在青壮年
时期病故,有五个子女死于惊风等急性病证,家庭对他的影响,
使他决心成为一名能够解决人民大众疾苦的良医。方氏的治学
态度十分严谨,特别是有关医学的著书立说,强调一个"醇"字,
指出:"书以载道,载而不醇则反害。"(见《痉书·跋》)因而发
奋攻读古典医籍,对张仲景《伤寒论》钻研尤深,撰有《伤寒论条
辨》五卷,书成于万历二十年(1592)。方氏认为《伤寒论》一乱
于西晋·王叔和的重编,二乱于宋·成无己的注释,以致失去了

仲景原作中伤寒兼杂病的完整性。遂予重新编注考订，并调整了若干条原文的编排次序，删去了王叔和所撰"伤寒例"一篇。

《伤寒论条辨》将《伤寒论》原著中的太阳病，归纳为"风伤卫""寒伤营""营卫俱伤"三种。全书对伤寒六经病的篇文，逐条予以辨析，重点突出，识见颇精。在《伤寒论》注本中具有相当的代表性，为后世多数医家所推崇，清初喻嘉言的名著《尚论篇》，即以方氏学说为主编撰而成的。《伤寒论条辨》自刊行后曾多次翻刻，新中国成立后有人民卫生出版社出版排印本。此外，方氏有《本草钞》《或问》《痉书》（详述痉病与惊风的鉴别诊断，以避免误诊误治）各一篇，现附印于《伤寒论条辨》之后。

4. 程国彭

清代著名医家，字钟龄。毕生从事临床医疗，活人无算。康熙、雍正年间，负有盛誉。晚年至天都普陀寺修行，法号"普明子"，是一位杰出的临床医家。从他的名著《医学心悟》的自序中可以看出：程氏少年时多病，而且每次生病都缠绵难愈，因而他"酷嗜医学，潜心玩索……凡书理有未贯者，则昼夜追思；恍然有悟，则援笔而述之。历今三十载，殊觉此道精微。思贵专一，不容浅尝者问津；学贵沉潜，不容浮躁者涉猎……性命攸关，其操术不可不工，其处心不可不慈，其读书明理不至于豁然大悟不止"。由此可知，程氏学医"酷嗜"和专心致志固然是一个取得成就的原因，而更重要的是，他认识到医生肩负治病救人的重责，"操术不可不工"，故对自己的要求非常严格，不满足于一般的理解，要求达到"豁然大悟"。所以他的著作特别标出"心悟"二字，与一般寻章摘句、抄袭敷衍的作品不可同日而语。鉴于程国彭认真的治学态度和丰富的医疗实践，跟他学习的生徒很多。程氏对学生的要求较高，他的教学方法比较可取，除要求学习古典医著和各家学说打好基础外，每天规定学生早上看书，白天临证，晚上提出问题辨疑解答。他的著作不过十余万字，看起来似乎平淡无奇，但内容精要会通，学术观点师古而不泥于古。

《医学心悟》共五卷。撰于雍正十年(1732)。全书阐发了有关中医理论临床辨证(其中以内科、妇科病证为主,兼及他科病证),内容提纲挈领,简明扼要。尤其是对于中医治病的八法(汗、吐、下、和、温、清、补、消)作了前所未有的归纳总结,对读者启发很大。书中对各类病证的选方讲求实效,其自拟创用的经验效方,如止嗽散、消瘰丸、半夏白术天麻汤、月华丸、蠲痹汤、萆薢分清饮、启膈散、柴葛解肌汤等,为后世医家所广泛采用。此书被认为是最切实用的临床门径书之一,流传很广。新中国成立后人民卫生出版社出版了影印本。程氏另有《外科十法》一卷,附刊于《医学心悟》之后。对背疽、广疮(即梅毒)、疥癣、瘰疬(颈淋巴结结核)等病的证治尤有心得。

5. 吴谦

清代著名医家,字六吉。乾隆年间官至太医院判,奉敕主编《医宗金鉴》。这是一部综合性医学丛书,是代表当时我国医学国家水平的巨著,在编书前组织了一个班子,经乾隆批准,指定由吴谦担任主编,太医院使钱斗保请发内府藏书,并在全国内征集民间所藏秘籍和世传的经验良方。可见在编写前,收集资料工作做得比较充分。后经吴谦、刘裕铎等人根据丛书的编写内容,予以分门别类,删其驳杂,撷其精粹。全书采录历代有关论述,系统地予以整理编纂而成。

《医宗金鉴》共九十卷,包括《订正伤寒论注》《订正金匮要略注》《删补名医方论》《四诊心法要诀》《运气要诀》《伤寒心法要诀》《杂病心法要诀》《妇科心法要诀》《幼科心法要诀》《痘疹心法要诀》《种痘心法要诀》《外科心法要诀》《眼科心法要诀》《刺灸心法要诀》《正骨心法要旨》共 15 种。其中《订正伤寒论注》《订正金匮要略注》二种,为吴谦亲自编注,其他 13 种多经吴氏审订、修改和补充。全书赅括了从基础理论到各种临床、针灸等多方面内容。其中有关临床各科病证的病因、辨证和治疗,论述比较扼要,选方以平稳实效为标准。

本书在编写方法方面有一个显著的特点,就是图、说、方、论齐备,并附若干歌诀,便于读者习诵。《郑堂读书记》赞誉此书"大都理求精当,不尚奇邪,词谢浮华,惟期平易。酌古以准今,芟繁而摘要,古今医学之书,此其集大成矣"。《医宗金鉴》于乾隆七年(1742)刊行,刊印后作为当时太医院的教科书。从清代中叶至满清政府被推翻前,在全国大部分地区,本书一直是作为系统学习中医的教材,影响极为深远。新中国成立后曾多次刊印出版排印本和影印本。

6. 郑梅涧

清代著名医家,字枢扶,号若溪。乾隆、嘉庆年间以家传喉科著称,具有非常丰富的临床经验。他鉴于我国历代缺乏内容较为完备的喉科专著,遂于繁忙的诊务中,编写了《重楼玉钥》二卷。"重楼"是道家语,即指咽喉,也就是说,作者希望他这本书成为专业人员掌握喉科病证证治的一把入门钥匙。

《重楼玉钥》刊于道光十九年(1839)。据原刻本卷首序言称,郑氏具有"利人为急"的医疗作风,生平治疗喉病甚多,"救危起死,不可胜数",不计报酬,甚至"未尝受人丝粟之报"。治疗喉症常针药并用,疗效显著,本书内容首载喉科总论,对咽喉的生理、病理有较深入的描述;次论喉症的诊治及预后,重点介绍36种喉风病证,以辨证和治疗为重点,除介绍内服方和外用的吹喉药、外敷药、含漱药外,并附载了咽喉病证的针灸疗法,其中包括针刺手法、补泻、禁忌及喉病常用穴位。值得提出的是,书中记载了以喉间发白为主证的白缠风,从症候的特征分析,系指白喉,郑氏以养阴清肺汤主治,疗效很好。直到目前,养阴清肺汤仍为治疗白喉的主要方剂。全书辨证明晰精要,选方和作者个人制方切合病情,并有实效,在古代喉科专著中最负盛名。近人曹炳章谓此书"上考灵素("灵"指《灵枢经》,"素"即《素问》),《圣济总录》,下参后贤名言精论,诚喉科之杰作也"(《中国医学大成总目提要》)。本书除喉病外,还介绍了一些口齿、耳部病证的证治。新中国成立后人民卫生出版社曾出版影印本。

郑氏另有《喉白阐微》（所谓"喉白"，主要指白喉）之作，比较概括地阐述了白喉的辨证、药用宜忌、药性、常用验方等。1956年，安徽人民出版社曾出版排印本。

7. 其他医家

上面介绍的六位，是明清歙县最有影响的医家，在医学上都有比较重大的贡献，也可以说是历史上闻名全国的医家。此外，在明清时期，歙县还有不少有作为的医林人物，如余幼白、程宏宾、许宁、吴正伦（此四人均为元末明初医家，余氏撰《苍生司命》，程氏撰《伤寒翼》，许氏撰《学理论是》，吴氏撰《脉证治方》《养生类要》《活人心鉴》等书）以及张柏、方超、方鼎、江应宿（江瓘之子，《名医类案》的补订者）等明代医家，郑重光（撰《温疫论补注》《伤寒论条辨续注》）、江之兰（撰《医津筏》）、许豫和（撰《许氏幼科七种》）、郑西园、许佐庭（郑氏曾撰《喉科秘钥》，许佐庭为之校订，并附个人治验）等清代医家，这些医家在医学上也有相当的成就。

（刊载于《安徽中医学院学报》1978年第4期）

王清任

王清任（1768—1831），字勋臣，河北玉田人。他是我国清代中叶在临床医学上有卓著贡献的大医，所撰《医林改错》虽不足四万字，但其学术影响之大，鲜与伦比。特别是他所擅长的活血通络化瘀（包括逐瘀、祛瘀）治法，其影响已经遍及国内外，受到越来越多的中外医学家的重视。王清任对此治法的继承、发展与创新，为临床治疗学和疑难重证疗效的提高，作出了杰出的贡献。广大医家对他十分敬仰与尊崇。

《医林改错》中所介绍的通窍活血汤、血府逐瘀汤、膈下逐瘀汤、补阳还五汤、解毒活血汤、通经逐瘀汤、少腹逐瘀汤、黄芪桃红汤等方,不但体现了王清任的学验宏富,还初步形成了在临床多科疾病辨证治疗中,富有创造性和实践性的血证治疗体系(包括多种疑难病证的治疗)。王氏着重指出:"治病之要诀,在明白气血。"他所创用的名方,相当完整地体现了他"气血并重"的学术思想。我想结合个人的学验浅见,杂谈王清任所创导的活血通络化瘀治法对我的影响。

近数十年人所共知的是,当前对于冠心病的治法是对王氏活血通络化瘀法的继承与发展,全国中西医学界均予遵循并变通运用,取得了良效,我也有类同的学验感受。

2002年,我曾在《中医杂志》发表过一篇治疗"瘀血胸痹"的治验。患者是一位中年妇女,因胸部受重压,引致胸痛殊剧,在武汉多所中西医院诊疗乏效,当地中医给以瓜蒌薤白散及多种止痛药,不见减轻。来京后求余施治,问及病因、胸痛特点以及舌现瘀点,我认为符合王清任身痛逐瘀汤(秦艽、川芎、桃仁、红花、甘草、羌活、没药、当归、五灵脂、香附、牛膝、地龙)的主治,遂以此方加减,1周后渐次痊愈。又在30余年前,我参加"四清"运动,在河南许昌农村,曾治一王姓农妇,其患产后风,症见浅昏迷、项背强、戴眼、口角流涎、少腹压痛等症,我用王清任黄芪桃红汤(黄芪、桃仁、红花)原方施治,亦于数日内获愈。

关于脑中风(包括脑梗死、脑出血等病证),近现代治疗中风后遗症,大多采用王清任的补阳还五汤(黄芪、归尾、赤芍、地龙、川芎、桃仁、红花),并根据不同的症情予以化裁加减。1980年,我曾受聘担任北京市福利中心偏瘫医院中医顾问,每隔一周去医院会诊一次。我治疗中风后遗症亦较多地采用补阳还五汤加减,其加减方药的基本情况是:患者口眼喎斜或面部肌肉有轻度瘛动感者,宜加入牵正散(《杨氏家藏方》:僵蚕、全蝎、白附子);大便干结者,加瓜蒌仁、杏仁、麻仁;干结甚者则加枳实、大黄等药;痰气甚者加竹茹、陈皮、制半夏;血压高加夏枯草、杜仲、车前草。如为脑出血后遗症,黄芪、川芎等药的剂量宜减。因为我在会诊时,发现有若干第二次脑出血患者,往往可以看到前医用补阳还五汤时,黄芪、川芎等药的用量过大,造成原出血灶再度出血。故对脑出血引发的半身不遂宜加用祛瘀活络药物,如土鳖虫、泽兰等药。这又说明,诊治疾病须重视审因,尤须重视辨证与辨病相结合。

（刊载于 2004 年 12 月 6 日《中国中医药报》）

赵学敏

赵学敏为清代乾隆、嘉庆年间名医,字恕轩,号依吉,浙江钱塘(今杭州)人,约生活于 1719—1805 年。其父曾在地方上总管过盐务,后历任福建永春司马、尤溪县令等官职。赵学敏虽曾中过岁贡生,由于对医药专业的热爱,终于放弃仕途,专心致志地在医药方面求取进步。学敏共兄弟二人,其弟学楷幼年除读经书外,另请人教以《内经》《难经》《伤寒论》等古典医籍。他们的住处名养素园,还辟出一块药圃,专供栽种药草,这样兄弟俩在一起学医。学敏从小就喜欢博览群书,凡天文、历法、医、卜、方技等均有所涉猎,特别是钻研了大量的医药及有关文献,摘抄的笔记达数千卷。他白天刻苦攻读,晚上"焚膏继之,恐堂上呵禁,尝篝灯帷中,藏书夜观,煤积翠帐皆黑"(赵学敏《利济十二种·总序》)。通过这样宵旰劬劳的努力学习,赵氏兄弟打下了一个非常坚实的基础。之后,赵学敏在毕生从事医药的实践过程中,继承和发扬祖国医药遗产,逐渐成为一位具有重要成就的名医。

赵学敏生平著述很多,他曾将其中十二种医药方面的著作合称为《利济十二种》,共一百卷。包括《医林集腋》(医方验方著作)《养素园传信方》《奇药备考》《囊露集》(眼科著作)《祝由录验》《摄生闲览》《药性元解》《花药小名录》《升降秘要》(炼制升降药及其在各科临床应用的著作)、《本草话》《串雅内外编》和《本草纲目拾遗》。在这十二种中,除《本草纲目拾遗》(10卷,简称《纲目拾遗》)和《串雅内外编》(八卷,简称《串雅》。分《串雅内编》《串雅外编》)外,其余十种均已佚失,这是非常可惜的。现仅就现存这两部名著,谈赵学敏在医药学方面的主要贡献。

1. 继《本草纲目》后进行了一次重要的药物学总结

明·李时珍《本草纲目》是一部药物学巨著,但在收集药物方面尚有脱遗,于已收的药物中,也还存在一些不够恰当或有待补订的内容。有鉴于此,赵学敏下决心编写一部《本草纲目拾遗》。他泛览医药论著,以及与医药有关的经史百家、地方志、边防外纪、笔记、札记等 600 多种文献,并将某些药材亲自移种于养素园。作者为了了解一些药物的形态、生长情况及其临床疗效,他同李时珍一样,经常咨询有阅历的亲友,或访问请教有关人员(以劳动人民居多),以弥补文献资料的不足。全书收载药物 921 种,其中新增 716 种为《本草纲目》所未载,161 种属于对《本草纲目》已收药物的补订内容,其余为附述的一些草药。

据《本草纲目拾遗·凡例》称,本书"虽主博收,而选录尤慎……必审其确验,方载入"。编写体例大致参照《本草纲目》,但李氏书无藤部,以藤归蔓类;赵氏指出藤为木本,蔓为草本,不容牵混,故另分出藤部,并新增花部。全书共分水、火、土、金、石、草、木、藤、花、果、谷、蔬、器用、禽、兽、鳞、介、虫共 18 部。书中并纠正了《本草纲目》的某些错误,如碧蝉花即鸭跖草,时珍误分为二;通泉草乃蒲公英之别名,时珍将之与长生草误合为一。对《本草纲目》已载药物中"治疗有未备,根实有未详"者,予以补充叙述;在一些药物的具体临床应用方面,认为"贝母不分川象,大枣不别南北",传误匪浅,影响疗效;对于李时珍所说铅粉"无毒"的错误,做了重要订正。本书首卷专列"正误",以辨正《本草纲目》存在的一些讹误。学敏素来重视民间医药,书中收集较多的民间验方和治法,是十分有价值的。

此书虽为"拾遗"之作,参考文献竟达六百多种,除医学、本草专著外,涉及多种其他类著作。其弟赵学楷曾撰《百草镜》《救生苦海》《观颐录》等书(均未见刊行),《本草纲目拾遗》摘录前二种的资料颇多。又如龙柏《药性考补遗》《食物考》,汪连仕《采药书》《草药方》,王安《采药录》,朱排山《柑园小识》《柑园杂识》,王玷珪《不药良方》,沈云将《食物会纂》,方以智《物理小识》,徐后山《柳崖外编》,关涵《岭南随笔》等均多所引录。他如《池北偶谈》《颜氏家训》《酉阳杂俎》《行箧检秘》《岭南杂记》《椿园闻见录》《李氏草秘》《珍异药品》《群芳谱》《三才藻异》《书影丛说》《秋灯丛话》……以及各种地方志、笔记等多种类型文献的摘引,使本书广搜博采的特点,尤为鲜明突出。

《本草纲目拾遗》初撰于 1765 年,由于作者治学严谨,没有急于刻印,而是在其后的三四十年中不断地补充修订。赵氏去世后本书才由钱塘张应昌刻印于 1864 年。

2. 以实效为基础,补充了一批临床常用药和外来药

在《本草纲目》的基础上,《本草纲目拾遗》新增大量的药物,其中大多来自民间,在临床上有较高的疗效。如冬虫夏草治肺肾两虚、劳嗽、膈症;鹧鸪菜"疗小儿腹中虫积";藏红花活血化瘀,散郁开结,治疗多种瘀血病症,及温病热入营血;千年健祛风湿、壮筋骨,用治风湿痹痛;鸦胆子治冷痢(现代药理证明,鸦胆子对肠道阿米巴痢疾有良效);臭梧桐(该药有明显降血压作用)治头风,以及金钱草、鸡血藤、胖大海等临床常用药。对一些民间流传的治法,常以亲身实践得到证实后始笔之于书。如治疗跌打损伤的落得打,书中附有作者治验纪录;又如治噎膈翻胃的石打穿,赵氏用于临床"十投九效",还将这些药亲手种植于自己的药圃中。

赵学敏相当重视文献中有关国外的一些常用药,记述其产地、性状和功能,甚至连传闻的治法亦予注意。书中列述强水、

倭硫黄、西洋参、东洋参、阿勃参、香草、臭草、西国米、阿迷酒、龙涎香、吕宋果、金鸡勒、铁树叶、拔尔撒摩、金刚篆、锻树皮等外来药。在这些药物中，有不少为赵氏所目见，如治疗疟疾的金鸡勒（即奎宁），产于西洋诸国，《本草纲目拾遗》记载赵晋斋（与学敏同一宗族）"自粤东归，带得此物，出以相示，细枝中空，俨如去骨远志，味微辛，云能走达营卫，大约性热，专捷行气血也"。至于主治和用法，赵学敏说："治疟，澳番相传，不论何疟，用金鸡勒一钱，肉桂五分同煎服；壮实人金鸡勒可用二钱……"（卷六"木部"）这反映了当时中西医药交流的一个侧面。赵氏锐意搜求国外流传应用的药物，为我国人民的医疗保健服务，这在本草著作中显得相当突出，可以说赵学敏是注重医药文化对外交流的一位医药学家。

3. 正确对待民间医药，编写我国第一部走方医专著

走方医又名铃医、草泽医、走医。多以串铃周游于民间治病，送医送药上门，方便患者。但过去长期被一些封建统治者或是读过几本古典医学著作的"正统"医生所轻视。赵学敏很了解这个情况，他在《串雅·原序》感叹地说："……草泽医……人每贱薄之，谓其游食江湖，货药吮舐，迹类丐，挟技劫病，贪利恣睢，心又类盗剽窃，医绪倡为诡异。"这种看不起走方医的言论，是对广大走方医的恶意诬蔑。赵学敏从临床实际出发，看到走方医术"操技最神而奏效甚捷"这个鲜明突出的优点。指出走方医"治外以针刺、蒸、灸胜，治内以顶、串、禁、截胜"（《串雅内编·绪论》）。他之所以对走方医具有这样的看法，是在和一位高明的走方医，和他同一宗族的赵柏云晤谈之后，深感走方医术"颇有奥理，不悖于古而利于今"，遂决意编写一部这方面的专著。但又认为须下一番整理功夫，"弃俗从雅"，使串铃医术获得较广泛地流传，遂以《串雅》为书名。

如何编写这部走方医专著呢？他根据赵柏云口述、手抄等资料，采取芟削、补订使之趋于系统完整。从"凡例"中可知，

"是书采录得于柏云手抄者十之三,《百草镜》《救生(苦)海》者十之三,养素园(当即《养素园传信方》)及江闽方本(赵氏家藏医书)者十之三,其一则传于世医者"。可见《串雅》一书,赵氏兄弟撰集的资料,亦占较大比重。

走方医在治疗上具备哪些特点呢?《串雅内编·绪论》指出:"走医有三字诀。一曰贱,药物不取贵也;二曰验,以下咽即能去病也;三曰便,山林僻邑,仓卒即有。"也就是说,作为一名称职的、受群众赞赏的走方医,须掌握一套简、便、验、廉的方药和治法,要熟悉民间草药及其应用,并能较快地解决人民的疾苦。故走方医在民间具有强大的生命力,为中华民族的繁衍作出过不可磨灭的贡献。但走方医多属师传口授,执业者一般文化程度不高,历来缺乏系统的理论和著作,加上也有少数医技低劣、混迹江湖之徒,在一定程度上有损于走方医的形象和信誉。赵学敏则能正确对待这份医药遗产,认真加以总结,使民间的一些验方、治法不至于湮没失传,这是他的一大贡献。

《串雅》撰于 1759 年。作者将走方医的主要治法归纳为截、顶、串、禁四大类,此外则有针、灸、熏、贴、蒸、洗、熨、吸、取虫等多种疗法,并包含制药、食疗、除害灭病等内容。据本书"绪论"称:"药上行者曰顶,下行者曰串。故顶药多吐,串药多泻。顶、串而外则曰截。截,绝也;使其病截然而止。"所谓"禁",有禁制或禁方(指轻易不外传的秘验方)之义;但原书的"禁"字,也掺杂了"字禁""术禁"等属于符禁的唯心糟粕,须予分析批判地对待。

从全书内容来看,所有治疗方剂大多为药味不多的单方、验方。在"截药门"中,如治疗头风的"截头风方"(香白芷、川芎、甘草、川乌,加细茶、薄荷汤调服),对神经性头痛、偏头痛较为适宜;"治头痛方"(川芎、沙参、蔓荆子、细辛,水煎后加黄酒调匀服),对神经性头痛或外感所致的头额部剧痛有良效。又如治疗水泻的分水神丹(白术一两,车前子五钱,水煎服),治疗胃脘气滞疼痛的独步散(香附、高良姜,此方即良附丸,当前出版的各种方剂学专著均注为"《良方集腋》方",按《良方集腋》为道光年间谢元庆所编集,刊于 1842 年,实晚于《串雅》)等更为临床医生所常用。另有供外科疮疡等手术切开前服用的"换皮麻药"(羊踯躅、茉莉花根、当归、菖蒲),是流传于民间的中药麻醉方,本书详细地介绍了用法及解药法。

在"顶药门"中有巴霜顶治缠喉风,四宝顶治噎膈翻胃,另有顽痰、哮喘、中风痰厥等病症的治法。"禁药门"有辟疫(预防传染病)、截疟等内容,还有赵氏所收集的一些除害灭病的效方,如禁蚊、灭虱除蚤、辟蝇蚊等,表明作者对疾病以预防为主具有相当的认识。"起死门"介绍多种危重病症的急救治法。"保生门"和"奇药门",记述了一些别开生面、颇多启发性的治法。在"针刺门"和"灸法门"中,如针刺治疗猢狲痨(小儿因寄生虫或脾胃病等原因造成的营养不良),灸法中的鸡子灸、桑木灸、麻叶灸等,可补一般针灸专著之不足。

属于外治法的熏、贴、蒸、洗、熨、吸法等门,记录了对多种病症的主治适应证。"伪品门"的假象皮膏"治扑打及金刃伤,血出不止",用以止血收口。又如"法制门"介绍部分药物的炮制经验,对炮炙专业人员和临床医生均有参考价值。

此外,赵氏根据多年实践和当时所见的药物品种,提出"物生既久,则种类愈繁"(《本草纲目拾遗·小序》)这样一个值得引起人们重视的问题。他分析石斛产霍山者,则形小而味甘;白术出於潜者,则根斑而力大;列举了鸡腿术、狮子术等优异品种,并特别指出"此皆近所变产"。在达尔文发表进化论有关动植物在家养下的变异的文章以前几十年,赵氏已有药物品种变异的观点,这是难能可贵的。

综上所述,赵学敏在医药学方面的成就是显著的。特别是本草学,几乎花了他的毕生精力。他原打算在《本草纲目拾遗》外,再写一部《待用本草》,"将宇宙可入药之物,未经前人收采者,合之另为一书"(《纲目拾遗·凡例》)。这反映了他在本草学研究方面不平凡的抱负,令人敬佩。

(刊载于《新医药学杂志》1978 年第 11 期)

余奉仙

余奉仙(1860—1939),字涤凡,晚号"咸丰遗民",江苏阜宁县人。其先辈系从安徽歙县迁至江苏(何年由安徽迁居江苏,已失于考订),幼年攻习儒学,医业承教于其父赞襄公(约生活于清道光迄光绪中期),生平以医鸣世,并以医术传授于先大父奉仙公,他老人家幼年资质聪颖,读书善悟,对于经典奠基医著(如《内经》《难经》《伤寒杂病论》《神农本草经》等)尤为认真习读。由于奉仙公在行医 60 年中,家乡及周围数县,经历多次疫病流行。他对明清温病、温疫专著,多有精深研究。年未二十即悬壶于阜宁县益林镇附近之甘溪沟。临证长于伤寒、温病、温疫及内、妇、儿多科病证。奉仙公除精于诊疗外,复擅长书法、诗词吟咏,所撰《无聊斋诗集》,已大半散佚不传。生平以郑板桥名句"虚心竹有低头叶,傲骨梅无仰面花"作为他本人业医、为人的座右铭,为道中人所传颂、赞誉,也直接影响了我辈的业医、处事、为人。他在晚年寄给先父无言公的家书中说:"……我根本即无意于著述,晚年始就记忆所及稍稍书之,亦仅十分之二、三已耳。"

约在光绪中后期,奉仙公曾应湘军提督董宝泉幕府之请,一方面协同董提督佐治军务戎机;一方面在当地为军、民诊疗,被授予五品顶戴。光绪晚期,又在南京市开设诊所从事诊疗;后返回乡里继续业医,博济黎民。除授徒多人外,他专心致志地为先父无言公亲授医药典籍,并让先父侍诊左右。由于先大父学术经验丰富,治效卓著,数十年来求诊者户限为穿,声誉鼎盛,光绪后期被誉为"晚清苏北三大名医"之一(另二位是兴化赵海仙、淮安张子平）。

据先父无言公回忆，先大父奉仙公教学时，强调要打好经典医籍的学术基础，主张应博采诸家之长，切不可囿于一家之言。在学术上重视"去粗取精，由博返约"，常鼓励先父及生徒要勤学多思，善于在阅习先贤论著中提要钩玄，领悟名家在诊疗中的规范、大法及其圆机活法。至于诊疗之选方、药用及其剂量，奉仙公指出："度衡有古今之变更，用药之道，不可拘古泥古。"对于伤寒、温病、温疫等危重病证，往往斟酌患者体质，不惮于峻猛药之大剂用量。

他的代表性医著《医方经验汇编》，约撰于清末、民国早期，后经先父无言公保存整理。20 世纪 30 年代，曾将部分案例，在上海《医界春秋》杂志发表；全书是在 1955 年始由上海中医书局正式出版发行。先父挚友古歙凌养吾先生在《医方经验汇编·凌序》中说："奉仙夫子之遗稿，处处顾及平民之经济，以石膏代犀、羚，以草药代贵品，随处可见。方如《肘后》，效过《千金》。观其诸医束手，命在呼吸之间者，而夫子处以重剂，起其死而回其生。尤于疫病诸条，确有独到之处。"除《医方经验汇编》外，另有《经验辨录》（手稿本）及《无聊斋诗集》，均已佚失。凌先生在序言中，明确地向读者提示先大父对于诊治多种疫病，具有独到的学术经验和临床贡献。

《医方经验汇编》重点阐论 45 种病证，对每一病证，学术理论与经治医案俱全（所附瘟疫病证的医案，少则 1~2 例，多则 10 例左右）。全书经治的病证，其中内科杂病如真中风、类中风、肝风及妇科产后风等均有论有案，在伤寒、温病、温疫病证中，又以疫病为重点。书中述例包括温疫、疫疟、寒疫痧霍、疫疹、疫瘰、疫黄、疫疠、烂喉疫、虾蟆疫、鸬鹚疫、葡萄疫、螫刺瘟、瓜瓤疫、天泡疫、疙瘩瘟、鼠疫、燥疫等。

值得重视的是，书中列述的瘟疫病证，其中有若干种，较少为世医所熟知。如"葡萄疫"，此病不见于我国早期临床医著。

发病时遍身呈现大小青紫斑点,多发于小儿,死亡率较高。奉仙公对葡萄疫的学术临床,颇多已见并有诊疗发挥,自拟新订消斑活命饮经治多例,均获著效。此外,在他经治的多种疫证中,其中如螫刺瘟、燥疫等病名,古今临床文献,均鲜见载述,亦不见于《中医大辞典》等现代中医辞书。根据临证辨析,自拟"新订荆萍败毒散"(荆芥、浮萍、蝉衣、苏薄荷、甘草、白芷、金银花)作为主方加减治疗,丰富了疫病学术经验及其方治。

作为近代治疫名家,余奉仙对多种瘟疫病证的阐论及医案治例,值得当前医界同仁的借鉴与参考。

陈邦贤

陈邦贤(1889—1976),祖籍江苏镇江人,出生于江苏盐城。幼年习儒,少年时即经常阅读家藏中医药书籍,弱冠前考入师范专校,毕业后从事教学。在此期间,除担任教职外,他不断攻读医学典籍、名著和历代史书。当时他久闻丁福保先生盛名,函请丁先生讲授中西医学和医疗保健专题,并有幸拜在丁先生门下。其后他立志编写一部《中国医学史》,陈老晚年曾告诉我,当时主要能在上海阅习较多的历代医学名著,及《二十四史》等重要史书,这就为《中国医学史》创造了编写的学术条件。通过勤求、博采诸多文献,于1919年编成《中国医学史》,1920年,由上海医学书局刊行问世。其后,他又曾针对"脚气"病撰写疾病史专文,受到远东热带病学术会议的重视。1934年,陈老应聘担任江苏医政学院教授,以讲授我国医学史、疾病史和保健医疗为主。陈老的《中国医学史》与前贤编撰的医史著作,最大的不同点就是内容较为系统、全面,力求章节间明晰、规范化,并适当融入一些现代医学的见解。须予加强表述的是,此书是以我国国家名义命名的第一部医史专著,故在此书刊行后,受到医界的广泛重视。20世纪30年代,陈老又根据丁福保先生和诸多同行、道友所提的建议,将《中国医学史》予以增补、删订、重编,于1937年在上海商务印书馆刊行第2版的《中国医学史》,这是学术影响较为深广的一种,已被列入《中国文化史丛书》之一。当然,陈老的学术编著殊多,但《中国医学史》则是最具代表性的一种。

我和陈邦贤先生相识很早,当我在上海念小学时(大概是1940年左右),他曾到过我家(先父余无言先生当时在上海业医,并在"中国医学院"等校承担中医教学并带徒门诊,他与陈老是挚友,陈老是丁先生的门人,先父亦倾慕丁先生,视之如师)。我父亲让我和兄、姐等称呼陈老"陈伯伯"。陈老祖籍镇江,我母亲也是镇江人,陈老喜欢吃我母亲烧的"淮扬"菜,新中国成立前我在上海读高中时,陈老也曾到先父诊所数次(其中有一次,丁福保先生也光临晤谈),这都是新中国成立以前的事。新中国成立后的1954年,当时卫生部在毛泽东主席等中央领导的建议下,要在北京成立中医研究院。陈老作为筹备组成员,曾与赵金铎先生同来我家,请先父到京工作。他们先后来了两次,当时先父有些犹豫不决,没有最后定下心来。1955年,我就职北京"中央直属机关第二医院"(后曾改名为北京医学院附属平安医院)内科,同时积极申请参加"卫生部中医研究院首届西医学习中医研究班"系统学习中医。陈老和我进一步为先父做思想动员工作,终于促成我父亲在1956年春应聘抵京工作,分配他主持中医研究院编审室(后改名为中医文献研究室),当时室内有陈苏生、谢诵穆、耿鉴庭等先生。从以上我反映的细事可知,陈老为中医研究院的创建、物色、聘用人才,下了很大功夫。比如说,光是在上海,为中医研究院聘请老专家,就登门拜访了多位名医。

我是1958年5月"西学中"班结业后分配到编审室工作的(当时我父亲因有所谓"右派言论",又被分配至北京中医学院工作),与陈老的办公室相距很近,有机会经常聆听他老人家对我的教益。我在"西学中"班的两位学兄(李经纬、蔡景峰)拜在陈老门下专门攻习医学史、疾病史。20世纪60年代,陈老鼓励李、蔡等诸位学兄写了一些疾病史专文在《中医杂志》发表。陈老也曾建议我写一些疾病史的文章,由于感到这并非是我所擅长的研究课题,恐贻笑大方,未敢命笔。

光阴犹如电逝,陈老病故已33年,值得告慰的是,他老人家生前教育、培养的诸多弟子,其中如经纬、景峰学兄,他们的医史、辞书类等编著十分宏富,堪称是超越前人,已是中国医学史和民族医学史方面的领军人物。陈邦贤先生完全可以安眠泉下。我们可以毫不夸张地说,陈老是一位在中医药传承、发展中作出过巨大贡献的人物,值得我们深切缅怀纪念。

余无言

余无言(1900—1963),原名余愚,字择明,别署不平,江苏阜宁人。因原籍住处附近有射阳湖,故在业医以后常于论著中自称"射水余无言"。自幼习读经史,少年时随先大父奉仙公学医,刻苦勤学,攻读医经,尤喜钻研仲景学说,博采前贤著述精华。学医阶段注意观察先大父临证治验,聆听其证治见解,是故进步很快。十八岁开始在益林镇应诊,鉴于当时欧西医学东渐,以及中医界衷中参西派的影响,先父于1920年到上海学习,先请俞凤宾博士教读西医内科,复向德医维都富尔学习西医外科。后曾参加旧陆军某部任军医官二年,于1929年第二次到上海定居执业,初与医界春秋社负责人张赞臣先生合组诊所,并曾与之共同创办《世界医报》,以改进中医为素志,在当时的数种医刊发表了较多的论著。1934年膺任旧中央国医馆名誉理事,兼编审委员,并先后在上海中国医学院、中国医学专修馆、苏州国医研究院、上海新中国医学院等中医院校任教。1938年,先父与张赞臣先生另立上海中医专科学校,分别主管教务和总务,主讲的课目有《伤寒论》《金匮要略》及外科等,在长期的教学生涯中,为中医培养了大批后继人才。后因中医教育事业备受国民党反动政权的摧残和限制,不得已于1943年停办医校。

先父在诊余之暇,经常为医报、医刊撰稿,除有关学术论述、临床治验报道、医事评论、医学小说外,并曾为捍卫中医的合法权益奋笔疾书,还曾与余云岫消灭中医的学术主张进行论辩。新中国成立后,党的中医政策深入人心,先父于1954年冬出席了华东及上海市中医代表会议,积极向大会秘书处提出改进中医工作的提案。1956年膺聘到北京,先后在卫生部中医研究院和北京中医学院工作。在中医研究院主持编审工作期间,曾为第一届西医学习中医研究班主讲过部分课程,还参与九种教材的编写与审订,为中医事业作出了一定的贡献。

除医学外,先父也擅长诗词,尤喜即兴赋诗,曾自印《愚盦诗集》多册,他对诸子百家类皆有涉猎,尤好读《庄子》《左传》《史记》《汉书》,著有《读庄随笔》《史记新解》,惜稿本已佚失不传。他生平治学相当严谨,毕生勤学不倦,诊治患者不论贫富贵贱,一概认真负责,急病人之所急,素为同道和患者亲属所称道。晚年患高血压,于1963年9月,因脑出血不幸在北京逝世。

鉴于先父的学医经历是先中后西,加上晚清至民初医学界衷中参西派的影响,他一贯以改造中医为素志,主张"中医科学化,西医中国化"。他认为"医分中西,系以国界限之。其实医为仁术,不应有所谓中西之分,宜取长补短,熔冶一炉,以为人民司命,久而久之,使其学说……成为世界医学"。他又说:"……中国医学之骨干及精髓端在医经。"他尤为推崇张仲景的论著,指出《伤寒论》和《金匮要略》中的主方"均有颠扑不破之价值,药味少而配合奇,分量重而效力专。认症用药,大法俱在,为后世模范,盖其处方精纯,不似后世时方之芜杂,对症用药有立竿见影之功,深合于科学原理与原则"(见《金匮要略新义·自序》)。他主张用科学整理方法编撰医书,自二十世纪三十年代至五十年代,先后编写出版了《实用混合外科学总论》《实用混合外科学各论》《伤寒论新义》《金匮要略新义》《湿温伤寒病篇》《斑疹伤寒病篇》共六种医著,另有《翼经经验录》(医案著作)尚未公开梓行。在上述著作中,又当以《伤寒论新义》《金匮要略新义》为其代表作,其注解仲景原著的方法有:①以经注经,即举仲景原文予以阐释;②以精注经,精选诸家的注文;③以新注经,主张适当征引西说;④以心注经,即用个人的心得经验予以疏证发挥。他的编注方法,得到前辈医学家谢观(利恒)、丁仲祜(福保)等之赞赏,其对仲景原义的自注部分,颇有独到的见解,对传播仲景学说具有一定的影响。

在数十年的医药实践中,先父善用经方,亦善于融化经方、时方于一炉,辨证细致,断证明确,方治颇有胆识。对内外科病证尤较专长,特别是对于伤寒、温病、重症水臌、奔豚、血证、病毒、肠痈、肝痈等病证,更有丰富的经验。并在长期临证过程中,创用了一些新方、经验方,以供后学者所采用。

秦伯未

秦伯未(1901—1970),名之济,号谦斋。秦伯未出身于中医世家,其祖父秦迪桥为晚清名医,工诗词古文,精于临证,驰誉医林,其父锡祺、伯父锡田均承庭训,亦以儒医闻名。

秦伯未天资颖悟,自幼学习勤奋。少年时熟读儒家典籍及中医启蒙著作,雅好诗词、书法、国画及金石。1918年就读于上海中医专门学校,为该校第二届毕业生中之高才生,亦系该校创办人江南名医丁甘仁之得意弟子。在学习阶段,他刻苦钻研,于中医经典医著致意尤深,并善于提问,善于归纳学习心得,抒发个人见解,成绩斐然。

秦伯未毕业后在沪执业,诊余博览群书,勤于著述。1920年以后,在上海国医书局(后改名为中医书局)编著《国医小丛书》。该丛书共分 36 种,以点校、出版古代各科临床名著及专病论治为主,兼有少数其他医著,刊行后颇受当时中医界的重视。1928 年,与王一仁、章次公、严苍山等共同创办中国医学院,秦伯未掌管教务,教授《内经》、中医内科杂病等课程,并在上海新中国医学院等校兼课,为培养中医后继人才倾注了不少心血。他在青壮年时期,精读、深研《内经》,先后编订出版了《读内经记》(1928)、《内经类证》(1929)、《(群经大旨)内经》(1932)、《内经病机十九条之研究》(1932)、《秦氏内经学》(1934)等书。由于秦伯未在《内经》学术方面的突出贡献和影响,故在 20 世纪 30 年代以后,被世医誉为"秦《内经》"。

1932 年,秦伯未创立中医指导社,该社系群众学术团体,秦伯未任社长。他主编了《中医指导丛书》,以指导社会青年学习中医。1938 年,创办中国疗养院,设有病床百余张,为中医学生提供了临床实习基地。同年,创刊出版《中医疗养专刊》。

在民国时期,中医遭到歧视和排斥,甚至面临被取消的厄运。秦伯未与张赞臣等曾在上海组织抗议废止中医的全国性大会,积极参加上海国医公会活动。

新中国成立后,他对国家的中医政策倍感亲切。于 1951 年受聘任上海第十一人民医院内科主任,1952 年出席了华东及上海市中医代表会议。他对我国中医事业的发展十分关心,提出了不少建设性的意见,包括创设中医高等院校,培养中医后继人才,整理总结名老中医学术经验,以及在西医医院设立中医科,中西医取长补短、合作共事等。1955 年,他奉调进京,担任卫生部中医顾问,兼任中华医学会副会长。同年,卫生部开办全国第一届西医学习中医研究班,他应聘讲学。1956 年北京中医学院成立,他受聘兼任顾问、一级教授。此外,还参加高干医疗保健和临床会诊,曾由卫生部派遣去苏联等国为国家领导人诊治疑难病症。他先后当选为第二、三、四届全国政协委员,并兼任全国政协医药卫生组副组长。在新的历史条件下,秦伯未为发展中医事业及培养高层次中医科研、临床、教学人才作出了重要贡献。

在"文化大革命"中,秦伯未被扣上"资产阶级反动学术权威"的帽子,受到不公正待遇,身心健康受到很大的摧残。1970年因肺癌病逝于北京东直门医院。1991年9月,在兰州市举办了"著名中医学家秦伯未、任应秋先生学术研讨会",以纪念两位20世纪杰出的中医名家。

秦伯未学识渊博,一生著述宏富,医学著作达60种之多,是20世纪中医著作最多的名家。最早的著作《痨病指南》("国医小丛书"之一),于1920年由上海国医书局出版。其他早期著作以《秦氏内经学》《内经类证》《实用中医学》《清代名医医案精华》《清代名医医话精华》等影响较大。后期著作中的《内经知要浅解》《金匮要略浅释》《中医入门》《中医临证备要》《谦斋医学讲稿》等有广泛的学术影响。

《秦氏内经学》系摘取《内经》之精要条文,首次按西医学的分类方法,将《内经》分为生理学、解剖学、诊断学、治疗学、方剂学五部分,着重于发皇古义,融会新知,以帮助读者理解《内经》古奥文字的科学内涵;同时在书的各个部分,还阐发了个人见解,指导读者深入学习《内经》。

《内经类证》,初次编印于1929年。此书将《内经》中有关叙述病证的原文予以摘录分类编撰,对研究《内经》病证极有助益。50年代以后本人予以重订、补充,共分44种病类、311种病证。在编法方面,每一病证的有关条文增列原文出处;对每一病类,先后编列概论和病证,条文一般是按照因、证、脉、治的次序排列。每一病例后,我再撰写按语一篇,阐析所列病证之要义。

《清代名医医案精华》,初刊于1928年。全书选辑叶天士、薛生白、吴鞠通、张聿青等20余位中医名家的医案约2 000条,其中又以内科杂病为主,兼及其他各科病证。编写体例以医家为纲(在每位名医医案前,冠以该医家简要生平及其诊治特色），以病证为目，分类清晰，方治切于病情。

《中医入门》，顾名思义，意在使初学者短期内能对中医有一个比较全面而概括地了解。秦伯未认为："中医治病，主要依据理、法、方、药相结合的一套医疗方法。从这四个方面来认识中医的面貌，从而理解中医的特点和掌握中医的治疗规律，这是学习中医的比较正确的方法。"此书分理论之部、治则之部、方剂之部、药物之部共四章，对中医的辨证论治作了较为详明的论述。1959 年出版时，印数达 38 万册，后又重印数次，成为 20 世纪影响最大的中医入门书。

《谦斋医学讲稿》选录秦伯未有关中医学术、临床方面的讲稿 12 篇，包括脏腑发病与用药原则、五行生克的临床运用、气血湿痰治法、退热法、温病、肝病、水肿、腹泻、感冒论治等专题。讲稿中结合个人多年学习心得阐述中医理、法、方、药和辨证论治的学术和经验，深入浅出，切于临床实用，所附治疗病例亦较简要完整。

除上述著作外，秦伯未编写的《中医基本学说》、《常用中药手册》（与张赞臣合编）、《药性提要》、《膏方大全》、《常用丸散膏丹手册》（与张赞臣合编）、《百病通论》、《治疗新律》、《各科研究法》等书，在继承、发扬中医药宝贵遗产方面做出了重要的贡献。

秦老从事中医教学 40 余年，编写教材 20 余种。20 世纪 50 年代由卫生部组织编写的全国高等中医院校（试用）教材，他是主要编写人员，也是主要的审订者。

在教学上，秦老一贯主张中医经典著作的熟读、探析。要求学生通读全部《内经》（配以《难经》），以奠定理论基础；临床医学以精读东汉张仲景《伤寒论》《金匮要略》为基本条件。在此基础上，再博览晋唐以后的中医临床名著，其中又比较重视各科早期名著和"金元四大家"的代表作，以及明清时期的临床著作。秦伯未治学严谨，讲究治学方法。他主张医学工作者必当热爱自己的专业,刻苦攻习;必须懂得学问的增长,经验的丰富,主要依靠"学习、钻研、积累、探索"这八个字;同时强调理论与临床的紧密结合,以达到古为今用,推陈出新的学习效果。

秦老对于后学的成长十分关心,要求严格。他教学的特点是:善于启发、提问、传道、解惑,也善于归纳总结,阐析要义。鼓励学生博采诸家之长,认真刻苦,自强不息,使受教育者获益良多。他培养的学生,早期有俞慎初、董漱六、陈慰苍等;50年代以后有余瀛鳌、李英麟、吴伯平、李岩、杜怀棠、王凤岐、吴大真等,他们大多成为中医各学科领域的带头人。

在医学之外,秦老于诗、书、画、金石均有所擅长,与医学并称五绝。年轻时即以书法闻名,能写多种字体,尤精于赵孟頫之行书,几乎达到乱真的地步。

方药中

方药中教授(1921—1995),历任国务院国家科技进步奖评审委员会委员、国务院学位委员会学科评议组委员、卫生部药典委员会委员、中国中医药学会常务理事、中国中医研究院专家委员会委员等要职,他是一位为中医药事业的发展作出重大贡献的当代名医。

方教授出生于重庆市。20世纪40年代初,师从于名中医陈逊斋先生。陈氏为清代医学大师陈修园之裔孙,精于仲景方论和温病学,临证不拘于经方、时方,方治变化尤有心得。中年时曾在南京主办国医传习所,抗战时避居川蜀,与承淡安先生合办国医内科训练班。方教授从其学,获益良多,青年时期即在学术临床方面打下了坚实的基础,不仅为陈师所器重,并受到当时重庆同道们的刮目相看。1952—1957年,方老到北京医学院参加我国第一届中医学习西医班学习。毕业后,分配在卫生部中医研究院工作。生平业医50余年,在中医教育、临床及著述方面,均有丰硕的成果。

我与方老相识于 1958 年秋,当时我在中医研究院编审室(为中医文献研究室之前身)工作,方老则参与筹备中医研究院第二届西医学习中医研究班,主要担任教学。由于方老在北医学习时,与我的师兄曹向平、袁正刚(先父余无言先生的学生)都是同学,故我和方老初晤面时,交谈就十分投契,我也一直将他视为"学长",经常趋前请益。当时人民卫生出版社约稿,由院学术秘书处和编审室指定由我和三位同志共同编写《伤寒论语译》《金匮要略语译》,方老针对如何编写的问题,阐发了自己的见解,使我在思路和方法方面得到了启示,较为顺利地完成了编撰任务。现从以下三个方面,表述我对方老的缅怀、纪念之情。

1. 壮年时期"得意之笔"

中医界共知,清代陈念祖(修园)是一位学术影响很大的名医,可以说他在普及中医学术方面的贡献,是其他古代名医难与相比的。他所编撰的医籍,近二百年以来曾多次刊行,在其自撰的十余种著作中,又以《医学三字经》风行最广,也是极享盛誉的医学门径书。

五十年代中期,方老正值壮年,他为《江西中医药》杂志以连载的形式撰写《医学三字经浅说》,在当时的中医学术界具有较大的影响。方老之作在陈修园原著基础上,突出"浅说",使读者易于学习、理解,为名著锦上添花。方老写"浅说"时,不过三十有余,正处青壮年时期,其学术造诣和流畅的文笔已为世医所重视。其后人民卫生出版社又将《医学三字经浅说》以专著的方式刊行。这部"浅说"可谓是方老的"得意之笔"。八十年代初,辽宁中医学院约请我和中医研究院李经纬教授、江西中医学院万友生教授赴沈阳开会。聘为该院《伤寒论》研究课题的学术顾问。会后,万老还向我提起《医学三字经浅说》,因为五十年代中期,万老曾担任《江西中医药》主编,对方老此编有很高的评价。

2. 培育英才,不遗余力

五十年代后期,方老在中医研究院主办之第二、第三届西医学习中医研究班担任主讲(包括医经和临床课教学),培育了百余名"西学中"的高级人才,同学们普通反映他善于传道、解惑,博学多识,阐论明晰,重点突出,表达流畅,受到大家一致好评。

七十年代后期,卫生部指示中国中医研究院主办全国中医研究班,方老参与创建并长期主持这一前所未有的专门培养高层次人才的教育基地。八十年代又担任中国中医研究院研究生部主任,并被批准为中医界首批博士生导师之一。他所招带的硕士生、博士生人数之多,不仅在院内名列榜首,也是"全国之冠"。方老所培育之轩岐英才遍及全国,甚至海外,其中已有一部分成为各个学科领域的学科带头人,或在各省市重要的科研、教学、临床、医学报刊或出版部门等单位担任要职。说是"桃李满天下",对方老而言,并非溢誉之词。

十余年来,我和方老交往较密,并多次被方老邀请为我院研究生做学术讲座。我所任职的中国医史文献研究所主办中医文献高级班时,我亦请方老光临,作有关《黄帝内经》的专题报告,受到学员们的热烈欢迎。方老哲嗣启中医师曾参加文献班进修,一次我在院部遇见方老,他对我说:"我把启中托付给你们,请不要因为他是我儿子而放松对他的学习要求。"在全国中医研究生班首届研究生中,有一位分配到我所,由我和马继兴教授共同指导带教,方老也一再提出希望我们对所带研究生要从严要求,使培养任务能达到预期的目标。由此不难看出,他对中青年学子学术成长的关怀和殷切期望。再者,他对研究生的爱护和工作中的提携、重用等感人事迹,也使我久久萦怀于心。而方老的敬业精神,尤令人感佩不已。

3. 学术临床,名垂千秋

在中国中医研究院,方老不仅因其教学的杰出贡献,被认为是广大中青年学子的良师,他在学术临床方面,也是成果累累。特别需要提出的是,八十年代,他领衔主编之《黄帝内经素问运气七篇讲解》(这是他多年来研究气化学说,在精读唐代王冰补注之"运气七篇"基础上所进行的前所未有、深入浅出的全文讲解),此书是《素问》学术研究中高水平的编著,突破了前贤有关运气研究的藩篱,着重阐明其实质,并与临床紧密结合。他在总结自然气候自稳调节规律和"人与天地相应"认识的基础上,提出了中医对生命现象、生理、病因病机、诊治法则、组方用药等一系列规律性认识。此书的编撰、出版,为振兴中医学术、深化基础理论研究作出了重要的贡献。作为科研成果,《黄帝内经素问运气七篇讲解》荣获国家中医药管理局科技奖励。方老著述丰富,代表性著作尚有《中医基本理论通俗讲话》《辨证论治研究七讲》《温病汇讲》等等。

　　临床方面,方老在融贯前贤辨证论治的基础上,提出"辨证论治五步",并将之"统外感、内伤于一体,熔理法方药于一炉",受到中医界的广泛重视。他在肝肾病和多种内科疑难重病方面积累了丰富的经验,其"七五"攻关课题——《著名中医方药中对慢性肾功能衰竭的诊治研究》亦为其生平获奖项目之一。

　　作为"苍生大医"和中医研究生教育的开拓者,方老不仅是在学术、临床方面具有精深的造诣,其医德和为人,尤为同道所钦敬。他毕生寝馈于弘扬中医学术、临床和教学,对待同志热忱正直,关怀备至;其于教学,循循善诱,主张学术民主,鼓励学生阐发己见,并能认真对待学术交流。

　　方老的逝世,使我们中医界痛失擎天一柱。我认为纪念方老最好的方式是继承其遗志,为探究发扬轩岐绝学、为深入挖掘祖国医学宝库的精粹内涵奋斗终生。

(刊载于 1995 年 4 月 14 日《中国中医药报》)

四、解　题

《黄帝内经》

　　《黄帝内经》是我国现存最早、内容较完整的一部医学理论和临床实践相结合的古典医学著作,成书约在公元前三世纪前后。这部著作并非出自一时一人的手笔,而是在长时期内由许多人参与编写而成。原书十八卷包括《素问》和《针经》(唐以后的传本把《针经》改称为《灵枢经》)各九卷。《内经》在朴素的唯物主义观点指导下,以论述中医基础理论为重点,兼述卫生保健、临床病症、方药、针灸等多方面内容,为祖国医学的学术理论体系奠定了广泛的基础。

　　阴阳学说作为我国古代自发的唯物观和朴素的辩证法思想,在《内经》中贯串于学术体系的各个方面,用以说明人体组织结构、生理、病理、疾病的发生发展规律,并指导临床诊断和治疗。阴阳学说从事物正反两个方面的矛盾对立相互依存、相互消长、相互转化来认识和观察事物的变化发展,认为人体阴阳的相对平衡和协调(所谓"阴平阳秘")是维持正常生理活动必备的条件。也就是说,如果失掉人体阴阳这种相对的平衡和协调,就会产生疾病。拿发热这个症状来说,阳盛可以引起,阴虚也可以引起,病因、病理各不相同。如何区别? 又须结合患者发热的特点和其他临床表现进行整体分析。这种整体观念在后世医学又有所丰富和发展,是中医诊疗和分析病症的主要思想方法之一。

脏腑、经络学说是中医独特的理论,用以说明生理、病理的重要理论。《内经》关于脏腑、经络的论述已经比较系统和全面。《内经》介绍脏腑功能有一段不平凡的记载。《素问·经脉别论》提到饮食经过胃和消化系统的吸收,其中水谷精微之气精之于肝;精气的浓浊部分上至于心,由心脏输送精气滋养血脉,血脉中的水谷精气汇流于肺,所谓"肺朝百脉";由肺(通过心)再把精气转输到全身,包括体表皮毛和体内脏腑等组织,这是对人体体循环和肺循环概况的大致正确的论述。《素问》还提出"心主身之血脉"和"经脉流行不止环周不休"的理论,表达了心脏和血脉的关系和血液循环的概念。

解剖方面,《灵枢·经水》篇指出:"若夫八尺之士,皮肉在此,外可度量切循而得之,其死可解剖而视之,其脏之坚脆,府之大小,谷之多少,脉之长短,血之清浊……皆有大数。"说明在《内经》时代已有病理解剖的萌芽,并可从中看出当时已经比较重视解剖中的客观数据。在《灵枢·肠胃》篇中采取分段累计的方法,度量了从咽以下到直肠的整个消化道的长度,数据和近代解剖学统计基本一致。

诊断方面,早在公元前五世纪,扁鹊已开始运用切脉合望诊诊断疾病。到了《内经》时代,又予以归纳总结并有所补充和发展。《内经》谈切脉,除目前仍然沿用的两手腕部的桡动脉外,还记载了头面部的颞颥动脉和下肢的胫前动脉,作为人体体表三个切脉的部位。至于望诊经验更为丰富,内容逐步趋于完善。书中特别强调在诊病中切脉和望诊的互相结合运用,以防止诊断中的片面性。

关于临床病症,《内经》叙述了44类,共310种病候。包括各科多种常见病证,如:伤寒、温病、暑病、疟疾、咳嗽、气喘、泄泻、痢疾、寄生虫病、肾炎、黄疸型肝炎、糖尿病、流行性腮腺炎及多种胃肠病症,衄血、呕血、便血、尿血等出血性病症,心绞痛、风湿性关节炎、神经衰弱、精神病、癫痫、麻风、疔毒、痔疮、血栓闭塞性脉管炎、颈淋巴结核、食管肿瘤以及一些妇科、五官科、口齿病症等。书中对一些病证的病因、证候、治法等有不少生动的描述和卓越的见解。如噎膈(包括食管肿瘤在内)有"饮食不下""食饮入而还出"这样抓住主要证候特征的描述。对颈淋巴结核(书中称为瘰疬、鼠瘘),认为"鼠瘘之本皆在于脏,其末上出于颈腋之间"(《灵枢·寒热》篇),正确地指出了它和内脏结核的关系。《内经》对于病证的论析,为后世深入研究病症提供了富有价值的临床参考资料。

治疗方面,《内经》强调"治未病"这样以防病为主的医疗思想。所谓"治未病",一是指未病前先采取预防措施。《素问·四气调神大论》用带有启发性的比喻说明了这个问题,指出如果一个人的病乱已成再吃药治疗,就好像是口渴了才想起打一口井。那不是晚了吗?一是指得病后防止疾病转变,认为作为一个有经验的医生,应该在疾病的早期就给予有效的治疗。所谓"上工救其萌芽"(《素问·八正神明论》),就是这个意思。特别值得提出的是,《内经》在治疗学上明确表现了反对迷信的思想。所谓"拘于鬼神者,不可与言至德"(《素问·五脏别论》),就是说,凡是笃信鬼神的人,医药治病的道理他们是听不进去的,不用跟他们去打交道。至于如何治病?书中精辟地分析了"治病必求于本"的道理,以及临床上如何掌握治本、治标的问题。关于具体治疗,《内经》运用了内服(包括药物和饮食治疗)、外治、针灸、按摩、导引等多种治法。其中值得一提的是,当时已有腹腔穿刺术治疗腹水病证的详细记录。方法是用铍针刺入脐下三寸的关元穴部位,再用筒针套入引水外流。腹水流到一定程度,把针拔出紧束腹部,以避免手术后因腹腔压力骤变引起心腹烦闷等症状。这种手术操作方法和术后处理,反映了我国古代医家的聪明才智和医学水平。此外《灵枢·痈疽》篇记载当脱疽(相当于血栓闭塞性脉管炎)的病情不能控制时,采用手术截除的应急手术,以防止它向肢体上端蔓延发展。

由此可见，《内经》一书不仅具备辩证的、科学的防治观点，并已积累了相当丰富的实际治疗经验，促进了后世医学的发展。

《伤寒杂病论》

《伤寒杂病论》东汉张仲景撰，成于三世纪初。后人把本书分别整理成《伤寒论》和《金匮要略方论》（简称《金匮要略》）二书。《伤寒杂病论》，比较系统地总结了汉以前对伤寒（急性热病）和杂病（以内科病证为主，也有一些其他科的病证）在诊断和治疗方面的丰富经验。作者张仲景在他的整个医疗活动中，提倡"精究方术"，反对用巫术治病。他主张要认真学习和总结前人的理论经验，广泛搜集古今治病的有效方药（包括他个人在临床实践中创用的效方），也就是他"自序"中所申明的"勤求古训，博采众方"。正因为作者有严谨的治学态度，重视继承前人的医学成就，比较全面地总结人民群众的防治经验，并通过他自己反复实践验证，予以归纳和总结，使本书成为在临床医学中具有广泛影响的重要著作。

《伤寒杂病论》在医学上的贡献主要是，诊断中的辨证方法以及切合病情的多种治法和方药。

在诊断辨证方面，《伤寒杂病论》中运用四诊（指望诊、闻诊、问诊、切诊）分析病情。对于伤寒，把各种类型和不同的病程阶段区分为：太阳病、阳明病、少阳病、太阴病、少阴病、厥阴病六个症候群，每一症候群用一组突出的临床症状作为辨证依据。并且从具体病证的传变过程中，辨识病理变化，掌握病候的实质，这就是"六经辨证"。除此之外，并已具备八纲（阴、阳、表、里、虚、实、寒、热）辨证的雏形。这种辨证的思想原则和方法，有助于进一步分析病症的属性、病位的深浅、病情的不同表现以及人体的抗病能力，使诊治者由此对疾病获得纲领性的认识。

这部书从临床实际出发，结合古今医学的成就，把《内经》

以来的病因、脏腑经络学说同四诊、八纲等辨证方法有机地联系,并从伤寒和杂病各类病证中总结出多种治疗大法。后人把它归纳为"八法",就是汗、吐、下、和、温、清、补、消。它的治疗原则是:邪在肌表用汗法,邪壅于上用吐法,邪实于里用下法,邪在半表半里用和法,寒证用温法,热证用清法,虚证用补法,属于积滞、肿块一类病证用消法。这些治疗法则概括性强、实用价值高,可以根据不同的病情或单独使用或相互配合应用。诊疗疾病或分析病证讲究理、法、方、药(即有关辨证的理论、治疗法则、处方和用药)相契合。张仲景的学术思想和有关病证的论述,为中医临床的辨证施治奠定了基础。

《伤寒杂病论》共收选 300 多方,这些方剂的药物配伍比较精练、主治明确。有的医家尊称《伤寒杂病论》方为"众方之祖"或称它为"经方"。实践证明,其中大部分方剂确有较高的临床疗效,如:麻黄汤、桂枝汤、柴胡汤、白虎汤、青龙汤、麻杏石甘汤、承气汤、理中汤、四逆汤、肾气丸、茵陈蒿汤、白头翁汤、大黄牡丹皮汤,等等。这些著名效方,经过千百年临床实践的考验,为中医方剂学提供了变化和发展的依据。《伤寒杂病论》除大量内服方药外,还介绍了针刺、灸、烙、温熨、药摩、坐药、洗浴、润导、浸足、灌耳、吹耳、舌下含药、人工呼吸等多种具体治法。

综上所述,充分运用各种诊断方法,对病人复杂的证候进行综合分析,并根据中医的治疗原则确定治疗方法(这就是"辨证施治")是从《伤寒杂病论》一书开始有比较全面的认识的。后世把它作为诊疗中必须遵循的一种辩证的思想方法,体现了祖国医学独特的和比较完整的医疗体系。

《太平圣惠方》

《太平圣惠方》(以下简称《圣惠方》)共一百卷,1 670 门,共计收录 16 834 方。编纂工作自太平兴国三年(978)始,于淳化三年(992)刊行于世,迄今已有1 000年之久。刊行后,宋太宗诏令全国诸州各置医博士掌握使用。此书的面世,是我国医学发展史中的一件大事。

作为一部集各科医方大成的名著,《圣惠方》所列病证的医论部分,以采用隋·巢元方《诸病源候论》所述之病因、证候为主,也补充了其他相关医籍之论述,选方多而不杂。此编虽为临床方书,但编者强调习医人必先打好理论基础。书中指出:"夫为医者先须谙《甲乙》《素问》《明堂》《针经》、腧穴流注、本草药对、三部九候、五脏六腑、表里虚实、阴阳盛衰、诸病方书并须精熟;然后涉猎《诗》《书》,赅博释、老,全之四教,备以五常……"并"须洞明物理,晓达人情,悟造化之变通,定吉凶之机要,视表知里,诊候处方常怀拯物之心,并救含灵之苦……"

《圣惠方》不仅是承先启后的大型方书,而且具备"综合性医书"的主要学术特色。全书内容极为丰富,实用性强,又便于临床检索。如予潜心研读,可臻清初名医徐大椿所说"知其一定之治,随其病之千变万化,而应用不爽"的境界。此书应用于临床将使习医者受益无穷。

首先,从选方而言,此书收罗古代之经方相当赅备,也重视兼收后世发展的数以万计的时方。如此书所列治伤寒方,在仲景方论的基础上不仅补充了若干伤寒病证,还增选自晋唐迄北宋之伤寒方甚多,选方达745首。仅是"伤寒一日候方",即有24首之多,较之《伤寒论》扩充了6~7倍。又如:此书卷五十五载述"三十六种黄证候点烙论并方、三十六种黄点烙应用腧穴",据赵希弁《读书后志》考证,这部分内容系唐代《点烙三十六黄经》(一卷已佚)一书的全文,赖《圣惠方》予以编入,使之得以保存。眼科的"针拨内障"治法虽始于唐代,但详述拨障手法,并阐明如何掌握内障之"或浮或沉或老或嫩,用针轻重粗细、测量宜浅宜深宜迟宜疾"及术后禁忌等重要问题,则始见于《圣惠方·开内障眼论》。其珍贵的文献价值为后世学者所高度重视。

此书在老年保健及美容医学方面也有丰富的论述。就"补益方"而言,书中收载135方,每方详列方药、制法、服法及其适应证,在"补益方"中还十分重视药疗与食疗相结合,并以抗衰老、增强体质和防治疾病为重点;而美容方亦颇多精粹内涵,具有很大的开发潜力,不仅有令人面部"白净如玉"的润肤方、面脂方并介绍去黑䵟、黑痣、痤疮、斑点、粉刺、瘢痕、疣赘等方,又列"驻颜"(指使面部青春常驻)、鬓发保健方(包括乌髭发、润发、生长、染发、治脱眉方)及口腔、牙齿保健(固齿、揩齿、治口臭、治牙疳)方。此外,另有"令身极香"之香粉方、丁香丸方……从所用剂型来看,汤、丸、散、膏、洗、浴……诸法毕备,内容十分丰富,其中用粉剂擦刷牙齿的记载,使中国被认为是在世界上较早采用刷牙保健的国家之一。

此书卷帙浩繁,原刊本早佚,明清亦未见重梓,但世间有一些藏书家藏有残本或抄本。新中国成立后,人民卫生出版社收集抄本、残本共4种作为蓝本,于1959年出版排印本。宽政六年(1794)东都法印侍医丹波元简等据原本予以"缮写校准"。近年来宫下三郎教授参阅我国人民卫生出版社排印本和台湾"中央图书馆"藏抄本等,予以"解说",作为1992年日本国《东洋医学善本丛书》中最重要的一部医著影印出版。由此可见此书在国内外的巨大学术影响。

《重订严氏济生方》

南宋·严用和所撰《济生方》及《济生续方》被后世认为属于"不泛不繁,用之辄有功"(见明《古今通变仁寿方》吴澄"序"),方论俱备、切于实用的方书著作。

《济生方》原为十卷,成书于宝祐癸丑(1253);《济生续方》一卷撰于咸淳丁卯(1267)。两书收载各科(以内科杂病为主)

常用方剂 500 余首，"论治"及"评治"共百余条。由于原刻本经战乱散佚，国内现存《四库全书》本(八卷本)，系从明代《永乐大典》中辑出，已非全帙；现经浙江省中医研究所和湖州中医院诸同志予以重订补入《医方类聚》(朝鲜·金礼蒙等编撰)以及日刊本中有关《济生方》《济生续方》的内容，并将此二书予以合编，题名《重订严氏济生方》，使能较完整地反映严氏的学术思想和临床经验。全书计分五脏、诸风、诸寒、诸虚、诸痹、水肿、黄疸、诸疟、消渴、咽喉、口齿、妇人、痈疽疔肿等共 41 门，末附"方剂索引"，便于读者检索。

此书原作者严用和，字子礼，江西庐山人，少年时学医于南康刘开。刘氏治医方脉并重，尤精于脉学。著有《方脉举要》《刘三点脉诀》《脉诀理玄秘要》《医林阐微》等书，是南宋时江西卓有影响的名医。严氏从学五年，于十七岁开始应诊，在临证数十年中，积累了丰富的治疗经验，其于论病处方，造诣尤深。他的《济生方》和《济生续方》较之晋唐至北宋时期所刊行的一些收罗庞杂、不切实用的大型方书，在选方和论治方面亦颇有不同。严氏师承有门，精于临证。他认为："世变有古今之殊，风土有燥湿之异，故人禀亦有厚薄之不齐，若概执古方以疗今病，往往枘凿之不相入者……"(见《济生方》严氏原序)这是当时临床现实的真实写照，也是他编写此书的动机所在。从严氏著述中反映出，他不仅善于选方(精选唐宋方书中经治已效之方)，尤善于制方，他所拟订的方剂系从切身临床体验中所得，有的是从古代效方的基础上悟变而得。制方多从稳中求效，配伍严密，主治明确，立方用药刚柔相济，佐使合宜。对诸方的制、服、用法均颇有精思，使读者易学易用，用之亦较少流弊，故对后世临床医学有较大的影响。

在宋代方书中，属于有论有方者颇多。严氏《济生方》的"论治"和《济生续方》的"评治"部分阐述相当精要，议论亦多平正可取。试举"水肿门"为例：严氏认为水肿发病当责之脾肾。他说:"肾能摄水,脾能舍水。肾水不流,脾舍堙塞,是以上为喘呼咳嗽,下为足膝浮肿,面浮腹胀,小便不利……""论治"中提出,水肿与蛊胀的鉴别诊断;阴水与阳水在证治上的不同之点。关于水肿病的治疗方法严氏首先提出"先实脾土"(健脾)、"次温肾水"(温肾)这种治疗大法,迄今仍为不少业医者所遵循。而他所拟制的水肿治疗方剂,如实脾散(后世多有改名"实脾饮"者)、疏凿饮子、加味肾气丸(后世易名为"济生肾气丸")等亦为当前治疗肾炎等病所常用。

由于严氏拟方、选方注重实效,故能够经受长期临床实践的检验。其中著名方剂如归脾汤(治思虑过度、劳伤心脾、健忘怔忡)、稀涎散(治风涎不下,咳中作声,状如牵锯)、清脾汤(后世改名"清脾饮"治瘅疟)、鳖甲饮子(治疟母)、桔梗汤(治肺痈)、导痰汤(治痰厥)、猪肚丸(治消渴)、小蓟饮子(治下焦结热、血淋)、乌梅丸(治热留肠胃、下痢纯血、脐腹绞痛……此方与《伤寒论》同名方的药物组成与主治病证均不同)、辛夷散(治鼻渊)、清魂散(治产后血晕)等为后世医家所广泛运用。这些方剂均为严用和精心创制,并首先予以应用(后世多种医著或将严氏拟制方前冠以"济生"二字,如济生肾气丸、济生乌梅丸、济生橘皮竹茹汤、济生桔梗汤等),能较充分地体现严氏学术经验的特色,故自宋迄今的多种医著和方书中,多有引录明清及现代的医案、医话著作亦多有验证,故严氏制方是方剂学领域内的珍贵财富,值得深入加以研究。

严氏的著作在国外也有一定的影响。15世纪中朝鲜·金礼蒙等编撰《医方类聚》时辑录了严氏著述的绝大部分内容。在日本,当我国在《济生方》散佚后,尚能看到此书。另有《济生续方》一卷,为日本医官汤何氏所藏。十九世纪二十年代,丹波元胤据《医方类聚》各证门中有关严氏著述内容,予以点勘厘正,还补充了一些严氏"评治"和方剂。

我国自清代《四库全书》本刊行后,国内大多是沿用此本,并于新中国成立后予以影印刊行。现人民卫生出版社于1980年出版《重订严氏济生方》排印本，整理者鉴于《四库全书》本遗缺过半，未能反映原著面貌，遂予订补整理，内容较为完备，使全书接近严氏原著面貌，而重订本关于严氏生平、学术渊源及其治学态度、实践精神等方面的论述亦有一定的参考价值，有助于读者对严氏及其著述的了解。特别是严氏在方剂学方面的继承性和创造性，很值得当代中医及有关人员学习和借鉴。

《心印绀珠经》

《心印绀珠经》是一部综合性医著。据《四库全书总目》记载："二卷，明·李汤卿撰，汤卿不知何许人。"《拜经楼藏书题跋记》载此书的原刻本前有江州陈守义序文一篇，归德府儒学教授、浙东叶良玉撰文于书后。在图书目录专著中《千顷堂书目》则认为《心印绀珠经》的作者是元代的朱抈，字好谦。

中医研究院图书馆善本书库藏有《心印绀珠经》的明刻本，我们看到的是嘉靖二十六年（1547）刊本，乃嘉兴府事赵瀛（字文海）索其僚友陈南棠（即"江州陈守义"）所藏本予以校订刊刻。书前有赵瀛、朱抈的序言各一篇。朱氏序言称："余家祖儒医，乃东平青字王太医口传心授之徒也。有李君汤卿者，同其时焉。盖守真先生（即刘完素）金朝人也，初传得刘君荣甫，再传得刘君吉甫，三传得阳坡潘君。东平王公实吉甫之门人也。余父既袭祖术，又受业于李君汤卿之门，而得传心之书九篇……挥幼而学儒，长而学医……因披玩是书。历久而一旦豁然贯通焉。"据此，《心印绀珠经》确系李汤卿所著。从朱抈序言所述的情况推算，李氏当为元代人。因为如以金·刘完素（约1120—1200）作为第一代，李汤卿当为第五代，朱抈当是第七代。朱抈是元代人，其祖父与李汤卿同时，其父则是李汤卿的学生，此书即由汤卿传于朱氏。但《心印绀珠经》并无元刻本，后世又未予认真考订,误认为李氏是明代的医家。

本书共二卷九个篇章。依次为"原道统""推运气""明形气""评脉法""察病机""理伤寒""演治法""辨药性""十八剂"。

李氏在"原道统"篇强调,学医要注意源流,认为"源洁则流清",对于历代名医赞扬张仲景"揣本求源,探微赜隐……有继往圣、开来学之功"。于金元医家,李氏在学术上十分推崇刘完素与张从正。认为刘氏所撰《素问玄机原病式》等书推阐《内经》之理使之"昭如日月之明",而《伤寒直格》《宣明论方》使"长沙之法(指张仲景《伤寒杂病论》所论治法)约如枢机之要",并对刘完素改仲景的桂枝麻黄各半汤为双解散,变十枣汤为三花神祐丸的理论实践尤为赞赏。李氏对张从正及其名著《儒门事亲》也有较高的评价,其于张氏治法的"吐中有汗,泻中有补"体会较深。对巢元方、孙思邈、朱奉议等医家及其著述也有所评论。

关于立方遣药李氏指出:"不诵十二经络,开口动手便错;不通五运六气,检遍方书何济。"反映了他临床治病重视经络和运气学说的思想。"推运气"篇论述五运有主运和客运;六气有主气和客气。李氏认为"主运主气万载而不易;客运客气每岁而迭迁"。但是客运也有太过(其至先)和不及(其至后)之分,并进一步指出:"客运加于主运之上,主气临于客气之下,天时所以不齐,民病所由生也。"篇中还用图表将《内经》中的运气学说予以概括或发挥,便于读者学习研究。

"明形气"篇,分述胞胎、脏腑和经络,其中论析脏腑和经络颇详。篇内附有"脏府配经络图""水谷化精神图""脏府配五行图""经络配四时图"等。

"评脉法"篇,强调人体气血状况与脉象之间的密切关系。他说:"脉者有三,一曰命之本,二曰气之神,三曰形之道……分而言之,曰气,曰血,曰脉;总而言之,唯脉运行气血而已矣……

脉为气血之体,气血乃脉之用也。"该篇对如何掌握切脉的时机、寸口脏腑分部、四时之脉、平脉、病脉、真脏脉等分别予以介绍,并绘制多种脉图及小儿食指辨三关色图。其中"四时平脉应天运图""司天不应脉图""六部主位图""六气客脉图"等在脉学专著中亦颇罕见,这对研究脉学和运气之间的关系,具有一定的参考价值。

"察病机"篇,按病因和病邪的属性对多种病证予以归类。此篇明显受《素问·至真要大论》中"病机十九条"的影响,而其内容则有较多的补充与发挥。如"热类"条说:"诸病喘呕、吐酸、暴注下迫、转筋、小便浑浊、腹胀大鼓之如鼓、痈、疽、疡、疹、瘤气、结核、吐下霍乱、瞀、郁、肿胀、鼻窒、衄、衊、血溢、血泄、淋、闷、身热、恶寒、战栗、惊、惑、悲、笑、谵妄、衄蔑、血汗,皆属于热。"其他各类均包含较多的病证。

李氏从临床所见错综复杂的病证中,进行了比较全面的分析归纳,其病机属性对于临床医生的辨病、辨证是有所帮助的。

"理伤寒"篇,着重分析张仲景、刘完素在伤寒治法上的差异,从伤寒证候的变化,阐述六经传受概况。该篇并对李杲的"内外伤辨"予以提要分析,并有伤寒"汗气传染"、伤寒表里证等内容。后列"主疗心法",论述伤寒诸证的治则和方剂,颇能融会张仲景和刘完素二大家的治法要领。

"演治法"篇,首论标本,次述七方、十剂,并介绍中风、风痫、霍乱吐泻、外伤风、内伤、疟、痢、咳嗽、膈食、留饮等多种病证证治。李氏认为:"邪从外至,伤于皮肤荣卫之间,名曰外伤风;感冒风寒是也。"这个病名似不见于元代以前的医著。书中反对将膈食证强分为五膈十噎,指出:"俗医强分为五膈十噎,支派既多,并丧其实,标本不明……"可见他对病证的认识,不因循旧说,敢于提出一些比较符合客观实际的见解。

"辨药性"篇,介绍药性气味、君臣佐使等内容,而全篇的重点是"东垣诸品药性",对九十种临床常用中药的性味、功能及主治作了简要的归纳。汤卿对于药物的引经报使(特别是六经的引经报使药)比较尊崇李杲的学术经验。

末篇"十八剂"是反映作者临床学术思想的重要组成部分。"十八剂"之说为李汤卿所首创。他将治疗方剂按照作用、药物性味等分类为十八剂,各有其代表性方剂,即轻剂:通圣散(即防风通圣散);清剂:凉膈散;暑剂:白虎汤(附:苍术白虎汤);火剂:解毒汤(即黄连解毒汤);解剂:小柴胡汤;甘剂:五苓散;淡剂:天水散(附:鸡苏散、碧玉散);缓剂:大柴胡汤;寒剂:大承气汤;调剂:调胃承气汤;夺剂:加减三黄丸(大黄、黄芩、黑丑、滑石、黄连、川芎、薄荷);湿剂:三花神祐丸;补剂:防风当归饮;平剂:四君子汤;荣剂:四物汤;涩剂(一名"燥剂"):胃风汤;和剂:平胃散;温剂:理中汤。

上述所举方剂基本上都是临床常用方,李汤卿详述其主治、配伍及服用法。于上述方剂外,还介绍了37首方剂的药物组成及临床适应证,其中大多方剂为内科杂病而设。李氏所创的"十八剂"从学术观点的严密性和临床治疗的完整性来要求,仍有其片面或不足之处。但他敢于突破前人的藩篱,从实际应用出发提出自己独特的见解,具有一定的参考价值。

《心印绀珠经》的编写,正如赵瀛在校刻本书时所说,"世人之业医也,惟其浅也,则苦于书之博不能究其精蕴之奥微……而医道晦矣。惟其晦也,则帘窥壁听,茫茫昧昧,而术日益荒,厥心先已病矣。以心病之人而求疗乎人之身病,鲜不仆也。深于医者忧焉,而《心印绀珠经》所由作焉。"同时,认为此书具有"微而臧,约而达"的特点,这是对《心印绀珠经》的高度评价,我们通读全书以后也有同感。

《医宗必读》

《医宗必读》由明代著名医家李中梓(1588—1655)所撰,是一部临证综合性著作。李中梓，字士材，号念莪。华亭(今上海市松江)人，官吏子弟。少年时学儒，博览群书，及长因多病及其子罹疾为庸医误治致死，遂殚志学医，究心典籍，探研诸家，读书善悟，识用精微。对金元名家及明·薛己、张介宾等能采撷其精要方论，以丰富个人的医疗实践。在医理上主张脾肾并重，治法重视扶正，施诊每多奇效。李氏著述丰富，除《医宗必读》外，尚有《内经知要》《诊家正眼》《删补颐生微论》《伤寒括要》等书刊行于世。

此书编法上采辑融会医论、诊法、本草和临床医学。明·萧京称誉此书"词简而明，法精以详，允为当世正法眼"。本书参校者吴约生认为，李氏书"裒益得中，化裁尽变。明通者读之而无遗珠之恨，初学者读之而无望洋之叹……"

这是一部以内科杂病证治为重点的综合性医书，首刊于崇祯十年(1637)，是李中梓的代表作。卷一主要是医论14篇，介绍了医学源流、主要学术流派、药用及治法之要，其中又以"肾为先天本，脾为后天本论""水火阴阳论""不失人情论""疑似之症须辨论""辨治大法论"等篇尤为重要。另有"仰人图""伏人图"和"改正内景脏腑图说"，图文并茂，论述精要。卷二包括"新著四言脉诀""脉法心参"和"色诊"，扼要地阐析了中医的色、脉诊法。其中的脉诀较之世传本有较大的改动，并配合注文，使读者易于学用，"脉法心参"则能结合李氏个人临证心得，或摘取前贤名言，以启迪后学。卷三及卷四为"本草征要"，选录药物以《本草纲目》为主，"删繁去复，务存精要，采辑名论，窃附管窥，详加注释"。共选药物约370余种，主要记述性味、归经、炮制和主治，简明切用。卷五"伤寒"论要法备。卷六至卷十重点阐述内科35种杂病的因、证、治疗，并附有验案。病机分析以《内经》理论为纲。选方不尚奇峻，删汰古方中相类、险僻及漫补之剂，选其实效之方。故在医学门径书中是一部内容丰富、繁简合宜、流通较广的名著。张赞臣教授在《中国历代医学史略》中指出："明末诸家虽无特见,而大体平正不烦者当推李士材(中梓)……诸书中惟《医宗必读》通行尤广。"这个评论是比较公允的。

《明医杂著》

《明医杂著》由明代医学家王纶撰著。王纶,字汝言,号节斋,浙江慈溪人。生卒年代失于稽考,大约诞生于1460年前后,卒年78岁。成化二十年(一说弘治年间)举进士后,登入仕途。正德年间,官至右副都御史巡抚湖广。青年时代,因父病习医,进步很快,做官时期"朝听民讼,暮疗民疾,历著奇验"。在明朝的士大夫中,王纶与其后的王肯堂均以医鸣于时。著有《明医杂著》《本草集要》《医论问答》等书。《明医杂著》较能深刻反映王氏的学术经验,是其代表作。

《明医杂著》原为八卷,刊于明代弘治十五年(1502),后薛己将此书重予整理,"……以先生(指王纶)引而未发之意漫为补注,附以治验……",并将书改为六卷本(见《薛氏医案》二十四种)。薛氏鉴于王纶原著略于诊法,因补入元·滑寿《诊家枢要》,末卷附方,便于读者查用。

王纶以《内经》作为学医必读基础,临床治病博取诸家所长。生平折服张仲景、刘河间、李东垣和朱丹溪。他说:"盖医之有《内经》,犹儒道之六经,无所不备;四子(指上述四位医家)之书犹学(《大学》)、庸(《中庸》)、语(《论语》)、孟(《孟子》),为六经之阶梯,不可缺一者也。"在这四大家中,王氏提出"外感法仲景,内伤法东垣,热病用河间,杂病用丹溪"。认为这样才是"医道之大全"。同时强调,朱丹溪尤能"集诸儒之大成",而在实际临床工作中,包括诊病、立法、用方等方面,他更多地宗法朱丹溪。现将书中精要介绍如下。

一、临证论治,每多独到见解

1. 热病

王氏分析各种热病的发热机理各不相同,如伤寒发热是由于寒邪伤卫;伤暑发热是由于热邪伤营;内伤发热或为阳虚不能外达,或属阴虚不能制火。阳虚者脉大无力,阴虚者脉数无力。并认为,在同一种病邪致病的情况下,病名应根据病情的轻重而定。王氏指出:"病有感、有伤、有中。感者在皮毛为轻;伤者兼肌肉稍重;中者属脏腑最重。"所以他对风、寒、暑分别以感风、伤风、中风;感寒、伤寒、中寒;感暑、伤暑、中暑等不同名称予以命名。

又如对冬温和时行寒疫二病,其发病因素均有"天时不正"的客观条件,但冬温是"阳气反泄,用药不可温热";时行寒疫是"阴气反逆,用药不可寒凉"。言简意深,切中病机。王纶特别提出,"另有一种天行温疫热病,多发于春夏之间,沿门阖境相同者,此天地之疠气……宜用刘河间辛凉甘苦寒之药,以清热解毒……"明确指出"疠气"致病,"疠气"义同"戾气""异气",这是在病因学说中具有明显唯物主义观点的见解,约早于吴有性140年。

2. 内科杂病

这类病证可以说是《明医杂著》一书的主要内容,特别是对一些常见病,王氏的临证经验尤多可取。他对很多病证都先列通治的"主方",后述详细加减法,便于读者掌握应用。如治疗泄泻主方为白术、茯苓、白芍、陈皮、甘草,随泄泻的性质和临床兼证予以加减。其中,治久泻肠胃虚滑不禁,以泄泻主方加肉豆蔻、诃子皮、赤石脂、木香、干姜,配伍严密,确有良效。又,治痢疾主方为黄芩、黄连、白芍、木香、枳壳、甘草、槟榔。"血痢"则以治痢主方,加当归、川芎、生地、桃仁、槐花;如久治不愈,去槟榔、加枳壳,减芩、连,加阿胶珠、侧柏叶、白术、黑姜、陈皮,方证、病机较为契合。

对于咳嗽,除立主方(杏仁、茯苓、橘红、五味子、桔梗、甘草)外,有四季加减法,其加减原则是:"春多上升之气,宜润肺抑肝""夏多火热,炎上最重,宜清金降火""秋多湿热伤肺,宜清热泻湿""冬多风寒外感,宜解表行痰"。示读者以定法与活法。后来喻嘉言鉴于秋燥致咳颇多,制定清燥救肺汤,使这种因时制宜的咳嗽治法,得到了较重要的补充。王氏认为,久咳属虚、属郁者多,除补虚外,立开郁一法颇具特色。又治"火郁嗽",主张开郁消痰,用诃子皮、香附(童便浸)、瓜蒌仁、半夏曲、海浮石、青黛、黄芩为末,蜜调为丸噙化,并服滋阴降火之剂,以正本清源。从王氏对咳嗽病证的治疗,体现其确能融会诸家之长。在痰饮治疗方面,王氏对老痰用海浮石、半夏、瓜蒌仁、香附米、连翘之类;顽痰加五倍子制成丸剂与服,是对朱丹溪治疗类似病证的继承与发展。

又如治疗劳瘵所致的血证,王纶指出:"若先见血证,或吐衄盛大者,宜先治血。治法:较少者,凉血止血;盛大者,先消瘀血,次止血凉血。盖血来多,必有瘀于胸膈,不先消化之,则止之、凉之不应也。"其于劳瘵施治,推崇元·葛可久《十药神书》诸方,但根据他个人的经验,独参汤只可用于大吐血后昏倦、脉微细、气虚的情况;气虽虚而复有火,可加天门冬(宜大于正常用量)以滋阴降火。

在临床上,喘与胀这两种病证关系相当密切。所谓"喘则必生胀,胀则必生喘"。王氏认为,对此二证关键在于"要识得标本先后。先喘而后胀者主于肺;先胀而后喘者主于脾"。如"喘为本而胀为标,治当清金降火为主而行水次之……胀为本而喘为标,治当实脾行水为主而清金次之"。这对读者分析该证的标本和治疗原则甚有裨益。

风证(多属脑血管意外)多见于老年,死亡率相当高,王纶研究风证临床很有心得。本书卷四专论风证,描述证候十分细致,特别是辨别风证的标和本尤具卓识。他指出:"古人论中风、偏枯、麻木、酸痛、不举诸症,以血虚、死血、痰饮为言是论其致病之根源。至其得病则必有所感触,或因风,或因寒,或因湿,或因酒,或因七情,或劳力、劳心、房劳汗出,因感风寒湿气,遂成此病。此血病痰病为本,而外邪为标……"王氏剖析风证的发病诱因,较前人显得全面而深入,比较符合客观实际情况。在风证的治疗诸法中,尤长于用化痰法,并吸取了一些民间流传运用的外治法,如中风半身不遂患者脚底感到发硬麻木,以牛皮胶烊化入生姜汁调和,再加入南星末和匀,用厚纸摊贴约二、三分厚,乘半热裹贴脚底,用温火烘治。

对于"久头痛"的病证,稍感风寒即易发作,甚则冬寒时亦须重绵厚帕包裹;一般医生往往误认是寒证,用辛温解散之药治疗,有时能收暂时的效果,但反复发作,病情越来越重。王氏分析这种久头痛多属郁热,"因其本有郁热,毛窍常疏,故风寒易入,外寒束其内热,闭逆而为痛。辛热之药虽能开通闭逆、散其标之寒邪,然以热济热,病本益深,恶寒愈甚矣。惟当泻火凉血为主,而佐以辛温解表之剂,以从法治之,则病可愈而根可除矣"。又如辨治耳鸣证,世医多作肾虚论治,王纶认为属于"痰火上升"者颇多。他说:"若遇此症,但审其平昔饮食厚味,上焦素有痰火",则易壅闭而耳鸣,治当清痰降火。同时指出,此证由于痰火在上,恼怒则易引动少阳之火,故较易发作。从王氏对久头痛和耳鸣的辨证治疗可见其辨证精审,善于抓住证候的本质,而予以恰当的治疗。

此外,王氏对饮食劳倦的治疗宗法李东垣,对小便不禁或频数、阳痿、梦遗、滑精等,在辨证和治疗方面均有较可取法的经验。

3. 妇儿病

《明医杂著》论述妇产科病证较少,一般较易为读者所忽视。王氏对半产的治法主张于产后多服养气血、固胎元之药;下次妊娠在两个半月时预服固胎药十几服,又过两个月再服若干服,俟妊娠后期,再服丹溪达生散,可保平安分娩。这种防治观点和具体治法,后世多有仿效取法者。

至于儿科病证,王纶论述常见病多种。根据他的临床体会,小儿病多属肝脾二经,并指出在儿科病证中"肝只是有余,有余之病似重急,而为治却易见效亦速;脾只是不足,不足之病似轻缓,而为治却难见效亦迟"。而临床上又以脾经病多见。

王氏于儿科病中以惊、疳较为擅长。他分析惊病,肝木自旺者为急惊,临床常见"目直视或动摇、手足搐搦、风痰上壅等症,此为有余,宜伐木泻肝、降火清心。若脾胃虚而肝木来侮,亦见惊搐、动摇诸症,但其势微缓,名曰慢惊,宜补养脾胃……"至于小儿惊搐"或因惊而痰聚,或因痰而致惊"。故其治疗以治痰为先后,用泻火清神("清神"义同"清心"),否则不易见功。他治痰通常用二陈汤加竹沥,并加姜汁少许,治法平稳;痰重者选用滚痰丸、白饼子、利惊丸等方。王氏还指出,"饮食停滞痰涎壅积,亦多类惊者",须注意患儿常有腹痛胸满、呕吐恶食等症。

对于小儿疳证,王氏立治疳丸方,用:胡黄连、芦荟、使君子、黄连各五钱(炒),神曲(炒)一两,阿魏、青黛各二钱(另研),麝香少许(另研),共为末,稀糊为丸如黍米大,每服 10 丸,清汤下。薛己认为,此方适用于"肝脾疳症"。小儿疳证中属于肠道寄生虫病者颇多,此方杀虫消积、调理脾胃,在古代大量治疳方中此方药味和病证较为合拍,可供临床选用时参考。

二、立方遣药,善于变通化裁

王纶在方药方面的贡献亦颇突出。其自拟方中最为著名的是补阴丸和化痰丸(又名"节斋化痰丸"),基本上是师法朱丹溪而有所化裁,使之更切合于病机和证候。王氏认为,世人"火旺致病者十居八九",用补阴法使阴与阳齐,则水能制火而水升火降。方用黄柏、知母、龟板、锁阳、枸杞子、熟地、五味子、白芍、天冬、干姜共为末,入炼蜜及猪脊髓,制成梧桐子大的小丸,每服八九十丸,空心淡盐汤送服(天寒可用温酒送服),并附加减法。

化痰丸治"痰因火上,肺气不清,咳嗽时作,及老痰、郁痰结成粘块,凝滞喉间吐咯难出"。病理上属于火邪熏于上焦,肺气郁滞,津液随气而升,被火邪熏蒸,凝郁成老痰、郁痰。治当开郁降火、清润肺金而消凝结之痰,法当缓治,立化痰丸。方用天冬、黄芩、海蛤粉、橘红、桔梗、连翘、香附、青黛、芒硝、瓜蒌仁共为细末,入姜汁少许和药,杵极匀,丸如小龙眼大,嚼化一丸;或嚼烂后,以温开水细咽;或丸如黍米大,每服五六十丸,淡姜汤下。王氏另有加味化痰丸方,治中风"痰满胸膈,咽喉不利",方用:半夏、橘红、桔梗、海蛤粉、瓜蒌仁、香附米、枳壳、连翘、枯芩、贝母、诃子皮、枯矾,亦制成丸剂服用。节斋化痰丸较多地为后世医家所引用,是一个具有实效的良方。

本书卷一"枳术丸论"提到,世医治疗脾胃病证喜用辛温燥热、助火消阴之剂,往往造成"胃火益旺脾阴愈伤"之弊。尤其是老年人如属脾虚血燥,症见易饥易饱、大便燥难,方用:白芍、当归、人参、升麻、甘草、山楂、大麦芽、桃仁等药,为明以后医家所重视的"滋脾阴"治法奠定了基础。

在处方用药方面,王纶除擅长用滋阴、降火、化痰、解郁、补气血等朱丹溪所常用的治法外,亦颇善用附子。他对于气虚或血虚较甚的患者,常于四君、四物中加用附子。他认为"盖四君、四物皆和平宽缓之剂,须得附子健悍之剂行之方能成功"。本书卷三记载王氏曾治一人"五月间病热,口渴唇干,谵语,诊其脉细而迟,用四君子汤加黄芪、当归、芍药、熟附子,进一服热愈甚,狂言奔走。或曰:附子差矣。诊其脉如旧,仍增附子,进一大服,遂汗出而热退,脉还四至矣"。薛己于此治例所写按语中盛赞王纶"真有定见",认为这是属于"舍时从症,舍症从脉"的案例。

综上所述,王纶善于继承前贤的学术经验,尤长于内科杂病,在宗法朱丹溪等名家的同时,颇多独到的经验和见解,且善于批判地继承。如对朱丹溪的"倒仓法",王氏列举了当时一些病人运用此法所产生的种种变证,并予以辨证治疗,这实际上是对朱氏"倒仓法"的间接批评。

总之,王纶是一位在临床上有相当素养的医家。由于他官职显要,公务较忙,他编写此书重点介绍常见病的随证治例,以方便穷乡僻壤、缺医少药地区的人民。书中所论述的病证能紧密结合临床心得,并以实效为基础。本书论述不求面面俱到,也不是脱离现实地去追求内容的系统和完整。他医术高明,《明史》称其"所在治病无不立效"。《明医杂著》一书给后人留下了极可珍视的学术经验,值得我们认真学习研究。不过后世有些医家认为,王氏于方药治疗中有畏用参芪的缺点。此外,王纶认为,小儿无补肾治法,张介宾《景岳全书·传忠录》曾对此提出异议。个人看法,小儿先天不足所引起的若干病证,儿科专著颇多用补肾治法,王纶所说"小儿无补肾法"(见《明医杂著》卷五)的临床见解则有其一定的片面性。

《古今医统大全》

明代中后期,新安郡祁门医学大家徐春甫(1520—1596)撰成《古今医统大全》。徐春甫,字汝元,号思鹤,又号东皋。其医学活动主要在嘉靖、隆庆、万历年间。青少年时期,徐氏泛读儒学经典,后因多病在京师(北京)拜新安名医、太医院吏目汪宦(字子良)为师。汪氏嘱其攻习《内经》兼学历代名医著述,由是医术精进。徐氏长于临床各科,后亦受聘为太医院吏目。他在学医期间,有条件博览群书编撰巨著。于嘉靖三十五年(1556)撰成《古今医统大全》(或名《古今医统》,简称《医统》),并于次年丁巳(1557)由古吴陈长卿刊行于世。其后清代及现代刊本则在陈长卿刊本的基础上,兼取明隆庆四年庚午(1570)刊本之残卷互为辨析、补充,复参照日本明历三年(1657)翻刻我国金陵唐氏本,予以点校整理梓行。

全书卷帙浩繁,共一百卷,近 320 万字。徐春甫之所以起此书名,他在书前的"自序"中说:"余不自惭愚陋,以平素按《内经》治验、诸子折衷,及搜求历世圣贤之书,合群书而不逸,析诸方而不紊。舍非取是,类聚条分,共厘百卷,目曰《古今医统》。"说明他编撰此书对自己提出了高标准、严要求。而该书许国书(国子监祭酒)序言称徐氏此编除参阅古今各家医籍外,"旁及经史,国典、诸杂家言,凡二百七十余家,二百八十余部"。赵志皋(翰林院编修)在该书序言还交代了徐氏编撰《医统大全》的思路与方法。他说:"……(徐氏)参异同之说,祛乖庆之见,参之实识,验乎经效。未尽厥理者,则衍之以会其通;隐僻不断者,则伸之以见其旨。使议论有源,治疗有法……"说明此书不是一部以单纯手法纂辑的宏编,而是编与撰相结合的巨著。又《中国医籍考》引汪衢序言称《古今医统大全》中"凡有关于医者,靡不博极赅详,诚集诸医之大成者也"。徐春甫在《内经》学说指导下,十分重视临床方治的研究,故此书的编撰在大量古籍、文献面前,须如徐氏本人所说要"舍非求是,类聚条分",更是在"取精用宏"方面下了很大的功夫。

在此我想借助现代出版、整理、点校的《古今医统大全》本(指《新安医籍丛刊》本)介绍其编次、学术内涵和学术特色如下:

《古今医统大全》卷一为"后世圣贤名医姓氏"和"《古今医统大全》采摭诸书";卷二"内经要旨";卷三"翼医通考";卷四"内经脉候";卷五"运气易览";卷六"经穴发明";卷七"针灸直指";卷八至卷九十三,分述临床各科病证证治,包括内科杂病,伤寒,皮肤病,骨伤病证,外科,眼、耳、口、鼻、舌、齿、咽喉病证,妇产科,幼科,老年保健,奇病,经验秘方等。各科病证分属于160 余个"子目"而实际包含的病证则难以确切计数;卷九十四至卷一百分述"本草集要""本草御荒""制法备录""通用诸方"和"养生余录"。

须予说明的是,在《医统大全》所述的各科病证中,其中的外科名"外科理例",但其编次和内容均不同于明代另一新安籍名医汪机所撰之同名著作。又卷八十一"螽斯广育",螽斯是虫名,生育力强。汪衢为该卷作序时明确指出:所谓《螽斯广育》"以嗣续为重"。以"求嗣"作为专卷是该书的学术特色之一。卷九十二"奇病续抄"中所指的奇病,也属于临床各科病证,但又难以分列确切之归属,徐氏特以此卷列述百数十种奇病证治,加强学医者知常识变和处治疾病中的圆机活法。再予以说明的是,卷九十六"本草御荒",此处"御荒"所指系明初明太祖朱元璋之子朱橚所编撰之《救荒本草》。徐氏此卷主要是摘录《救荒本草》一书中有关内容予以选编而成。对于老年保健,徐氏也十分重视,所撰之"老老余编"(卷八十六及卷八十七)选摘古医籍以精要、实用著称。须予着重指出的是,《古今医统大全》在阐述诸科病症的治疗方剂方面致意深远,选辑甚精。故明隆庆本《古今医统大全·王家屏序》称:徐春甫对"古今六书,裒辑甚备"。由此说明,徐春甫早年以《内经》学术奠基,兼及临床百家,可以说他毕生勤奋刻苦业医著述,与医圣张仲景"勤求古训,博采众方"的治学要领如出一辙。

书末附"一体堂宅仁医会(简称宅仁医会)录"。宅仁医会堪称是我国最早的医学学术团体,比西方有关医学学术团体的建立早得多。这也提示了徐春甫先生在编撰医学巨著《医统大全》的同时,他在创办全国性医学学术团体的建树和功勋。

《证治准绳》

明代中晚期,一代医学宗师王肯堂(1549—1613)撰成传世名著《证治准绳》。王肯堂,字宇泰,一字损庵,号念西居士。幼年敏慧,刻苦攻读儒、理、医学典籍名著,亦儒亦医,家中藏书多达数万卷。年十八时,王氏即有医名,但其父王樵希望他求取功名步入仕途。万历十七年(1589)，中进士，任职翰林院检讨，选翰林院庶吉士。后因请命海上(扬子江口)练兵以抗击倭寇，竟遭贬降调职，曾任福建参政。万历二十年(1592)称疾归里业医。王氏博极医源，在从事诊疗之外埋头著述，所辑撰的医籍多达十余种，如《证治准绳》《古今医统正脉全书》《郁冈斋笔麈》《灵兰要览》《胤产全书》《肯堂医论》《医镜》《药镜》等。《证治准绳》刊本多达20余种，现存初刻本及明清多种刊本，《四库全书》本，及日本刻本等。

《证治准绳》或名《六科证治准绳》(包括杂病、类方、伤寒、疡医、幼科、女科6种)，全书共四十四卷，约450万字。这是一部偏重于临床各科诊疗，具有时代性的论著。须予说明的是，这套丛书涉及六科、六大部分，成书年代不尽相同，篇幅大小亦有所别，兹分述《六科证治准绳》的学验内涵及学术特色如下。

《杂病证治准绳》又作《证治准绳·杂病》，简称《杂病准绳》，八卷，刊于明万历三十年(1602)。王氏分门阐述多种杂病，计有诸中门、诸伤门、寒热门、诸气门、诸呕逆门、诸血门、诸痛门、痿痹门、诸风门、神志门、杂门、大小腑门、七窍门共13门，几乎将内科常见病、多发病及疑难危重病证均赅括于内。每一门所分病证相当广博，如"诸中门"包括伤暑、伤湿、伤燥、伤饮食、伤劳倦、虚劳等；"诸气门"包括郁、痞、水肿、胀满、积聚、痰饮、咳嗽、喘、短气与少气。最后的"七窍门"列述多种眼、耳、鼻、口齿、唇、舌、面、颊腮、咽喉诸证，甚至将四肢、筋、骨、肉、皮肤、髭发、腋证、蛊毒、虫证等亦归入此门。由此可知，《杂病准绳》的杂病范畴较为复杂，但主旋律仍以内科病证为主。

《杂病准绳》是"六科"中最先成书刊行的一种。据该书王氏自称：他幼年即学医，嘉靖四十五年(1566)其母罹疾趋于病危，延多方名医施治，医理阐析各不相同，但均乏效而病故，王氏对此殊为痛恨。"于是锐志学医，继起亡妹于垂死，渐为人知，延诊求方，户屦恒满。先君(即其父王樵)以为妨废举业，常严戒之……"故王氏于儒、理治学方面再下功夫,先中举,后进士,在官仕途若干年后返乡继续业医,后在其生徒高隐的建议、协助下,将《杂病准绳》最早编成刊行。

王氏所论杂病诸门,对于卒中暴厥、中风、中寒、虚劳、疟疾、水肿、胀满、积聚、痰饮、霍乱、下血、头痛、腹痛、诸痹、脚气、淋、小便不禁、疝气等多种病证,尤详于证治。对于其中的每一病证,王氏先引历代名家治验,参以抒发个人见解。而对所述诸病证,重视证脉分析,施治方药亦较精详,条理清晰,方治力求实效,内容十分丰富。

《类方证治准绳》亦作《证治准绳·类方》《杂病证治类方》,简称《类方准绳》,八卷,刊于万历三十年(1602)。此书堪称是《杂病准绳》的姐妹篇,所分卷次和收选病证基本一致。病证类方以明以前历代名医名著名方为主,兼及王氏个人经验效方(即"自制"方)。特别在古代方面,体现其博采与精选的特点。上自仲景方,下迄唐·孙思邈等,再下为宋、金、元和明代方源出处,如《太平圣惠方》《济生方》《三因方》《和剂局方》《仁斋直指方》、金元四大家方、《洁古家珍》《医垒元戎》《世医得效方》、王海藏方、《瑞竹堂经验方》《御药院方》《医学发明》《医学统旨》《医学正传》等。对于一些常见病、多发病选方尤为丰富,便于读者从中选用。王氏搜方亦颇重视医学以外的名著,如他将《夷坚志》(宋·洪迈著,内容涉及神怪故事、逸文、小说等多方面内容)中的观音应梦散和杀虫方等亦收编于内。书中并载述了若干通治效方,说明当时十分重视辨证论治与辨病论治相结合。故其收选方堪称翔实丰富。须予说明的是,该书所选的2 500余方中约有数百方未能注明出处,其中应包含一些现已佚失的古医籍文献。

《伤寒证治准绳》一作《证治准绳·伤寒》,简称《伤寒准绳》,八卷,刊于明万历三十年(1602)。卷首列伤寒入门、辨证歌,引多位名医之论,结合王氏个人见解予以阐析。该书的序次、体例与明·楼英《医学纲目》中的"伤寒部"基本雷同，但又有所充实提高。作者先述伤寒六经正病，次述合病、并病及汗吐下后诸伤寒坏证，再分述四时外感异气的病证，并列专题阐介妇婴伤寒，末卷为"药性"，将仲景和后世名家（以金·成无己为主，采张洁古、王海藏、许叔微、孙兆、戴思恭、汪机等）常用的伤寒方药一一列述其药性、主治效能，博采明以前医家的药用经验。王氏认为历代"以医名世为后学所师承者，未有不从仲景之书悟入，而能径窥黄岐之壶奥者也。"王氏对明以前《伤寒论》注本及研究性名著中的学术经验均有精深的学习心得，特别是对宋·朱肱、金·成无己、金·刘完素、明·陶华等名家学说，采撷尤为丰盈。

　　《疡医证治准绳》一作《证治准绳·疡医》，简称《疡医准绳》，六卷，刊于万历三十六年（1608）。王氏在该书序言中说："余童而习岐黄之术，弱冠而治女弟（王肯堂胞妹）之乳疡、虞翁之附骨疡，皆起白骨而肉之，未尝有所师授……"由此可知，王肯堂非常年轻（当时只有18岁）时，已对外科病证的诊疗、研究颇有深度，效验奇佳。卷一、卷二先述痈疽、肿疡多种治法，如对"肿疡"有发表、辛凉解表、辛温解表、辛热解表、攻里、发表攻里、外托、内消、敷贴温药、敷贴热药、点药等多种治法；"溃疡"则有发表、攻里、清热、已寒、补虚、发热、追蚀脓蠹、去死肉、搜脓、膏药、生肌、收口等治法，此外，并介绍疔疮、肠痈等治法。卷三、卷四列述人体各部之痈疽，述及瘰疬、便毒、囊痈、阴疮、股阴疽、附骨疽、鹤膝风、脱疽、甲疽等。卷五论析"诸肿"证治包括石痈、石疽、瘰疬、反花疮、多骨疽、时毒、流注、杨梅疮、恶疮、丹毒、赤白游风、紫白癜风、乌白癞、疥、癣、浸淫疮、结核、瘿瘤、疣、痣、漆疮、类破伤风等病。卷六介绍骨伤科病证，列述跌打损伤、金疮、破伤风、汤火疮、诸虫兽螫伤等。从临床证治特色而言，王氏选方相当精要，并将皮科、骨伤科多种病证归入《疡医准绳》。而前面介绍的《杂病准绳》将五官科病证归入该册，使《证治准绳》全书的分科赅括性加强，并具有病证归类的学术特色。

《幼科证治准绳》一作《证治准绳·幼科》《儿科证治准绳》，简称《幼科准绳》，九卷（或作 9 集），刊于万历三十五年（1607）。王氏在该卷序言中说："医家以幼科为最难，谓之'哑科'，吾独谓不然。夫幼小者精神未受七情、六欲之攻脏腑，未经八珍、五味之渍，投之以药易为见功……"他又说："余于它科不分五脏，而独幼科分之，何居？"因为幼科诸病证"独有脏气虚实胜乘之病耳……吾之独分五脏以此也"。书分 9 集（或作 9卷），第一集"初生门"，统述钱乙论五脏所主、五脏病及五脏相生；张洁古论五脏五邪相乘补泻大法、五脏补泻法。其后阐论婴幼初生护理、诊法及胎疾等。以下 8 集则分脏阐介幼科病证。第二集为"肝脏部"所述病证，以急、慢惊风为主线，兼述慢脾风、痫病、天钓、眼目病、咽喉病、小便病证、疝气等。第三集"心脏部一"王氏参阅历代医著将小儿发热详分近 20 种，其下分别阐介心痛、疰夏、多种舌证、诸血证、汗证、循衣撮空、喜笑不休、疮疡（包括外科和皮科若干病证）等。第四集"心脏部二"即所谓"痘疮上"。此集阐论痘疮（天花），偏重于防治，选列预防痘疹方达 26 首（如三豆汤、消瘟丹、犀角地黄汤等），并介绍痘疮不同病情的证治大法，选方达数百首之多。第五集"心脏部三"主要论述痘疹的起发、灌浆及收靥证治，和痘疮合并诸证的证治大法和方药。第六集"心脏部四"，此集又名"痘疮下"，先予续谈痘疮合并证证治，兼论其坏证证治。此集还介绍了麻疹、水痘等病。麻疹选方相当精要，选方如泻白消毒散、黄连汤、黄连解毒汤、茅花汤等共 27 首，分别介绍方药组成及其主治病证。第七集"脾脏部上"，所列脾脏病证，如不乳食、脾弱多困、痰涎、吐泻、多种痢疾等，其中对某些常见病证分论殊细，如对吐泻证根据证名、病因病机各分有十余种之多。第八集"脾脏部下"，重点阐论多种病证，嗣后又分述虚羸、鹤节、癖结、诸积、黄疸及二便病证等。第九集"肺脏部、肾脏部"，首论咳嗽、治嗽诸证及其方药;次论诸喘、夜啼以及暗证、弄舌、龟胸龟背等,该集所述肾经病证包括解颅、囟陷、囟填、行迟、发迟、齿耳诸病证、五软、五硬、疟疾、魃病、客忤、中恶等。《幼科准绳》介绍的儿科病证证治,受到后世儿科医界的广泛重视。

《女科证治准绳》一作《证治准绳·女科》,简称《女科准绳》,初刊于明万历三十年(1602)。王氏认为,宋·陈自明《妇人大全良方》"纲领节目灿然可观",但又指出:"然其论多采巢氏《病源》……未有条分缕析……近代薛己新甫始取《良方》增注,其立论,酌寒热之中大抵依于养脾胃、补气血,不以去病为事,可谓救世之良医也已。第陈氏所辑多上古专科禁方,具有源流本末,不可昧也;而薛氏一切以己意芟除变乱,使古方自此湮没,余重惜之。故于是编务存陈氏之旧,而删其偏驳者,然亦存十之六七而已;至于薛氏之说则尽收之,取其以养正为主,且简而易守,虽子女学习无难也……"这段序文使我们对《女科准绳》的学术风貌有一个整体的认识。卷一"治法通论"列述女科通治效方20余首,其下分述"调经门"介绍经、带、血崩、白浊、白淫等病。卷二"杂证门上"分述虚劳、客热、寒热、中风瘛疭、惊悸、颠狂、头目眩晕、头痛、心痛、心腹痛、人体各部疼痛、脚气、瘾疹等。卷三"杂证门下"列述痰饮、咳嗽、喘满、呕吐、霍乱、翻胃吐食、鼻衄、吐血、积聚癥瘕、二便病证、滞下、痔漏、脱肛、前阴诸病等。卷四"胎前门"包括求子、候胎、胎产大法、逐月养胎法以及恶阻、胎动不安、妊娠经来、漏胎下血、跌仆伤胎、毒药伤胎、心痛、腹痛、小腹痛、腰腹及背痛、心腹胀满、积聚、中恶、中风、瘛疭、眩晕、诸血证、咳、喘、疟疾、霍乱、泄泻、滞下、二便病证、眼目病证、堕胎、胎不长、催生法、下死胎法等。卷五"产后门"前为产后将调法,其后列述胞衣不下、血晕、血不下、血不止、多种痛证、脚气、中风、狂言谵语、癫狂、虚烦、黄疸、发热、疟疾、蓐劳、水肿、积聚、霍乱、呕吐、咳嗽、喘、鼻衄、痢疾、二便病证、阴脱、阴蚀、乳少、吹奶、妒乳等病证。从上述王氏所列举的女科病证而言,这是一部阐论女科"经、带、胎、产"等多种疾病与女性内科杂病相结合的专著,这也可以说是王氏撰写《女科准绳》的主要学术特色。

总之,《证治准绳》全书在历代所编撰的丛书中突出"证治",使之更偏重于临床实用,而其学术性由于重视以经典医著打基础,旁采后世医家学术见解,阐论精要可取,切于临床实用,使该书具有传承、发展与创意性。再者,书名突出"准绳"二字,明示后世学者他对论著的学术要求很高。孟子云:"大匠诲人,必以规矩。"(《孟子·告子章句上》)王肯堂则谓:"大匠之所取平与直者,准绳也,而其能用准绳者,心目明也。倘死守句而求活人,以准绳为心目,则是书之刻且误天下万世,而余之罪大矣。"(见《杂病证治准绳·自序》)由此可知,他对自己所严格要求的高标准,和指导读者深入阅习此书的思路与方法,令人十分感佩。

《古今医统正脉全书》

《古今医统正脉全书》简称《医统正脉》,一百卷,刊于万历二十九年(1601)。这部《全书》收选明以前较有代表性的学术临床典籍、名著,提示读者应予以重视、阅习的各类医籍。《医统正脉》亦有多种刊本,现存明吴勉学校刻本及其他明清刻本等。

这套大型丛书,选书包括《(补注)黄帝内经素问》《灵枢经》《针灸甲乙经》《中藏经》《脉经》《难经本义》《伤寒论》《金匮要略》《伤寒明理论》《脉诀》《类证活人书》《素问玄机原病式》《伤寒直格》《宣明论方》《伤寒标本心法类萃》《伤寒心镜》《伤寒心要》《素问病机气宜保命集》《儒门事亲》《内外伤辨惑论》《脾胃论》《兰室秘藏》《医垒元戎》《此事难知》《汤液本草》《癍论萃英》《丹溪心法》《脉诀指掌病式图说》《格致余论》《局方发挥》《医学发明》《金匮钩玄》《活法机要》《外科精义》《医经溯洄集》《伤寒医鉴》《（秘传）证治要诀》《证治分诀类方》《伤寒琐言》《伤寒家秘的本》《伤寒杀车槌法》《伤寒一提金》《伤寒截江网》《伤寒明理续论》共44种。其中又以《素问》《灵枢经》《伤寒论》《金匮要略》《脉经》《针灸甲乙经》《中藏经》《难经本义》《伤寒明理论》《类证活人书》《脉诀》《素问病机气宜保命集》《宣明论方》《脾胃论》《格致余论》《兰室秘藏》《内外伤辨惑论》《丹溪心法》《儒门事亲》《金匮钩玄》《医经溯洄集》《医垒元戎》等尤为重要。

回忆50余年前，我在师授、临证之余，向业师秦伯未先生（时任卫生部中医顾问）求教应如何选择阅读中医古籍文献，秦师着重提出：无论是学术与临床，要打一个坚实的学验基础。《古今医统正脉全书》所选辑的医籍相当精要，较有学术代表性，其中医书应该重点阅读。多年来，我在阅习此书后，认为该丛书具有以下学术特色：

书中收录了中医学学术临床奠基性典籍和历代一些具有传承、发展和创意性的名著。在学术方面尊崇《内经》及其后探讨、研究性论著，如《素问玄机原病式》《素问病机气宜保命集》等，使读者有"常读常新"和推陈出新的感受。临床方面，则以仲景学说为主旋律。在44种医籍中冠有"伤寒"题名的医著竟有13种之多，加上《金匮要略》《金匮钩玄》则有15种，说明仲景著述是临床各科必当研读之论著。在以"辨证"为主的著作中掺入《脉经》《脉诀》，提示脉证并重的重要性。而在"论治"著作中又将《宣明论方》《局方发挥》及《汤液本草》收选于内，使读者在重视辨证论治的同时，精选方书和本草编著以填补和充实辨治方面的方药知识。将仲景学说与汉、唐以后名家（特别是"金元四大家"等）学术经验相结合，使"百花齐放，百家争鸣"的学术氛围在这部丛书中得到充分的体现。而在临床分科方面，该丛书已适当地有所反映，如外科王氏将元·齐德之《外科精义》选编于内,但未选儿科、妇科的代表性专著(如《小儿药证直诀》《妇人大全良方》等),这也是本书编纂时考虑欠周之处。

《简明医彀》

《简明医彀》系明·孙志宏所编撰。志宏,字克容,别号台石,浙江钱塘(今杭州市)人。父名孙桂岩,嘉靖年间以医术名于时。志宏"幼业制举,长乃专医",其于医学有渊源,根柢深厚。生平服膺戴原礼和薛己两家学说,能充分吸取前人经验并有所创新。孙父生前原有编著方书之愿,拟以"游宦行商及僻居贫陋"的病人为治疗对象,目的为使仓猝患病者于求医困难时,作为临床指导,但结果未能如愿,仅留下了片段的治验纪录。志宏继承父志,结合自己多年医疗实践,他鉴于明代一些临床医籍,头绪纷繁难于应用,不少方书内容多有挂漏或门类未备;或虽有治方而不疏病源,不分析疾病因、证的异同;或其治法和方剂未经信验;或方论难以契合,认为用这类医书以"济世"不免令人遗憾,因此发奋编成此书。书中搜辑各科病证尤为详备。据"自序"称:"胪方必溯致病所由与其同异,确有征信,程古而不私创,博采而不隅执……其书备而不冗,约而不漏,义类浅显,人人可解……"书中载有颇多精辟的学术见解和临床心得。书成以后,刺史沈弘遇根据其内容特点,题名为《简明医彀》,盖喻医工有如射者,射必有彀,"医者之中病,犹射者之中的",故名。

孙氏编撰此书由于其目的比较明确,治病多着眼于宦旅与贫苦百姓,谓:"不苦人以穷乡难得之药,不眩人以钩深难解之辞,其意若专为贫愚仓皇时设……"(本书"吴中伟序")。孙氏自己在"凡例"中也标明"是编最便宦游旅客乡居僻处,及暮夜叵测,迎医不给者,简捷去病,故于微言奥义,惟采切要"。对病证的论述"首《内经》要旨,次先哲格言,次感受根源,次本证形状,次治疗方法,次脉理大体,悉从简径明白……"。而临床部分又以介绍方治为主,每种病证列有"主方"、成方及简方,便于读者做较多选择。其突出之处,所列"主方"多系参酌古今文献,结合个人经验体会的自订方,虽无方名,但立方缜密,遣药活泼,均能切中病机。

本书共八卷。撰于崇祯二年(1629),初刊于1630年。论述病证以内科杂病为主,此外并有伤寒类、胎产、痘疹、外科等病证。全书约收选320余病证,常见多发病几乎网罗无遗。我们在中医研究院图书馆善本书库所见为明·崇祯三年(1630)初刻本,今简介如下。

卷前有"序言"四篇(都察院右副都御史吴中伟序,刺史沈弘遇序,铜窗老人钟祖保序,作者自序)、凡例一篇,并附八卷详细目录,书末有施梁跋文一篇。卷一列"要言一十六则",重点论述有关尊生慎疾,及辨证治疗、用药得失,包含的内容颇广,并对医德和医术问题加以阐述发挥,这在相类似的其他医著中,则较少见。又如"业医须知",孙氏要求医者"至老手不释卷,虚心常广咨询,诚以人命为重……";在"临病须知"中强调"切脉固为重,望闻问尤居先……"。他主张治病"能不泥古而不悖古,所谓药不执方,合宜则用……",并批评所谓"王道"的治法仅属"一味平补"及"中和之方",分析其弊端所在。孙氏于"脾胃为主"一节,阐发了李杲的《脾胃论》学说,指出:"大黄、芒硝"要掌握运用,不能误用、失用以致危殆,"如伤寒热邪传阳明之本,阳邪传入阴经阳毒火热之证,用之则顷刻回生,舍之则死不逾日……误用则伤人,失用尤杀人,岂可畏如鸩毒……"。对于"人参、附子"也分析其适应情况及滥用之弊。此外,卷一尚收载有关药物总论、煎药及服药法等内容;后半卷至卷五主要分述多种门类的内科杂病。计有中风、伤寒、中寒、暑证、湿证、燥证、火证、温疫、泄泻、痢疾、疸证、诸气、噎膈、血证、内伤、虚损、痨瘵、痰饮、咳嗽、喘急、梦遗滑精、头痛、诸痛等并附述五官、口齿等病证,其中不乏创见和经验良方。如"中风"谓:"不可骤进牛黄、冰、麝,及大戟、甘遂、芫花,损血耗气,忌利小便以夺津液,先进清痰顺气之药,少兼疏风,接服大秦艽汤之类应变而施……"。主方为:陈皮、半夏、白茯苓、人参、白术、乌药、南星、天麻、僵蚕、白芷等分,甘草减半,加生姜五片,竹沥半小杯,生姜自然汁五匙服。其预防中风"主方"有天麻、荆芥、白术、胆南星、制半夏、橘红、茯苓、当归、黄连各一钱,枳实、人参、甘草各五分,另加生姜、黑枣、竹沥、姜汁,丸如绿豆大,每服二钱。

又治梦遗滑精,其"主方"为黄连、生地、远志、茯神、枣仁、芡实、柏子仁、石莲肉、黄柏(盐炒)、麦冬、莲心各一钱,加灯心甘枝,煎成调朱砂(飞)、龙骨(研)各一钱服。

又如治头痛"主方",方用川芎一钱五分,羌活、白芷、防风、藁本各一钱,升麻、细辛、甘草各三分;另加细茶一撮,葱头二个,水二钟煎服。此方我曾用以治较严重的风寒外感头痛以及神经性头痛、偏头痛等,均有良效,但用量可较原方增至一倍。

卷六为儿科病证,体现对小儿的养育调护十分重视,于病证前叙述"养子十法"及"调护歌",对小儿脾胃主张"以清为补"。小儿咳嗽病,久者其主方由贝母、天冬、麦冬、冬花、紫菀、百部、百合、五味子、瓜蒌仁、萝卜子组成。加减法:气喘,加桑皮、苏子、枳壳;痰多,加天花粉、半夏、南星、海浮石;润肺,加杏仁;肺火,加黄芩、枇杷叶、竹沥;利肺,加桔梗、赤苓。

对于麻疹的辨证施治也有较丰富的经验。他说:"麻疹之发必在天行病气传染之时,沿门遍户轻重不等。其始也,身体发热,面肿腮赤,眼泡浮肿,泪出汪汪,鼻流清涕,呕吐恶心,大便泄泻,即是疹候。便宜发表散邪,行气解毒必兼泄火清肺之药;次清胃火,次宜滋阴养血……"指出麻疹发热"初起全似伤寒,但面赤、中指冷为异"。其治疗"主方"为升麻、葛根、防风、荆芥、桔梗、枳壳、前胡、桑皮、杏仁、甘草,并详列加减治法。

卷七列述常见妇产科病证。孙氏认为,妇女病证当以理气养血为主。对于不孕症主张男女都服药,女服方与一般女科专著中所见略同;而在男服方中,重用秋石、鹿茸二味,着眼于性腺激素,其立方选药是颇具特色的。又该卷尚有"胎前十要"与"初产十要"。"胎前十要"强调妇女在妊娠期间所应注意的事项,其中包括节欲、饮食起居、行动情志、选择稳婆(接生婆)、产前准备等。"初产十要"系针对产后可能发生的情况,而制订的内容可补一般女科专著之不足。

卷八外科,除介绍内服诸方外,同时注重外治法,包括各种灸法、针法、火烙针法、吸法、葱熨法、渭渍法、围法、砭法、刺法等。对于常见外科病证(如痈、疽、疥、癣、臁疮等)的治疗记述较详,选方切于实用。

综上所述,《简明医彀》在综合性临床文献中是一部较好的、有独特风格的医著,从"自序"中可知编写《简明医彀》是其夙愿,而且是"搜网古今群书,反复演互,几换星霜,始成斯集",这种治学精神是值得我们学习的。

《傅青主男科》

傅山,字青主,别字公它,另有啬庐、征君、真山、朱衣道人等多种号称。作为明末清初的医学大家,其医学著作有多种传世。应该说《傅青主女科》是其代表作,而《傅青主男科》(又名《男科杂证》共二卷)亦有相当广泛的影响。据薛清录主编《全国中医图书联合目录》统计,《傅青主男科》现存刊本30种,其中清代光绪年间的刊本即有近20种之多。足见这是一部中医内科杂病领域内的重要著作。

傅氏所撰医著以内容精要、切于诊疗实用而著称于世。《傅青主男科》中所指的"男科"与现代中医界所说的"男科"有不同的学术概念。现代所说的男科,主要指男性生殖系统疾患(包括阳痿、遗精、滑精、早泄、不育等病证),而傅氏所说的男科则指男性常见、多发的内科病证,故此书是一部内科杂病专著。

据《中医文献辞典》考证,《傅青主男科》约成书于清初顺治四年(1647),由于种种历史原因,并未见有清初刊本。该书内容须加说明的是,它是选辑清以前多种医著方书的合刊本,真正由傅氏所撰只是卷一。书中所述病证共分25门,包括伤寒、火证、郁结、虚劳、痰嗽、喘证、吐血、臌证、湿证等200余种病证证治。其学术特色主要是阐论简要,辨证精细,方治体现了作者除重视脾、肾外,亦颇兼及肺、肝等脏的综合辨析和注重整体治疗。

傅氏对常见病证中"外感发热"方,用柴胡、黄芩、荆芥、半夏、甘草各等分。此方并无方名,但有"经方"遗意,药味少而精,并具有"通治效方"特色,易为医者或医学爱好者所掌握应用。书中对"真假寒热辨"则有相当切于临床现实的载述。傅氏谓:"真热证:口干极而呼水,舌燥极而开裂生刺,喉痛日夜不已,大热烙手而无汗也;真寒证:手足寒久而不回色,变青紫,身战不已,口噤出声而不可禁也;假热证:口虽渴而不甚,舌虽干而不燥,即燥而无芒刺、纹裂也;假寒证:手足冰冷而有时温和,厥逆身战亦不太甚,而有时而定,有时而搐是也。"这是临床医师经常遇见的辨证情况,傅氏加以归纳阐论,极富辨析证候之要领。

又如"治火丹(丹毒)神方",方用丝瓜子、玄参、柴胡、升麻、当归五味药,不同于世传"火丹"方。20年前我曾用此方加龙胆草三钱治疗一火丹患者,服后3日即消。傅氏对于咳嗽兼有脾虚吐泻的"肺脾双亏"患者,方用人参(可用党参、太子参代)、麦冬、茯苓、车前子、炙甘草、柴胡、神曲、薏苡仁诸味。从此方组成的药味来看,治嗽药并不明显,但傅氏认为:(此种)"咳嗽由于脾气之衰,斡旋之令不行……吐泻由于肺气之弱",体现了傅氏"治病求本"的学术思想。又如治"精滑梦遗"强调"须心肾兼治"。对于痰成而塞于咽喉之"顽痰",傅氏用贝母、半夏、茯苓、白术、神曲、桔梗、白矾、炙紫菀组方治之。他指出："此方妙在贝母、半夏同用，一燥一湿，使痰无所逃避。"方中所用之白矾，意在可消块状黏痰，这反映了傅氏经验用药的与众不同之处。该卷首有傅氏所创验方——"三黑神奇散"，他着重指出："此方治吐血神效无比。"方用丹皮、黑栀子、真蒲黄3味，俱炒黑；另有川芎、贝母、生地加水二樽，童便、藕汁各半樽，煎服。此方配伍新颖，药较平正而寓意深邃，切于临床实用。

由上可知，傅山不只是精擅女科，对内科杂病亦有深邃的造诣。《傅青主男科》中，傅氏对内科杂病临床诊治的独特贡献，和在内科杂病领域中的继承与创新，宜进一步深入学习、研究和推广。

《医权初编》

王三尊，字达士，清代海陵（今江苏泰州市）人。生卒年代欠详，其医疗活动主要在康熙年间的后半期。王氏重视攻读医经著作，注意融会诸家之长，精于临证，长于内科杂病和疫病。他治病善于通权达变，提出"既不可离乎书以治病，亦不可泥乎书以立方"。并积30年的诊疗经验，于康熙辛丑（1721）撰成《医权初编》，但在清代尚未刊行。1936年由裘吉生氏收入《珍本医书集成》，使本书得以传世。其书定名为"医权"乃取《孟子·梁惠王上》"权然后知轻重"之意，明示业医者应权衡病证轻重，以决定治法的重要性。书中治案虽只是王氏"百中之四五"，但记述了他对多种疾病的诊疗经验，并包括了一些奇危重症。书中记述详于疫病，因王氏认为疫病如投剂有误则立见杀人，而杂证终较易治之故。

全书共二卷。上卷为医论，自"论达原饮"起，至"论月季花当通经、天竺实当补肾"止，共五十五论，均系密切联系医疗实践的论述。下卷为医案，自"钱妇、储方兴病疫饮冷过度合案"

起,至"缪姓痢疾一案"止,计78案。全书列所治病证包括多种疫病,杂病中的痰疟、久嗽、积聚、血淋、酒疸、痢、痰火、久泻、胃痛、少腹痛等;以及堕胎、产后恶露不下、产后咳嗽、痔疾、痘疹、目翳、雀盲、黄水疮等他科病证。此外书后并有"附录",内载"重梓《伤寒论翼·序》"及"重梓《古今名医方论·序》",末附"拟黜巫状"据称:"欲当世之显仕君子特振义举,黜邪祟正以免邪术杀人之惨也。"明确地反对卜神求签、巫术治病,反映了王氏鲜明的无神论思想倾向。现撷取王氏的主要学术经验评介如下。

1. 验舌治疫,擅用清泄

从《医权初编》一书的内容分析,王氏尤长于疫病的治疗。对于温疫的治法,他有继承吴又可的一面,复参以诸家和个人的诊疗心得,从实际出发,善于根据药性选用方药,以求切合患者的具体病情。

达原饮是吴又可治温疫邪伏募原的代表方,王氏在临床也常应用。但对温疫下利,或疫邪自募原传胃;或胃中原有积滞,因热毒侵扰而致泻下者,认为当察患者舌苔以辨证施治。如"舌白苔者,小柴胡汤合达原饮加减清之;黄润苔者,三消饮双解之;黄燥苔者,承气汤急下之"。同时,还以舌苔作为判断疫病预后的重要依据。根据他多年的临床经验,提出:……验诸舌苔或白、或黄、或黑、或灰色但厚者皆系实症……润以茶水,虽干而能伸缩者可治,不能伸缩者不可治也。舌干下后,津液不生者,亦死症也。这种舌苔测试的方法,实不限于温疫病证,对临床上判断其他疾病预后,也有一定的参考价值。

《温疫论》载述石膏、黄连寒而伐胃容易闭瘤疫邪;同时认为黄连"守而不走"不如用"走而不守"的大黄为对症。而王氏指出:温疫病证"其有大渴饮冷、六脉洪数不合承气汤者,非石膏而何?其有下后不愈、不愈再下者非黄连而何?但佐以气药则善矣。又何禁而不用耶!"无独有偶,杨栗山、余师愚辈治疗温疫、疫疹亦善于用石膏、黄连,余师愚甚至提出"非石膏不足以治热疫"(见《疫疹一得》)。王、杨、余诸位的学术经验,是对吴又可用药见解的纠正和补充,对目前温病临床甚有启发。

又如疫病有太阳经见证,一般医生虽不用麻黄、桂枝,但往往选用羌活。王氏认为,羌活亦较燥烈,主张用苏薄荷。他说:"盖薄荷辛能发表,香能驱疫,凉能解火,味最尖利专能开窍,岂不一物四擅其长乎!"先大父奉仙公治疗诸种温疫于方中常选用苏薄荷,立意与王氏相若(见《医方经验汇编》)。

值得提出的是,王氏治温疫妙用熟大黄,这在温病临床医家中颇具特色。他认为,温疫若舌苔黄燥者,当用生大黄;"若虽黄而润,大便不结,生军未可多用,少用又不见效,当生、熟军并用之。如曾经发汗后,舌未转黄,胸膈痞满而痛者,此原有积滞,当以柴胡清燥汤(柴胡、生地、赤芍、牛子、当归、连翘、川芎、黄芩、生栀子、天花粉、甘草节、防风)加枳、朴、熟军微利之……夫寒之最者,莫如黄连用之火不能下,即用熟军一钱,次日必小便如血。盖大黄乃推陈致新之品,驱邪直下,加以酒蒸多次能将颠顶之火驱之二便而出,诚妙药也"(本书卷上)。王氏并以熟大黄运用于痰饮、积滞、实痢、实疟、火眼等病证,或单用,或配合其他药,往往获得良效。

2. 注重脾胃,效系元气

王氏临证重视后天脾胃,深得李杲脾胃学说之精髓。尝谓"论治病当以脾胃为先"。他经治的虚证"不问在气在血在何脏腑,而只专补脾胃。脾胃一强则饮食自倍,精血日旺,阳生而阴亦长矣"。同时认为,脾胃有病,不论是虚证、实证均能影响饮食和药物的运化,所以强调调理脾胃的重要性。对于不同的病证可以采取不同的调理脾胃法。王氏说:"有先泻而后补者,有先补而后泻者,有补泻兼施者,有屡补屡下者,有消导、攻下之不一者,有单泻不补者,有单补不泻者,有补胃阳者,有补脾阴者,有阴阳兼补者,有用苦寒者,有用辛热者,有寒热并用者,有升举

者,有导下者,有涌吐者……"这是王氏在寻求古训而又结合个
人实践加以归纳的体会,大致概括了临床常用的脾胃治法。

关于标本的含义,王氏认为,当以人之元气为本,疾病为标。
本书指出:"人之生死全赖乎气。气聚则生气,壮则康气,衰则
弱气,散则死。医者可不审人之元气盛衰以为治哉……盖阴阳
互根,不可偏胜,少(音义同"稍")偏则病,偏甚则死矣。"所以说
元气的盛衰状况,对于发病以及疾病的转归是十分关键的。甚
至用药之能否奏效,亦由元气的强弱所决定。因为药虽疗病,
"其所以使药之治病者元气也,故元气之壮者得病皆系有余,少
服驱邪、消伐、清凉之剂,元气易于运行,其效立见;弱者虽得外
感、痢、疟、疮疡、伤食之症皆当以补益为本,兼以治标之药,使元
气得以运行,药力以治其病也"。由此可见,药之见效与否,在
一定程度上取决于元气能否运行药力。

3. 虚实阴阳,补泻切当

疾病无论虚证、实证,只要倾向性明显,掌握治法并不困难。
问题的关键在于治疗虚实夹杂之证时,如何正确运用补泻治法。
王氏指出:如患者素有旧疾,身体羸弱,又忽得新的实证,应先泻
后补;但如患者骤然大虚,不久又患了新的实证,则当先补后泻。
为什么同样是虚证兼有新的实证,而补泻的先后次序迥然不同
呢?这是因为,前者属于久虚羸弱患者的"气血已定,虽不复振
亦不复虚……骤补无益于久虚,徒助新邪为虐耳"。后者是骤
然发生的大虚患者,"气血未定,犹可因补而复振,亦可因泻而
尽倾,若遽用泻剂则几微,未定之元气将见一削而尽,又安能冀
其鼓荡新邪而出耶?此即'五夺'不可泻与补正则邪自去之理
也。其有补多泻少、泻少补多以及补泻各半、屡补屡下之法者,
皆在此法之中"。这就是他掌握补泻治法的独到见解。

其次,王氏对阴虚、阳虚证治疗亦颇有经验,特别在"阳虚
之甚"或"阴虚之甚"时王氏主张:"如阳虚之甚者,先回其阳,继
而渐加补阴之药,是无阴则阳无以化也;阴虚之甚者,先补其阴,

继而渐加补阳之药,是无阳则阴无以生也……"这种阴阳先后补法的临床心得,对读者亦不无启发。

在下法的运用方面,王氏也有可供借鉴的宝贵经验,如他对于疫证如何通过辨证、察舌掌握运用下法,很有心得。根据临床所见,疫证患病一周以上其病不见好转,一般有以下情况可用下法。"轻者,胃脘微硬、微渴、舌黄、不思食,以小承气汤小其制,生熟军微利之。重者,舌苔黄燥、腹满痛、谵语饮冷、二便不通、脉沉数有力,乃大承气汤证……"除此轻、重二种外,另有一种属于"下症不明"的情况,本书卷下记载:"丁赤晨病疫汗后不愈,舌无苔、微有润黑影,脉微数无力,不大渴,腹不满痛,二便如常……"王氏先用清法未见效;而患者自觉"腹中如有物状,小便甚疼",后以清凉之剂加熟军、枳、朴,服后下血块,此属温疫蓄血与伤寒蓄血之立方遣药,有所不同。

由此可见,王氏运用补泻治法辨证精细,层次分明,善于掌握主要矛盾和治法步骤。在具体应用时的圆机活法,更体现了他在前人基础上的变化与发展。另外,王氏对《石室秘录》专于补肾、补脾、疏肝的治法持不同意见。认为其于虚证则效,若遇实证即犯"实实"之戒,对临床有一定的参考价值。尚须指出的是,前人有所谓"瘟疫无补法"之说,王氏以见症为依据,用补中益气汤加减治虚疫而愈,敢于突破"古训",识胆过人。

4. 成方化裁,自出机杼

在临床治疗上,王氏不拘经方、时方运用成方,每能化裁妙用颇多灼见。如治"直中阴寒之症,仲景用附子汤,内用白芍、茯苓……取其生津液,且制附子之烈";而王氏分析阴寒直中之症"血必凝结,与其用芍药之酸寒、茯苓之缓降,莫若用牛膝之寒,而散血且速入肝肾又兼制附子之烈,岂不一物三擅其长乎?"又如他曾治一例少年久泻不止,脉现浮数,用六味地黄汤;高年血淋,遍服利水药不效,用补中益气汤加牛膝、车前子、赤苓、泽泻等药治瘥……值得注意的是,久泻用六味地黄汤,这在

183

古今医案较为罕见,而王氏能因人、因证制宜,体现了他方药应用自出机杼的一面。

总之,王氏此著"所记之症所论之事,必古书所未载,今人所罕见者……"(见本书"凡例")。其中有关理、法、方、药多有发前人所未发者。尤其值得称道的是,此书还记述了王氏本人临证"偶有粗疏之处",属于误治的案例,如实地介绍自己的失败教训,这种不饰己过、实事求是的精神值得我们很好学习。所以柳廷章谓其"临症立案审案用药,辨温清于锱铢,酌补泻于秒忽,一切通因通用、塞因塞用、寒因热用、热因寒用之妙要,皆与病推移,而不凝滞于病"(见本书"柳序")。缪伟望称王氏治病"必细审其根由,详视其变态,然后以古人之法运以心裁,故无往不利"(见本书"缪序")。可见此书的临床价值与一般抄摘成篇者,实不可同日而语。

《鲁峰医案》

《鲁峰医案》是一部清代流传不广的医案著作,书分为三卷,现存精抄本,藏山东省图书馆。

作者鲁峰为乾隆间医家之一。关于鲁氏学医的缘起,据《鲁峰医案·叙》称,在乾隆二十九年(1764),鲁峰忽患喉痛,声音暗哑,渐至痰壅气促而喉痛加剧,延医多方施治乏效,后遇京城精于医的卫守(职司都城防卫工作的官员)张浙之,张氏诊毕后,认为是"阴虚火炎,上贯喉咙,为劳怯之一端"。方用六味地黄汤大剂加减治疗,八帖见愈。由于张氏宗法医圣张仲景等大家,精究医理、学验丰富,鲁氏遂执弟子礼,拜张氏为师。张氏口授方术,嗣后鲁峰复博览群书、广采历代名家方治,详参药性,用诸家名方结合个人经验,据证损益变化,长期临证施用,效验卓著。鲁氏善于根据患者不同的病证辨证、立法、处方,论治中用方,亦选用后世效方和个人验方。这对后世医者临证,颇多参阅、借鉴价值。此书撰成于乾隆五十二年（1787），当时未见刊行于世，也未受到医界的重视。

这部医案专著，分述虚损（附：吐血、衄血、便血）、伤寒类（附：伤风、中风、中气、中痰）、瘟疫类、诸痛类（附：痿证、淋证）、妇人类共五类病证。由此可知《鲁峰医案》阐介的病类较少，又以内科杂病及伤寒、瘟疫类疾病为主。

需予阐明的是，鲁氏对每一类病证，先以经典医籍的学术理论予以导读，其中征引《内经》及仲景学说为主，重视脉证综合阐析，并以仲景治法为主旋律，结合后世医家及个人经验方，如在伤寒类诸病中，他所选麻黄汤、桂枝汤、小柴胡汤、大柴胡汤、柴葛解肌汤、荡热承气汤、祛风理肺汤、表里双解汤、白虎兼承气汤、通络顺气汤、疏风消痰汤、加味礞石滚痰汤等，每方均有他经治的案例。较有学术特色的是，鲁氏在每一医案方治后，均分析所选方剂的配伍、药用剂量及煎服法等内容，并分述方剂中药物的药性和主治、用法，甚至辨析每一种药物在证治中所起的效用。

我们从鲁氏据证选方可知，他虽是学宗仲景，亦选用后世效方和个人经验方，如瘟疫类，作者选方22首，多为后世和本人的经验效方为主。但所述病证，除瘟疫热病外，竟包括喉痹、消渴、痢疾、中暑、蒸汗、盗汗、呕吐、泄泻、咽肿、火嗽等病证。这种病证归类法，后世医家多难以苟同，但鲁峰本人不受正规病证归类法所拘，而是将多种病证的病因、病机相结合予以酌定。凡此，请读者加以思辨分析。

值得重视的是，《鲁峰医案》所列述的医案用方中，其中有不少是他在多年临证中所创用的鲁氏效方。举例而言，如治疗不同病因所致的头痛诸证，其中有鲁氏的益气祛风汤、双补拈痛汤、理血止痛汤、消风解毒汤等，方药配伍精契可取；又如治疗口疮之补水泻火汤；"妇人类"中治疗经闭之解滞通经汤，治疗血虚、月经不调之通络调经汤等，显示了他临证多年所形成与众不同的学术经验流派,其临证风格亦宜深入研究。

鲁氏为医,我们缺乏史料予以评述,从他的叙言可知,他并非世医家庭出身,但曾拜师潜学并广泛参阅古今医著,在长期诊疗中,形成了个人独具特色的学验流派,值得后世医界同仁予以阅习、传承。

《悬袖便方》

《悬袖便方》四卷,现存明崇祯二年(1629)刻本,嗣后未见重刊,而初刻本尚称内容完备,现藏于中国医学科学院图书馆。

此书由明·张延登(字济美,号小黄山居士)编撰,张氏原有家藏单方二册(未列单方册名及作者名),作为医学爱好者,张氏遇家中亲友患病,如能从家藏单方中觅取较为省便的治疗方剂,往往用之辄效。这使他重视单方、验方的收集与研究。张氏在《悬袖便方·引》谈到他"每遇名医辄令加增(指增加验方),30余年经数十医加方",但不免选方庞杂,难于从中择用。后来他到了虎林(即今杭州市)遇见知医的好友陈良佐,陈氏将张延登所征集到的单方、验方重予抄录整理,"重复者删之,凡二十三门"。该书之所以名为《悬袖便方》,取古代医者"悬肘"诊病之义,他采撷验方编辑成书,亦功在济世活人。由此可知,张延登作为医学爱好者,在家藏单方的基础上,博采诸家方治,请医友为之整理,删去繁复予以精选,并按病证分类。我们从该书"凡例"中可以获知编者选方之要领,即"摘取其品味数少者(每方不超过六味药),而穷乡僻邑、急遽仓卒之时,易便寻览"的治疗方剂。"凡例"中还提示以下选方特点,即强调选方的"精效",乏效者一概不予收编;对一些"药味奇、名罕见,难辨真伪,价高不易得"的方药不予收载;而可能有某些"伤生"作用的动物药(如猫、鼠、蜘蛛、虾蟆等)亦予以删除。说明本书编者重视"厚生",在选方"简、便、验、廉"的前提下,讲求药性和平、治法分明,十分重视倡导方治的安全性。

全书的方治分为风、寒、湿、诸血、诸虚、脾胃、疟疾、滞下、痰饮咳嗽、积热、诸痛、五疸、疝气、颐养、妇人、小儿、外科、杂治等23门。须予说明的是,该书病证分类虽包括临床各科,但各类分门所包含的病证,与一般医学诊疗专著有较多的区别。如"风门"中,除有杂病中风、伤风外,另有风痫、痫证、破伤风、白虎历节风、疠风、赤白癜风、鹤膝风、破伤风等;在"寒门"中竟有"瘟疫";"暑门"中有霍乱吐泻;"诸虚门"将盗汗、眩晕、遗精等收编于内;并将消渴列于"积热门";淋、水肿、小便不利列于"五疸"门;脚气列于"疝气门";最后的"杂治门"包括中毒、诸物咬伤、汤火、跌损、金疮等病。此外,该书专列"颐养"门,这一般不见于验方编著。作者所论之颐养,还包括种子和驻颜。从上述各科临床病证分门而言,的确存在有欠允当之处,但亦反映了该书的分门和选方,有不同于一般验方编著的学术特色。

须予指出的是,本书编纂者并非专业医师。作为医学爱好者,张氏能从家藏单方的基础上博采众方,在友医的协同配合下,予以精选编辑成书。他本人在长期征集各科方治和临床应用的基础上,逐步从外行变成内行,虽此书的病证分门,医界会有异议评述,但从选方力求精要、切于诊疗实用,特别是选方限用六味药以下的方治,这也体现了方便于医生与患者的因病求方,使此书"悬袖便方"的学术特色更为鲜明。

《医学心悟》

《医学心悟》的作者是我国清代名医程国彭。程国彭,字钟龄,安徽歙县黄山人,是清代康熙、雍正年间一位享有盛誉的医学家。他少年时体弱多病,每次生病都缠绵难愈,于是对医学产生浓厚的兴趣,但缺乏名师指导,主要靠自学。他刻苦攻读了多种医书,特别是对古代一些有成就的临床医学家的著作,更是认真钻研、手不释卷。他十分推崇东汉时代奠定我国临床医学基础的医学家张仲景，但认识到作为一个医术高明的医生，应该博采诸家的长处，否则容易失之于偏。因而他下功夫专门研究金元时期刘完素、李东垣、朱丹溪等名医的论述，汲取了他们的学术专长和医疗经验，并结合个人见解予以综合分析，并在数十年的医疗实践中救治了无数的患者。他在晚年编写了《医学心悟》这部浅显实用的临床著作，为普及临床医学作出了可贵的贡献。

作为一位医学家，程国彭之所以能取得显著成就不是偶然的。首先他热爱并酷嗜自己所学的这门学科，坚持不懈地认真钻研。他在《医学心悟》自序中谈到他学习和对学医的认识时说："凡书理有未贯者则昼夜追思，恍然有悟则援笔而述之。历令三十载殊觉此道精微。思贵专一，不容浅尝者问津；学贵沉潜，不容浮躁者涉猎……性命攸关，其操术不可不工，其处心不可不慈，其读书明理不至于豁然大悟不止。"由此可见，程国彭热爱专业、专心致志，固然是一个取得成就的原因。而更重要的是，他认识到医生肩负治病救人的重任，对患者应有高度的同情，急病人之所急，在技术上必须精益求精。所以，他对自己的学习要求非常严格，不满足于一般的理解，要求达到"豁然大悟"，并以"心悟"作为他的书名。这和一般寻章摘句、抄袭敷衍的作品是有本质区别的。同时他也善于读书，比如东汉张仲景的《伤寒论》是我国最早的临床专著之一，前人经过统计，指出《伤寒论》全书有 397 法、113 方，历来被认为比较难读，更不容易贯串理解。他在潜心探索十多年以后，将伤寒的病理总括为"寒、热、虚、实"四个字，并从四字引申为八句："有表寒，有里寒，有表热，有里热，有表里皆热，有表里皆寒，有表寒里热，有表热里寒。"如果没有锲而不舍的钻研精神和较好的学习方法不可能得出这样的结论。

程国彭的学生很多，他教学方法也比较可取，除要求学生学好古典医学著作和了解主要医学流派的学术经验外,他每天给学生的安排是清晨看书学习有关医学理论;白天跟他一起看病,重视言教身传;晚上针对一天的学习提出问题,辨疑解答。

程国彭的《医学心悟》一书写成于雍正十年(1732),10余万字,共分五卷。刊行后受到全国读者的热烈欢迎。二百多年来曾多次翻刻,新中国成立后人民卫生出版社予以影印出版。此外,程国彭还著有《外科十法》一卷,其中对背疽、广疮(即梅毒)、疥癣、瘰疬(颈淋巴结核)等病的治疗经验,颇为后世外科专业人员所重视。

《吴医汇讲》

200年前的江苏苏州,出现了中国医学史上第一部以征集名医长短篇论文为主要内涵、具有医学期刊性质的编著——《吴医汇讲》(以下简称《汇讲》)。此书由清代苏州名医唐大烈所汇集、辑编,陆续以分卷形式编刊了十一卷,共发表了40多位医家论著百余篇。该刊创刊于乾隆五十七年(1792),迄今已有200年整。苏州在当时,诚如唐氏所述"乃良医荟萃之城",学术气氛相当浓郁。纂辑者重视学术交流,编刊《汇讲》贯彻他个人所提出"旁搜博采""片善必录"的编辑原则,活跃了学术空气,对后世医学的发展产生了积极的影响。

唐大烈为清代乾隆、嘉庆年间名医,字立三,号笠山。选授苏州府医学正科,曾任典狱官,并为狱中犯人诊治疾病。他生活的时代正值江浙地区学风日盛,名医辈出。"精是业者高才不少;明其理者卓识自多。匮采韬光,非乏枕中之秘;灵机妙绪,讵鲜囊底之珍。"但由于交流渠道不畅,医家的真知灼见和经验妙技均四散秘藏,难以推广。唐氏对此深以为虑。他受同乡医家过孟起《吴中医案》的启发,着手征集名医手稿,分卷编刊《汇讲》,为医务界提供学术交流和诸家争鸣的园地。同道们可借此以畅抒己见，或注释阐发前贤论著，或切磋探讨学术理论，或纪录临床经验，或阐发个人新见，或考证药物方剂等。"凡属医门佳话，发前人所未发，不拘内、外、女、幼各科，无不辑入。"对于所选收的文章均注明作者的姓名、字号、籍贯住所、生卒年月，体现了集编者以"扩充学问"为目的的办刊宗旨。

为《汇讲》撰述论文的作者很多，包括叶天士、薛生白等名重千古的医学宗师，并有薛公望、王朴庄、顾雨田、沈受益、沈实夫、汪缵功、汪正希等一时硕彦。而主编者唐大烈也是学验俱富、精于撰著的医家。《汇讲》的编撰具有"首创性"，影响广泛，意义深远。

通览《汇讲》，欲勾勒此书之主要学术特色，可以"题材丰富，内容精要"八个字加以概括。所谓"题材丰富"，论文包括：中医基础理论和临床医学，以医论为主兼有医评、验方、笔记、考证等多种分项。"内容精要"则尤有鲜明的特色。所选文章，从数百字到数千字不等。文题明晰阐论，大多具有开门见山、突出重点、立论新颖、观点明确等特点。并注意论文的文采与学术风格。值得提出的是选刊诸文中不乏承先启后、学科建设性论著，如叶天士遗作《温证论治》（见《汇讲》卷一），全文不足 4 900 字，但被公认此文为温邪的传变规律、卫气营血辨证及温病治疗大法制定了新的规范；并介绍了温热病察舌、验齿及斑疹、白㾦诊察法。凡此均对后世具有深广的影响。卷二薛生白之《日讲杂记》，全文仅 800 字，论述医《易》的关系，运气学说与疫病，谈温瘟二症有无界限阐释，"伤寒脉浮滑，此表有热里有寒"之蕴义分析，妊娠脉等内容。文字表述均已达到"字数最少，内容最精"的高水平。

《汇讲》的编刊正如唐氏在此书序言中所言，希望通过（论文的）"集腋成裘"以"补医林之缺"。我们回顾 200 年前为了促进医学交流而迈出第一步的苏州名医唐大烈，敬佩之情不禁油然而生。

《客尘医话》

本书作者计楠,字寿乔,秀水(今浙江嘉兴)人,清代乾隆、嘉庆年间名医。生卒年代失于详考。其为医尤擅长女科,遇胎产中某些险证、危证常能因用补法得宜,而十中挽回七八。所撰《客尘医话》共三卷,卷一为"杂症述略",卷二为"妇科述略",卷三为"产后述略"。除《客尘医话》外,计氏并曾将张泰《类伤寒集补》(见《黄寿南抄辑医书二十种》)予以参订。

据陆定圃《冷庐医话》称:"秀水计寿乔学博,楠博雅工诗,深谙医理,尤精妇科⋯⋯"计氏好友沈翃在为《客尘医话》撰序时称誉计氏"幼耽绣虎"(所谓"绣"言其文词华美;"虎"喻其才气雄杰),及长,精于岐黄。由此可知计氏于临证和诗文均有较深的造诣。嘉庆庚申(1800)春计楠曾任"广文"(即儒学教官)之职,这个闲职并不影响他拯危济世之志。计氏习医缺乏良师指导,主要靠自学,卓然成家。在学术方面,他上自张仲景,下迄张景岳、喻嘉言、叶天士等诸大家,均予悉心探究,撷其所长,不囿于一家之言。由于计氏的认真攻读和多年医疗实践,其著述反映出他在学习前贤学术经验的基础上,更有善于悟变的特色。现就《客尘医话》一书,重点评介计氏以下两方面的学术经验。

一、有关女科的胎前、产后证治

1. 胎前论治

在《客尘医话》三卷中,妇科和产后病占了其中的两卷。计氏对胎前、产后病具有丰富的临床经验。他指出世医"治堕胎往往用补涩,难产往往用攻下,皆非正法。盖半产之故,由于虚滑者,半由于内热者,半得胎之后冲任之血为胎所吸,无余血下行,血苟不足,则胎必枯槁而坠。其本由于内热、火盛阳旺而阴劫,血益少矣。治宜养血为先,清热次之,若泥于腻补,反生壅滞之害。"(卷二"妇科述略")从理论到治则,分析十分透辟。他还指出,孕妇在足月分娩时不可用力过早,"早则胎先坠下,舒转不及,胞浆先破,胎已枯涩,遂有横生、倒产之虞"。这虽然不是横生、倒产的必然致病因素,至少也说明了分娩时产妇用力过早、羊水早破是造成横生、倒产的原因之一。对于由此而引起的难产,计氏强调不能误用攻下,否则"胎虽已产,冲任大伤,气冒血崩,危在呼吸矣!"他提出其治当以养血为主,血生则胎自出。此实治本之法,计氏名之为"正法"。这个治法与《景岳全书·妇人规》用五物煎(当归、熟地、芍药、川芎、肉桂)等方治疗难产或胎气欲堕,思路是一致的,适宜于辨证属于气血虚惫的患者。近人曹炳章认为,此书"论坠胎难产,最中肯綮"(见《中国医学大成·客尘医话提要》)。但亦应注意如难产而症见舌赤面青、胀满呕恶,或冷气上逼者,则为儿死之征,此时当速去其胎,以救其母。

胎动不安,多由气虚、血虚、肾虚、血热、外伤等因素所致;而胎漏、胎气上攻等影响胎孕的病证,亟须予以分别处治。根据计楠的临床经验,他以安胎饮(蜜炙黄芪、杜仲、茯苓、黄芩、生白术、阿胶、川断、炙草、苏叶、陈皮,另加糯米百粒)作为安胎的基础方(请注意:以安胎饮为方名者有数方,其中朱丹溪方、沈金鳌方均较著名,但计氏所拟制方与其他同名方的方药组成不同),并有若干安胎饮的加减变方,如加味安胎饮、补中安胎饮、胶艾安胎饮、竹叶安胎饮、升提安胎饮、顺气安胎饮、加减和气安胎饮、凉血安胎饮、加减安胎饮等方,各有其不同的适应证(以上均见卷二"妇科述略·胎前论治")。这些方剂的拟订与应用,说明计楠对胎前影响胎气孕育诸病,曾予潜心研究。书中所列诸方与一般女科专著的类似病证方颇不相同,或同中有异,体现了计氏立法巧、遣方灵的特色。

须予说明的是,本书卷二"妇科述略·胎前论治"中还记述了计氏自谓"异人"所传的二宝汤(当归、川芎、羌活、厚朴、芥穗、菟丝饼、枳壳、生芪、川贝、白芍、甘草、蕲艾、生姜),称此方专治一切胎症,未产能安胎,已产能催生。怀孕五月后腰痛腹痛,服之即愈;或分娩时交骨不开,横生逆产;或子死腹中,服之能下。主张怀孕五月后每月服二三剂,临盆易产,子母俱全,故名二宝汤。实际上这是一首世传很久的女科验方之一。清代康熙年间亟斋居士名之为"神效保产方"(见《达生编》卷下"胎前经验十七方"),云此方得自胡氏家传,已历数十代之久。程国彭《医学心悟》则名之为"神验保生无忧散",认为此方主要适用于临产"先服一二剂,自然易生。或遇横生、倒产甚至连日不生,连服两剂,应手取效……常保子母安全之吉"。《傅青主女科·产后编》则将此方更名为"保产无忧散"。书内另载"治产秘验良方"及"保产神效方",药味亦大致相同。张山雷《沈氏女科辑要笺正》谓:"近世所传催生诸方,以保产无忧散为佳。"在主治方面,张氏崇尚程氏之说,反对《达生编》中"安胎之用",指出此方主要用于催生。此说可供临床参考。

2. 产后论治

至于产后诸病,一般医生熟悉生化汤(《景岳全书》引钱氏方)是用以主治产后恶露不行、少腹疼痛等症,后世宗之者众。计氏鉴于产后病证变化颇多,虽大致宜以生化汤为主,但必须随证化裁。他指出:"夫产后瘀,固当消,新血宜生。若专消则新生不宁,专生则旧血反滞。考(生化汤)药性,芎、归、桃仁善破恶血,骤生新血,佐以炮姜、甘草引三品入肺肝,生血理气。五药共方,则行中有补,化中有生,实产后之要药。"(卷三"产后述略")书中载述的生化汤变方有加味生化汤、升举生化汤、定神定志生化汤、大补生化汤、木香生化汤、补阳益阴生化汤、参归生化汤、健脾消食生化汤、祛邪生化汤、加味参芩生化汤、香砂生化汤等。虽然生化汤的加减方在计氏之前就有一些妇产科专著(如清·阎纯玺《胎产心法》等)予以列述,但计氏对产后病证在运用生化汤加减方面考虑较之前贤更为缜密,适应范围亦有所扩充。一说在《傅青主女科·产后编》中也有若干生化汤加减方,但此书的实际刊行晚于《客尘医话》。计氏所拟加减方"寓变通于成法之中"给读者在学习、应用古方方面树立了一定的规范,开拓了思路。但产后病证并非皆可用生化汤加减治疗者,如产后六淫致病、产后身痛腰痛、产后汗证、产后子宫脱垂以及乳痈等常见外科病证等,又宜跳出生化汤的圈子,根据不同的病证,结合产后的特点,分别予以辨证论治。

二、对几种病证的识见

1. 治妇女病及"肝气"

计楠治疗妇女病特别重视冲任之脉,因冲任"为经脉之海,皆血之所从生,而胎之所有系",明于冲任则本源洞悉。在立方遣药方面,注意调整或补益冲任,这是妇女病的治疗特色。至于妇女"肝气"临床十分多见,此病在病理上每有肝血不足。计氏认为:"治以疏伐则剧,治以滋养则平。"如属肝气久痛入络,多有血少气滞,治当"养血和络,补水滋木"(以上见卷二"妇科述略")。这个观点大致是受高鼓峰、魏玉璜治疗肝病的影响,高氏的滋水清肝饮(见杨乘六辑《医宗己任编》)和魏氏的一贯煎(见《续名医类案》)基本上都是以滋养为主,而少用疏伐之品。计氏所说"疏伐"系指任意用枳壳、香附、青皮、郁金等破气药,认为滥用这类药物易于耗散元气,使阳衰而阴竭,不可不慎!他指出,古方逍遥散"并无泻伐之品"。《程杏轩医案辑录》云:"治肝三法辛散、酸收、甘缓,逍遥一方三法俱备。"可见当时医家从长期临床实践中认识到,肝病、肝气在治疗法则方面的利弊所在,这也是计氏确立以滋养法治疗"肝气"的重要理论根据。所谓"肝无补法"是指肝气不可补,非指肝血,故肝血虚当补。计氏又说:"补肝血莫如滋肾水,肾者水之母也。母旺则子强,是以当滋化源……"(见卷二"妇科述略")在临床应用方面,补肝血与滋肾水究竟是有区别的,但朱丹溪所说的滋阴概念,往往又是包括养血治法在内的。但欲真正达到补肝血的目的,结合健脾益气亦属常用的兼治法,临证不可不知。

2. 痛证用补法

世俗有痛证不宜用补法之说,这种观点有它的片面性,计氏举《金匮要略》中张仲景用小建中汤治腹痛,及后世用补肝汤治肝血不足所致胁胀、筋急、肢厥、心腹引痛等证。指出:"诸痛无补,言气逆滞也。然壮者气行则愈,怯者着而成病。真气虚乏之人,诸邪易于留着。着则逆,逆则痛,疏利之中不可无补养之品。徒事攻击则正气愈虚、邪愈着,而痛无休止也……"(卷一"杂证述略")启发读者,凡遇痛证必究其所因、辨其虚实。如虚证头痛,当诊其属气虚、血虚或肾虚等病因,恰当地运用补法,这是临床上屡见不鲜的治法。

3. 疫病治法

关于疫病,计氏特别强调以"解毒为先务"。至于解毒药的选用,指出"吴又可专用大黄驱逐毒秽……";张路玉用人中黄配合葱、豉作为解毒药;叶天士则用银花、金汁凉解之品。同是解毒药,计氏认为叶氏法"最为稳当"(以上见卷一"杂证述略")。计氏还十分欣赏喻嘉言在《尚论篇》"卷首"有关疫病的三焦分治法,即"上焦如雾,升而逐之,佐以解毒;中焦如沤,疏而逐之,佐以解毒;下焦如渎,决而逐之,佐以解毒"的治疗大法。这个治法原则,已故名医孔伯华先生对此十分推崇,他在临床应用中证实,它具有现实的临床指导意义,可见解毒法在治疗疫病中的重要性和必要性。

此外,《客尘医话》对风温、喉痧、温疟、咳嗽、消渴、臌膈、脚气、吐血、幼科惊症(以上见卷一"杂证述略")、妇人血结胞门、妊娠伤寒及温热症(见卷二"妇科述略")等论述均有一定的临床参考价值,兹从略。

至于《客尘医话》的版本,据《中医图书联合目录》载,国内只有南京图书馆有此书的初刻本,刊于嘉庆八年(1803)。1914年《黄寿南抄辑医书二十种》中收载此书;1918年上海大东书局曾出版此书的影印本;1936年曹炳章编纂《中国医学大成》时,

195

亦将此书辑入。新中国成立后未见重印,故其流传亦较不广泛。爰作评介如上。

《杂症会心录》

汪文绮,字蕴谷。安徽海阳(即休宁县海阳镇)人。生卒年代失于详考,约生于清代康熙年间,卒于乾隆中。其父汪十洲、堂兄汪广期,皆以医名于当时。文绮继承父兄业,幼时即留心医药,稍长攻读医经,自《内经》《难经》,迄至金元诸家靡不淹贯,并对明·张介宾的学术经验研有心得。生平"好读书,博涉如举子业,尤喜为诗"(见《杂症会心录·吴以镇序》)。读书求理,深思求"意"。尝谓:"医者意也。不得其意,则虽博及群书而于医茫然莫辨;得其意守其法而非苟同,变古法而非立异,引申触类,起斯人于陷危,跻生民于寿域……古人不能以意告今人,今人当以意会古人也。"(《杂症会心录·自序》)对于古人的学术经验则强调:"明其理而不必泥其问,会其神而不必袭其迹。"这对当前我们应如何学习先贤颇有借鉴、启悟作用。

先生平时诊业繁忙,求诊者户限为穿,"居平篮,舆远出,片帆遥指,延请之家相望于道"(见《杂症会心录·汪存宽序》)。尤值得指出的是,凡贫病求诊视同亲人,或证须参芪而患者家属无力购求者,亦能解囊相赠(见《杂症会心录·世法序》)。晚年著《杂症会心录》,是书成于乾隆十九年(1754),分上下二卷,共55论。卷上23论,卷下32论,诸论后间附有本人及其门人的按语或校后语。现就该书的主要内容选介如下:

一、内科学术经验举隅

1. 中风偏中

汪氏对于中风独尊张介宾"非风"之论,谓"风自内生,属东方之木气,动便是火,火动便是风,是气也、火也、风也,分而言之,有三者之名;合而言之,则有一无二之别。且风亦不过气之逆、火之炽耳！并非气之外而别有火，火之外而别有风也"；"此火发于肾，虚多而实少；此风根于气，阴亏而阳弱"。所以他认为，中风多见于"精血内亏、元气内败者"，为此病治用补法，阐析了理论根据。偏风一名类中，其证发为偏枯、不仁不用，即《灵枢·刺节真邪》篇所谓"虚邪偏客于身半，其入深内居营卫，营卫稍衰则真气去，邪气独留，发为偏枯"而非外袭之风。在治疗方面，主张以补肾生肝为大法。

2. 燥证

众所周知，喻嘉言对燥证的病因、病理有深刻的阐发，对秋燥证治更补前人所未备。汪氏对内伤燥证亦有所发明，认为"内伤之燥本于肾水之亏、精血之弱、真阴之涸。在肺则清肃之令不行，咳逆口渴，皮聚毛落矣。在肝则将军之性不敛，胁痛暴怒，筋急拘挛矣。在脾则生血之原不运，蓄瘀便结，皮肤不泽矣……"治燥贵乎用润剂，但于诸脏的润治中汪氏尤重乎肾。此肾主水，受五脏六腑之精而藏之故，"若肾阴足而及于肺，水道可以通调；肾阴足及于肝木，气可以向荣；肾阴足而及于脾，四脏可以灌溉，燥无由而生也"。如燥证有水亏火炽之象，宜重用六味归芍汤合生脉散为主治之，"肺燥则加沙参、天冬、梨汁之属；肝燥则加丹参、枣仁、乳汁之属；脾燥则加柏子仁、松子仁、甘蔗汁之属……"这些都是汪氏治内燥的经验用药，属于燥病的正治法。

3. 疫证

乾隆壬申至癸酉（1752—1753）疫证流行，汪氏经治患者甚多，活人无算。其治疫证的最大特点在于救阴结合解疫毒，主张"初病即用，意谓先补正气，正旺则内脏坚固，邪无由而入；阴回则津液内生，邪不攻而自走"。他所创制的救疫汤（黑豆、绿豆、白扁豆、贝母、甘草、金银花、丹皮、当归、玉竹、老姜、大生何首乌、黄泥、赤饭豆）取张仲景建中汤之意，内有甘、豆、银花、黄泥等药，寓解热毒之邪于扶正之中，方药配伍颇有深意。

4. 胃脘痛

汪氏谓,胃脘痛虽不外乎虚实、寒热、气血之间,但必当"细为之详辨"。"大抵肝主疏泄,郁则木不舒而侮所不胜;肾为胃关,虚则精气耗而累及中土。至于气分有余之痛,延胡、香附有奇验;不足之痛,人参、桂、附有殊功;血分有余之痛,桃仁、瓦楞可立应;不足之痛,当归、熟地亦取效。"其所拟"拈痛丸"与《医学发明》当归拈痛汤不同。

5. 肿胀

汪氏指出,肿胀的产生与人体气血、脏腑和脉络密切相关。"盖气血流行脏腑,调和脉络,疏通在外,安得作胀而为有病之躯耶?缘其人肾气虚而失其开阖之权,肺气虚而失清肃之令,脾气虚而失健运之常,表气虚而外气易入,于是在肌肉则肿生,在脏腑则胀生。"一般内科杂病专著往往详于肿而略于胀,汪氏对胀病证治有较深入的研究,其所订胀病诸方可供临床参考。胀病缘肾火衰微,中土虚寒,脾元不运者,方用壮火温脾汤(土炒白术、炙甘草、陈皮、芡实、制附子、茯苓),由于阴火灼肺,金气膹郁,症见喘咳、壅塞而胀者,治以热郁汤(熟地、麦冬、南沙参、阿胶珠、胡桃仁);因瘀血在中焦作胀者,方用平中饮(人参、白术、丹参、瓦楞子、桃仁、炮姜);因虫积肠胃而胀者,治以宽中安虫丸(使君子、陈皮、煨炮姜、槟榔、乌梅、木香、姜制南星共研细末,蜜丸,每早砂糖水下三至四钱)……从汪氏拟方不难看出,他在治疗胀病方面,善于将扶正之药巧妙地运用于诸方药之中,而取相得益彰之妙。

二、产后病证的证治心得

1. 产后泄泻

汪氏强调在审辨此病时,宜分清内因外因、体实体虚。外因以食滞居多,内因多见于脾肾不足。他指出:"夫胎系于脾,脾中之血为胎所耗,产后脾土失健运之常,复又食物无节,生冷不慎,致中焦不化而嗳气、嗳腐,腹中肠鸣,大便下泄矣。"体实者治用平胃散加减,只服 1~2 剂,不可多服;体虚而平日脾土较弱有夹食不消者,治用长生活命饮(人参一钱、焦锅巴一两,水煎和参汤服);若产后泄泻由于内伤脾肾所致,则症势较重。"如脾中血虚而生火,则暴注下迫疾走大肠;如脾中气虚而生寒,则运行失职,完谷不化。产后气血内空,食饮入胃不能变化精微、升清降浊,而时时频泄,未免下多亡阴,泄久阴亡……"不可忽视。脾阴虚而有火者,方用嘉禾饮(薏苡仁、扁豆、丹参、茯苓、炒白芍、炒山药、炒谷芽、沙参、人参、石斛、陈皮、神曲、半夏曲、莲子、甘草、黑枣);脾气虚而无火者,用六君子汤。"产后去血过多,因血耗则伤肾中之阳,阴虚者火必刑金、上逆作咳,肺虚热移大肠,下通作泄。医家不知有肾阴亏虚泄泻之症,一味补土,未见奏效……盖阳虚泄泻……非如阴虚有火者脉细数、面赤口渴为异也。"肾虚而有火者,六味地黄丸加人参汤,如服后泄泻仍不止,方以四神丸用参汤吞服,再用枯矾、附子、五倍子研末和面,人唾(可以清水代)作饼贴脐中。汪氏对产后泄泻的理论经验,可补一般女科专著有关论述之不足。

2. 产后发热

汪氏认为,产后发热在治法上大抵"宜从阳引阴,反佐从治者居多"。这是由于产后阴血骤亏,孤阳外越,非大温大补则虚火不藏。但是也应看到另一方面,即产妇的体质属于阳有余、阴不足者,如误用甘温退热法则阴益亏而火益炽,则宜从阴引阳以"壮水之主",作为正治方可取效。

3. 产后呕吐

产后呕吐的病因、病机与一般内科呕吐有所不同。汪氏指出"虚者十居其九"而"产后之吐酸多责在胃寒……如有火而吐者宜扁豆、谷芽、沙参、丹参、石斛、陈壁土之类主之;如无火而吐者宜人参、白术、茯苓、黑姜、肉桂、炙甘草之类主之"。此外,汪氏还阐析了肾阳无根内真寒而外假热、虚火上冲胃口所致"呕吐不休",当用附子理中汤或八味地黄汤重加人参以引火归原。

如属败血冲胃致吐者,当用生化汤或二陈汤加人参、泽兰、丹参之属治之。

4. 产后瘀血流注经络

产后因失血过多,气因血耗,不能逐瘀下出,以致瘀血流注经络。症见恶寒发热,局部或肿或痛不可误用表散。汪氏的经验是:急进十全大补汤。"俾脉中脉外营卫之气得以通畅流行,而在经络蓄积之瘀不待攻逐而从外自走"。对于体质稍实而有此证者,则采用攻补兼施。根据证候和体质情况,或先补后攻或先攻而后补。产后瘀血见证不以祛瘀活血为先,此因瘀阻,原于血气耗失,足见汪氏临证十分注意审因求本。

《太素心法便览》

《太素心法便览》四卷,明·宋培编著,王永光删正,明崇祯刻本,孤本现藏于中国中医科学院图书馆。

作者为明末医家宋培,字太素,少习儒,并留心内典。当时他目睹世医不能已人之疾,甚至造成弊害,他分析其主要原因是由于世医不能以正确的思路和方法学用古方,遂矢志攻读医典,并结合临证心得撰成此书。

宋氏此编的指导思想和学术特色,诚如王永光在序言中所说:"余阅是书,首引古方而加以参驳,非驳古人也,驳夫用古而不能逆古人之志,故泥古而不能达今人之病也。后分类而著方,随于各方之下,附立方方解,缓急先后标本之间,寒燥虚实补泻之宜,病与时变,药亦随之。"明示作者遣用古方讲究灵活应变,而反对泥学死用。这是他撰著此书的主导思想。

卷一开章明义,即以"表古偏方示今当易"列为首篇,着重阐析"不可执古方以治今病"之理,指出古方"善用可疗疾,固执则害人"。宋培在分述病证、确立治法方面亦致意于精细切病,如卷一介绍咳嗽,作者首撰总论,次列述风寒、痰饮、火郁、劳瘵、肺胀以及午前、午后、黄昏、五鼓诸嗽，内容丰富而有新意，论治亦有心得。

在方药运用方面，宋氏亦颇有见地。如对于二陈汤临床应用及其禁忌方面的阐析等。其个人诊疗诸病，尤擅长于运用清法，或根据治则予以拟订新方（如治奔豚之清火降气汤，治瘟疫之清火解毒汤，治中风之疏筋顺气活血方，治梅核气之顺气开郁方等）。其立方治病，喜用柴胡、葛根、槐花三药。他指出："柴胡虚火实火皆能解散，葛根解肌疗表，而且能生津液，槐花消散邪热，而又畅达血气……"由此可见，宋氏此编，较为突出的是阐述临证心法。

综观全书，证治论述精当简要，确有著者本人的临证独到见解，值得今日中医临证借鉴、参考。

《医法青篇》

《医法青篇》八卷，清嘉庆年间燕山（今北京市）陈璞、陈玠所编纂，清嘉庆二十二年（1817）稿本，珍藏于中国中医科学院图书馆。

陈璞、陈玠兄弟，均以医鸣世。据陈璞门人徐绍熙称：其师讲学，重视医法，"观其用意，非同世俗"。陈璞于自序中提及编纂此书的动机是，前贤编撰之临床医著，或有不够全面之处，故"每览各书，见其精妙之处，撮其要旨，汇集小卷，便于拣用"。其弟陈玠则谓："前贤所著之书，不啻数十家。或有内而无外，或专门外科而无内证，或论证而不言脉，或讲脉而含糊其症，或偏于补，或偏于泻，或语句繁多，或理奥难明，使之后学者有望洋兴叹也。余兄弟同志选著斯书，名曰《医法青篇》，男、妇、大、小、内、外各有分门；脉诀、汤头、药性依前贤诸法，择其善者而从之，其不善者而改之。庶几有济，以为后学之一助耳。"

书稿共分八卷。卷一为脉诀汤头；卷二至卷五以伤寒、时气、内科、杂病为主,兼及《内经》疮疡、牙齿、口舌、咽喉病证;卷六为妇儿病证;卷七外科,卷八药性。

脉诀选二十七脉予以阐论,汤头共选百余方,均系临床实用、价值较大的名方,着重介绍其主治及用法要旨。其于症证论治,则以较多篇幅阐述内科症证,兼及临床各科常见病,体现其科别较全。书稿充分反映这是一部临证及其相关内容密切结合的纂著,也可以说这是本书的主要学术特色。在编撰和取材方面,其方治内容,除选辑四大家(张仲景、刘河间、李东垣、朱丹溪)及历代诸名家临证部分精粹内涵外,作者于叶天士医案中之症、因、脉、治,尤为重视,纂辑较为精要。至于各科所选方治,则不拘于经方、时方,并适当收选并非名著中的效方,以及陈氏兄弟个人临证心得用方。又从治疗学的角度,编纂者在一定程度上将中医的辨证论治与辨病论治予以融汇。其于每一病证,介绍病因、病机、症候,均较简明、恰当,对前人立言中客观存在的浮泛、不经之言,力求予以摒弃,体现了较为正确的继承、取精用宏和由博返约的编写思路。使读者易于领悟,便于临证实际应用。

《医学脉灯》

《医学脉灯》,清·常朝宣所编撰,清乾隆十四年(1749)家刻本,孤本现藏于中国中医科学院图书馆。

常朝宣,字浣枫,号妙悟子,籍隶星沙(今湖南长沙市),少攻儒,习举业,然仕途蹇涩,曾编订《香枫书屋诗稿》及《杜诗选》各一卷。乾隆十年(1745)至云间(今上海市松江区)为肠澼所苦,后邃心于医学,为民诊治疾患。其于脉学尤为致意,主张撷取诸家脉学之长。尝谓:"每见各医诊脉,雅不相符,及翻阅名医脉经,始知叔和一书(指托名之脉学专著——《王叔和脉诀》),半属高阳(生)伪诀,真伪莫分,是以诊视各异……"常氏遂选纂诸家脉学之精粹编成此书,使读者展阅此书后,"而脉之理得,而不必他求……",由此以明示作者编纂此书的动机和目的。

全书分二卷,首列"脉神"篇,次述十二经、五脏正脉、五脏平脉、五脏病脉、五脏死脉、五脏真脉,冲阳、太溪、太冲及部位解。后据明·李中梓《诊家正眼》所列二十八脉(浮、沉、迟、数、滑、涩、虚、实、长、短、洪、微、细、濡、弱、紧、弦、动、促、结、代、革、牢、散、芤、伏、疾),分述诸多病脉之体状、析义、主病及相关脉之对比、鉴别等内容。释脉多选摘张介宾(景岳)、李时珍(濒湖)、萧京(通隐)三家脉论。后列冯楚瞻《冯氏锦囊》"各病宜忌脉",胡文焕《医学权舆》中之"脉要歌"(常氏有所"改正")、"死脉歌",汪石山之"矫世惑脉辨",兼述妊娠脉等。其后将萧京所撰《轩岐救正论》(此书引为《轩岐究政》)中之"天和脉"、奇经八脉、"举《脉诀》悖经之非"予以列述,其中融入朱晦庵、柳贯、滑寿、朱丹溪等诸家脉说。

综上所述,《医学脉灯》主要是一部辑编之脉学著作,间亦附有常氏的学术心得和临床见解。此书纂辑之内容,较为精要可取,有一定的学术参考价值。

《新刊医学集成》

《新刊医学集成》十二卷,明·傅滋撰,明正德十一年(1516)刻本,孤本现藏于上海图书馆。

《医学集成》是一部赅括临床各科证治的综合性医著,由明代"丹溪学派"医家、浙江义乌傅滋编纂。此书初撰于正德五年(1510),后经修改补充,刊于正德十一年(1516)。该书学术、临床并重,搜罗宏富,并以选论、选方精契,切于诊疗实用著称。

作者傅滋,字时泽,号浚川,初习儒,于青年时期罹疾,经"丹溪学派"名家虞天民治愈,后即拜虞为师。傅氏以《素问》

《难经》等书为基础，又广泛参阅典籍名著，潜心博访，积三十余年始编成此书。作者认为：丹溪制方能"力救偏一之弊，以订千古之讹，发前人所未发，开后学之盲聩……遂以丹溪所著病为主，参以诸家之说，精别校雠。诸证皆定脉于先，附论于次，医案与方则续其后，且加之以注释"。于此可知傅氏之学术渊源、编撰思路方法以及积累数十年始克完稿的历史现实。

综览全书，卷一为医论，重点阐述诊病内涵，突出临床各科的理论基础。其后各卷论述病证。作者先谈脉法，次针对所述病证，选取朱丹溪及诸贤精论，另以小字按注、发挥，使之易于理解。又次为医案，征引朱丹溪及诸贤经治案例；后为附方，精选历代名方，标示出处，若干选方另增加减用法。对于某些病证，如中风、咳嗽等病，复于方治后，增列"针灸法"，多系摘自明以前针灸典籍，并在穴位名称下，注以所在部位、针刺深浅及刺法，灸法则注明其施治之壮数。又如对各型伤寒，作者除介绍张仲景及后世有关名方外，另附葱熨、火攻、水攻等法，详述其宜忌情况。从治疗学的角度衡量，此书的方治内容，体现了辨证论治和辨病论治的双重特色，又从全书的学术临床价值予以分析，它具有以下值得重视的内涵：这是一部相当典型的"丹溪学派"著作，即以朱震亨的学术临床作为主旋律，旁参诸家论述及方治内容；搜罗各科病证较广，列证颇多，其中有些病证较少见于专科文献，如外科之金丝疮、砂疮、樱珠疮等，儿科之吃泥、赤瘤、尾骨痛等病证，可补临床专科著作之不足；阐述病证，作者能博采、引证诸病学说和典籍、文献，资料宏富，并能结合个人见解及浅注以羽翼之；重视脉诊和药性之立论，选方较为精审可取；除方治外，力求丰富治疗手段，增补其他治法。在笔叙方面，正如作者在"凡例"中所指出"惟务详明"。这也体现此书的著述风格是着眼于易学易用。

总之，此书的重予刊行面世，让广大读者参阅一部过去不为世人所知,而有较高学术临床价值的"丹溪学派"论著,值得庆贺,故不揣谫陋,予以概要介绍。

《脉微》

《脉微》又名《脉要精微》,不分卷,明·施沛纂述,明崇祯己卯(1639)刻本,孤本现藏于中国中医科学院图书馆。

施沛,字沛然,号笠泽居士,明末医学家。从其著作中可以看出,作者十分尊崇西晋·王叔和所撰之脉学经典名著——《脉经》。指出该书"乃集岐伯以来,诸家经论要诀撰成",但由于精深难读,故其后之六朝·高阳生《王叔和脉诀》(简称《脉诀》)"反得以鄙俚行"(见《脉微·小序》)。而《脉诀》中有关脉义的理解、脉诊之分部,以及诸多错谬之处,后世不乏中肯之论评。施氏鉴于"《脉诀》行而《脉经》隐,《脉经》隐而脉理晦"的现状,决意"说《脉经》中摘其简要明切者,各标名目,以类相从,冠以《灵》《素》,附之众说,俾微者著,晦者明,隐者见……"故于诊余之暇编撰《脉微》一书,书名系取"至道至微,变化无穷"之意。据《脉微·凡例》称:此书"虽本《脉经》,然引经断义,必期简明,故于经义(指《脉经》之经义)有难测者,即伸以名家直说,间附一得之愚,俾读者展卷了然。"

施沛认为:"五脏六腑之气味,皆出于胃,变见于寸口,浮、沉、迟、数四脉,可为诸脉纲领。"故书中绘制四脉图以统贯二十九脉,其于脉形之描述殊详。在阐论脉象主病方面,作者采用骈语予以概述,使读者易于记诵。此外,施氏转《丹溪手镜》载述之脉图及评语,并将崔紫虚《崔氏脉诀》中所撰"四方脉要"稍予改动,意在"统括经旨",不失《脉经》原文之旨意。末附"手检图二十一部说"。所谓"二十一部",作者释谓:"……气口之中,阴阳交会,中有五部,前后左右,分为九道;又阴跷、阳跷、阴维、阳维、阴结、阳结及带脉,又为七部,共成二十一部。"由此赅括人体之正经和奇经八脉主病。再者,此书有关左右手寸、关、尺部脉之主病、脏腑诊脉分部,亦较明晰、细致,于临床颇有参考价值。

综上所述,《脉微》一书,是以"简明括要,阐幽发微"为其主要学术特色,可谓是脉学专著中较为难得之孤本、善本。

《经验积玉奇方》

《经验积玉奇方》二卷,又名《积玉单方》,明·艾应期撰,明万历三十一年(1603)大业堂周文炜刻本,孤本现藏于天津中医药大学图书馆。

艾应期,字漳溪,明代桃源(今湖南省桃源县)人。艾氏于临证之余,复留心于验方之广泛收集,"每于人世奇方,无择智愚,莫不笔记,一试有效,辄收之青囊中。"这是他针对各科疾病"博采众方"的基本态度和方法。

书中分上下两卷。上卷分列149个子目,包括临床常见病或疑难病症,其中又以内科杂病占较大比重,撰述以征集之验方、奇方作为全书的基本内涵。病证和方治的排列次序不同于一般方书,亦即不以临床科别归纳整理治疗方剂。如同一主治病证而不同的治疗方剂,可前后穿插排列。而所选之验方,不见于前人医著者颇多。书中缺乏论病之学术内容,开卷即为方治阐述。

上卷除各病证选列方治外,作者并介绍"春方"(指增强性功能或治疗阳痿的方药)、染须方、擦牙乌须方等,以及儿茶、血竭、牛黄等药的制造法。下卷选方,其依次排列为女科、小儿科、痰火门、各奇方(包括疫病、劳疾、肚腹饮胀方等)、疟疾门、气痛门、咳嗽门、咽喉门(附:口、鼻、面)、齿门、下部各方(指小肠气、二便不通、痔漏、杨梅疮等病证方)、肿毒门、膏药门、各疮门、诸风门、眼科门、肿胀门及痞积泄泻门(附:痢)、外科、各杂方(列述费力吐血、腰闪岔气、腑气、体气、男科方等），内容较为充实。

　　此书主要学术特色，应从中医治学的角度予以评析，因为作者是临床家，毕生为搜采验方并结合医疗验证以倾注心力。书名之"奇方"，体现于某些选方中"方药之奇""用法之奇"以及疗效中的出奇制胜。所列数百方，大多切于实用。但选方中亦有欠平妥者，如下卷"疟门"之截疟丹，方用水银、硫黄、人言（即砒石）等味，毒性较大，而在介绍此方服法方面，亦有涉于虚玄之谈。又如蹻符治疟法、禳疟等，则有浓郁的迷信色彩。但就全书而言，以上列举，又属大醇小疵。难能可贵的是，该书所列选的方治内容，不同于因循抄袭前人方书之辑编著作；而选方较为重视外治和食疗，亦为此书治法中所具有的鲜明特色，值得深入探究。

《思济堂方书》

　　《思济堂方书》五卷，清·贾邦秀撰，清雍正十年（1732）文盛斋刻本，孤本现藏于北京图书馆。

　　作者贾邦秀，字升安，宛平人，生于康熙三年（1664）。幼承庭训，"潜心儒业，乐于杏林春色，尊儒理而参医理"，志在利济众生。其书名之含义，跃然纸上。据贾氏自序称："此书乃余五十年专心医理，博览群书，敷轩岐之至理，集圣哲之大成。言简而理约，道明而贯通，则立方用药自有效验……"表述了编写此书的方法和目的。作为一名儒医，贾氏对"立方之旨"有独到的见解。他认为方之有无或是否执方，须予活看。尝谓："夫方之善者，得其宜也，得其宜者，可为法也；方之不善者，失其宜也，失其宜者，可为鉴也……必善于知方者，斯可以执方，亦可以不执方。能执方、能不执方者，非随宜之人不能也。"并指出："欲疗病者，非论证的确，讲明药理，不能尽方之妙，亦不能以愈诸疾。"如此之高论识见，非精于临证者，不能悟其真谛，而该书也正是其临证多年汇集遴选经验诸方的真实写照。

全书共载二百余方,大多选自古今临床名著,选方体现精要、实效的原则。读者阅此方书,可见作者在一些病证前所写的"辨治方药大略",能要言不烦地阐述所论病证的证治概貌,甚则抒发辨证要语。

如介绍中风,先论分型之源流,重点介绍卒倒患者,如何分辨真中、类中,并根据不同的病因及证候以选择恰当的方治。又如对于伤寒,他特别强调"能辨伤寒,方能医得伤寒……死于伤寒者,死于似是而实非之伤寒也……"其后介绍方治,除介绍仲景名方并予归纳分析外,还补充了九味羌活汤、人参败毒散、升麻葛根汤、神白散等后世名方之证治。在卷五列有"治便血案",体现了贾氏治疗重证血痢的圆机活法,很有参考价值。

《幼科百效全书》

《幼科百效全书》三卷,明·龚居中所编撰,明崇祯十七年(1644)建阳刘大易刘龙图刻本,孤本现藏于上海图书馆。

龚居中,字应园,号如虚子,又号寿世主人。晚明豫章(今江西金溪县)人,曾任职于太医院,以精于痨瘵(结核病)证治著称。兼擅外科、妇科、儿科,代表作有《痰火点雪》(又名《红炉点雪》,详论肺痨病之证治)、《外科活人定本》《外科百效全书》、《幼科百效全书》、《女科百效全书》、《内科百效全书》、《小儿痘疹医镜》、《福寿丹书》等,《幼科百效全书》为其儿科论著。

书分三卷,卷上自"活幼心传说""手指五脏六腑歌"至"变蒸论""五脏虚实相乘"共 37 节,以按摩、推拿诊治内容为主。为使读者易于学习掌握推拿治法,除介绍若干歌诀(如推法要诀歌、手法治疗歌等)及龚氏家传手诀外,并列有五指筋、手六筋、脚穴等多幅绘图,明示穴位、穴名及其治法概要。其中"家传秘法手诀"等则属龚氏推拿治疗男女幼儿若干病证的独到经验,值得重视。卷中列胎热、胎寒至痹疮、黄水疮,共59节,所述病证包括胎黄、夜啼、急慢惊等儿科常见多发病。在撷取前人方治方面,较为严谨,选方以切于临床实用为原则。卷下为诸方总录,约二百方。后附述"经验棋盘局方歌"及龚氏生平儿科治验记录,颇堪儿科临床医师学习借鉴。

综览全书,有两大学术特色。其一,其内容包括推拿按摩与临床方治两部分,从诊疗学整体而言,内涵较为丰富。其二,阐述内容图文并茂,论方治精审可取,并有其家传之诊法、治法、临床心得。作为晚明的一代名医,龚氏一生著述宏富,有不少著作均有多种刊本问世,唯独此书几濒于失传,故而弥足珍视。

《眼科六要》

《眼科六要》一卷,附方一卷,为晚清眼科专著,清·陈国笃(厚溪)撰,清咸丰元年(1851)贵州胡霖澍刻本,孤本现藏于中国医学科学院图书馆。

作者陈国笃,贵州遵义人。其父陈德圃为贵州名医,国笃幼承家学,长继父业,尤精于眼科,其天资、学力兼备,悬壶多年,后撰成《眼科六要》,由胡霖澍捐资付梓。

陈氏此编突出"以因分证",阐述方治则以简要、实用为特色。他在自序中说:"六要者,曰风、曰火、曰血、曰水虚、曰火败、曰神劳,此六者,眼病所因也。"并指出:"眼病虽多,六要之说莫能外也。"陈氏在本书中阐述的有关眼病病因说,可谓执简驭繁,独树一帜,值得后学者予以深入研究。

此书于论述病证前,列有"五轮分属五脏""目者肝之窍""眼病当分虚实"等总论内容。在"眼病多郁"一节谓"凡眼病多宜解郁",并列举有关常用药物对各类郁证之作用,并对前人学术经验作了归纳性的阐析。在"眼病易治难治"一节,指出某些眼病易治,某些眼病难疗,使读者对眼病的治疗和预后有一个整体性的认识。其后介绍眼科病证,作者的主导思想是"列症标名,惟取简易"。自"目赤"至"小儿因痘因疳"共40证,每一病证,以阐述因证、治疗为重点,选方力求少而精,使读者易学易用。须予指出的是:此书对"翳膜"病论析有新意,陈氏谓:"凡眼生翳膜,多因风热而致。或血盛血积,与夫小儿疳积,痘后亦皆生翳。总之,乃肝气过盛而致。翳虽因热而生,然治法宜先去翳而后去热。"并批评前人以翳之部位、形状而致命名之纷杂。认为应根据病因之"风、热、血"将翳证分为气翳、血翳、蚀翳、陷翳、黑珠翳、肤翳、疔翳七种。并分别列述其病因、证候及治法,对后世学习眼科翳证临床甚有助益。

后附《眼科六要》汇方目录,计内服诸药39方,点眼诸药5方,洗眼诸药3方,共47方。体现作者选方之精要,以及对眼科证治"由博返约"的学术思想。

《世医通变要法》

《世医通变要法》二卷,明·叶廷器撰,明嘉靖十八年(1539)刻本,孤本现藏于上海图书馆。

叶廷器,字子玉,浙江义乌人,曾任"太医院支从",系明代嘉靖间名医。据礼部尚书顾鼎臣序言称,此书系"叶子玉廷器,以其先人文逊所遗要法,纂成二帙……"叶氏七世祖名荣实,得元代医学宗师朱丹溪薪传,文逊为荣实之孙,由此可见,叶氏数世均宗丹溪之学,并有所变通。故工部主事郑廷鹄序言谓:"叶君以'通变'名其上世所传方书……上世秘而不传,而叶君传之。传之而恐其泥也,且以通变之志告诸后人。"并指出此书所载之通变治法,"至君(叶廷器)始衰分门类,集其大成,复通变以名于时"。本书已收入明代殷仲春的《医藏目录》,现仅存明嘉靖十八年(1539)刊本。

该书为临床著作,分两卷,共213条。卷上自中风、中寒至癞疹、蛊毒共列 100 个病证。所选多属内科杂病,也包括伤寒六经病及一些皮肤病(白癜风等),末附解诸毒方。卷下论病较多,自水肿至异病,共 113 种病证。包括少数内科杂病及外科、五官、口齿、妇人杂证、若干儿科疾病等。

作者阐论诸病,"各源病本,次及诸方",着重述其病因、病机、证候或介绍历代施治概貌。对于有些病证(如中风等),则从证脉予以明辨,作出鉴别诊断。书中所列述的方剂,具有两大特色。其一,作者对所论病证,首列"主方经验",这是叶氏的家传经验方,大多配伍精契,易于学用。其二,列述之古方,方名前多冠以"加减"二字(如治疗中风的加减疏风顺气散等方),评述其加减之法,突出地体现了书名"通变要法"的学术特色。此外还介绍了一些"专病通治方",有利于临床广泛交流。如"治疟通用"方,配合大膏药贴于背部心俞、肺俞以治疟疾等,均为叶氏之家传经验效方,对临床极有参考价值,值得我们重视,并予深入研究。

综观全书,叶氏之学属丹溪学派,但又有一定的变化发展。前人在探究这一重要学派时,几乎不提此书,通过对孤本的发掘、整理与重印,将会对广大读者有开阔眼界、提高认识的裨益。

《百代医宗》

《百代医宗》十卷,由太医院医官涂绅撰于明万历三十五年(1607),其扉页作《(太医院选内外科)百代医宗》。该书成书后,刊本多佚,现仅有孤本存于中华医学会上海分会图书馆。

涂绅出身于世医之家,精于临证。本书即涂氏经多年各科临床实践而编成。本书属综合性医书。涂氏"捃摭诸籍,附以己意,经十余年而成一书"。内容"凡男妇小儿、内外诸科,罔不具备",故张应试在序中称其为"医学之指南,百代之宗主",由此反映了著述概貌及书名之含义。

全书分为十卷,并以天干相配属(如甲集卷之一、乙集卷之二……),共224篇论。内容以各科病证之证治为主,并有若干总论阐述,分列于诸卷之中。其中卷一总论内容较多,而论病着重分析真中风、类中风等以及一些妇人病证,颇能体现出圆机与灵变相结合的诊疗观,并注意因人、因地制宜的不同,分析相当透辟。卷二至卷六自"诊脉切要"迄"瘤冷论",共百余篇论,包括诊法、十二经脉见证、六经用药法等,论病以内科杂病为主,几乎赅括了常见多发病及若干疑难重证。从方治情况分析,作者博采前贤名著及诸家之长,尤为重视朱丹溪诊治杂病之"活套"(指灵活的治疗法则及治法)。卷七自"耳论"至"点眼药诀",共15篇论。主要列述五官、口腔类疾病,兼述针灸、眼药、合药、煎药等。卷八自"妇人总论"至"赤白游风论",以妇产科疾病为多。卷九、卷十自"小儿脉法总歌"至"漏睛疮论"共52篇论,以儿科、外科常见病证为主,证治内容相当丰富。

总之,本书内容赅括了临床各科,介绍了多种病证,论方兼重,使读者易于学用。

《延龄纂要》

《延龄纂要》二卷,清·罗福至编,清道光二年(1822)琳琅堂刻本。该书是一部以养生保健和防治疾病为主要内容的专著,孤本现存于北京图书馆。

作者罗福至,湖南湘乡人。生平重视泛览、探究先贤有关养生防病的丰富学术经验,并以身力行而受益良多。遂于道光二年撰刊《延龄纂要》以济世。书名"纂要",系从博览中觅其精粹内涵辑编而成。体现了此书较强的实用性,又偏重于介绍"养气调本"诸法,并以方药为之辅,突出了求实、纂要的学术特色。

全书分二卷,即初卷与终卷。初卷自"先培元气立基论"至"精气神总论"共22节。终卷自"行内静功论"至"全身内外部位名色"共31节。全书阐论虽多见于前贤有关养生专著,但亦撷取若干有关儒、释、道的保健功法或方药,故此编的内容相当丰富。从初卷、终卷的目录分析,已大致概括了养生、延龄、保健的重要内涵,其中又以介绍功法、药疗、食疗为主。对于五脏补法,作者主张补肾当"以精补精",同时介绍了名方及经验方药。补脾则基本上以食疗为主而"益元延寿"。如采取新生松叶、新生扁柏叶阴干为末,炼白蜜为丸,以"除百病,益元气,滋五脏六腑,明耳目,强筋骨"。在养生方面,作者主张"论修持贵在少年",因"年少者,根元完固,易于见功"。在功法方面,作者既阐发"却病调体外动功",又力主"静性存神",并指出修养调体的具体方法和要求。此外关于养精和息神、存神均有精辟之论述,为必须遵行之摄生原则和方法。

终卷主要介绍多种养生功法,如"行内静功论""详任督内外升降丹法说"等节,系摘录前人论著而有所发挥。另有一些少见于养生类著作的内容,如在"肾中蟾光说"中所阐发的思想,系借日月、心肾之类比予以析论,颇有深入研究之价值。

《履霜集》

清代雍正、乾隆年间,山东最有影响的名医有所谓"南臧北黄"者。南臧是指诸城臧枚吉,北黄即昌邑黄元御。

乾隆、嘉庆年间,诸城臧达德即为枚吉先生之后(按黄元御与臧枚吉为同时代人加以推算,臧达德可能是枚吉先生的孙辈),长于妇科、内科及儿科痘疹,晚年撰有《履霜集》。据臧氏自序称,此书撰成并校定于嘉庆十九年(1814),百余年来一直未获刊印。民国初,江苏无锡名医周小农得此稿本,并将其录寄裘吉生主办之三三医社,裘氏展阅之后,深感此书"论病论方,皆明白晓畅,详尽无遗。"遂于1936年将此书稿辑入《珍本医书集成》,使此书得以流传。

臧达德,字公三,生于乾隆十五年(1750),卒年不详。臧氏尝谓:"医学者实理学也,即古圣所谓格致学也。凭一人有限之心理而揣摩夫无限之病理,浅试之未能尽中夫病窍。故自轩岐以来,四千余年名医辈出,著作汗牛,非偏于凉清,即偏于温补,偶有得窍之方法,或终身秘而不宣,或传授不肯尽言……是作也,不敢云无所偏谬,实系家传三世临症确验。"(见《履霜集·自序》)

《履霜集》共三卷,上卷以论述内科杂病中的虚劳为主,中卷论妇科,下卷论痘疹。检阅本书卷二(即中卷)可知臧氏的女科,颇不同于当时盛行的几种妇产科专著(如《济阴纲目》《医宗金鉴·妇科心法要诀》等),其学术经验,上宗《内经》、张仲景、王叔和;对元明以后医家,比较重视朱震亨、薛立斋、王节斋、赵献可,以及许鹤年、龚金溪、龚西园等诸家论述,淹贯诸家所长,结合家传经验而又有所变创。卷中列述调经论、通经论、止血论、赤白带下论、保胎论、救产论、小产论、产后类中风论、产后真中风论、大补论等内容。现将《履霜集》中载录的臧氏女科学术经验,摘要介绍如下:

1. 调经重视辨证,强调补养脾胃

"调经论"中,臧氏对月经病的调治重视辨证,善于选方用药以解决患者病痛。在此基础上,祖述仲景,宗法东垣,特别强调补养脾胃在调经中的作用,为其诊治特色。臧氏谓:"血者水谷之精气,滋养五脏六腑。在妇人,上为乳汁,下为经水,虽心主血、肝纳血,总统摄于脾。夫人之精血,由脾胃饮食化生,宜补脾胃元气以生阴血。仲景治血脱补气,东垣论阳生阴长。"同时针对当时滥用四物汤套治月经病的时弊,指出"血无单补之理,若专用四物,则胃气益虚而血无资生之地矣"。立论精辟,卓有见地。本此,创制调经益母丸(益母草、香附、人参、嫩黄芪、白术、白茯苓、粉甘草、陈皮、熟地、当归、川芎、白芍、远志、酸枣仁、莲肉、龙眼肉)。其具体调治方法,主要宗法许鹤年,认为经水将

行,先一二日感小腹连腰疼痛,为血瘀气滞,用当归、延胡索各二钱,乳香、陈皮、炙草各一钱煎服自效;经水过期不来,心腹连腰疼痛,为血气虚寒,八珍汤加小茴香、延胡索;如为经水行后少腹痛,多属气血两虚,用八珍汤或大补丸俱效。他还指出:月经来潮不论先期后期,经血紫黑色属血热,以四物汤(其中地黄用生地)加荆、防;经来如黑豆汁、烟尘水,为血热之甚,以前方加童便或六味地黄丸;又经来紫黑成块,属血热气凝,四物用生地,加荆、防、桃仁、红花、香附、青皮、陈皮;经水来而不止,遍身四肢浮肿,是脾经血虚,当以前方倍白术、茯苓治之,或以臧氏调经丸、大补丸相间服之;经水不行,遍身及四肢浮肿,为瘀血渗入脾经,八珍加桃仁、红花、延胡索、木香;经水正行之时,忽然中断不行,仅见吐血、衄血,为气乱、火载血于上,方以四物汤加茯苓、生地、麦冬、丹皮……

　　经闭用通经治法虽是古传经验,但其具体用法则应结合辨证予以分析。臧氏着重指出通经“须审其脾胃如何”。并引王节斋说:“经闭不通,多有脾胃损伤而致者,不可便认作经闭血瘀,轻用通经破血之药。”他相当注意顾护脾胃,指出:“若属饮食劳倦损伤脾胃以致血少而不行者,宜补养脾胃,脾旺则能生血而经通矣。”具体说来:“妇人壮盛而经闭者,此血实气滞,宜专攻也,救产丸主之;虚弱经闭者,此血枯宜专补也,大补丸主之;半虚半实经闭者,宜攻补兼施之;有积块经闭者,宜养血破积也,通经丸与救产丸主之……”(见《履霜集》卷二“通经论”)。臧氏并介绍许鹤年治经闭的主要经验,包括经闭缘于脾胃虚弱(用四君子或六君子加归、芎)、脾胃虚寒(前方加砂仁、炮姜)、脾胃郁火(加味归脾汤)、肝脾血燥(加味逍遥散)等因者。另有脾胃气血虚弱,内热、哺热而经闭者,用八珍汤加童便、丹皮;肺气虚损不能行血而经闭者,用补中益气汤;肾水虚弱不能生肝木,血虚发热,损伤真阴而经闭者,用六味地黄丸。

　　从上述调经、通经治法,可见臧氏治月经病辨证精审,重视扶持脾胃,注意调整脏腑、气血功能,而具体治法则不尚奇衮,更多地采用内科杂病所常用的方剂,较为平正可取。

2. 保胎宜清热养血,救产要因症调理

保胎主要用于胎动不安,中医有关此证的传统治法,除针对病因,以"去病"为主外,多采用补养肝肾作为安胎、保胎的常用治法。

臧氏认为,妊娠保胎不能忽略生血行气,故其所拟保胎丸(益母草、香附、熟地、归身、白芍、川芎、苏梗、陈皮、炙草、茯苓、白术、莲肉,蜜丸)方颇多生血行气之品。他认为:"血生则胎有所养,气行则热清而胎稳。"具体的加减法:气虚者,加人参(可以党参代);血虚,倍当归、熟地;呕吐、少食加砂仁;食不化,倍白术,稍加神曲;咳嗽,倍紫苏;痰涎壅盛,倍陈皮、茯苓;胎漏下血,倍茯苓加糯米;心神不宁,加远志、茯神。妊娠后期宜进瘦胎易产之剂,如孕妇素壮,胎肥气实,微加枳壳以散滞气,气顺则缩胎而易生;孕妇素弱,胎怯气虚,加白术以益元气(加人参更妙),气壮则能送胎而易产。臧氏进一步指出:"……妇人胎动而坠者,大抵不外属虚、属火二者之间,清热养血尽之矣。外此而动脉(指动胎孕之脉)者,又不可不知。或因饮食不节,或因劳倦太过,或因外感,或因负重闪挫,或因跌仆击触,或因房事相犯,或因怒气伤肝,或因郁气伤脾,俱能动胎,宜保胎丸救之。"对妊娠胎动不安的常见病因,及不同妊娠时期胎气不稳多种症型的辨证论治,作出了比较全面的归纳总结。特别指出保胎当以养血、行气、清热为大法,这比较符合保胎的原则,且在临床实际运用时较易掌握。

所谓"救产",多指救治产后种种危急病证。此类病证如处理不当,将会影响产妇的预后。臧氏"救产"宗龚金溪,并有不少个人的独创经验。如治产后血晕,龚氏强调"要因症调理"。败血冲心者,下血少而晕,心下胀满,神昏口噤,不省人事,当破血行血,选用救产丸(益母草、制香附、苍术、泽兰、桃仁、延胡

索、当归、川芎、牛膝、炙草、大黄、红花、苏木、黑豆汁)、失笑散
等方;去血过多,心无所养者,下血多而晕,神昏烦热,宜补血养
血,选用八珍汤、十全大补汤、大补丸、独参汤等。如属分娩时用
力太过而血晕者,是去血过多,气无所附,阳随阴散,法当养血补
气,选用补中益气汤倍归身加香附,或六君子加芍、归,八珍汤,
芎归调血汤,当归补血汤等方斟酌加减。

又如产后心腹疼痛,臧氏引许鹤年说,指出临床以血滞或血
虚较为多见。血滞者,以手按之痛愈甚;血虚者,手按之其痛稍
缓。血滞以四物汤加桃仁、红花、炮姜、泽兰、益母草补而散之;
血虚以四物汤加人参(或党参)、炮姜、益母草补而养之。另有
属于脾胃原因而致的心腹疼痛,如脾虚失运,则疼而作泻;胃虚
不能受纳,则疼而作呕。前者宜六君子加肉豆蔻;后者宜六君子
加砂仁。由于血滞或血虚所致的产后心腹痛,较易诊断;属于脾
胃病因者,人多易于忽略,如治不对症,每易加重病情,业女科者
不可不知。

3. 产后类中治分肝脾

古今女科专著,多有产后中风病证证治的记述,对于产后类
中风则论述较少,而证治经验堪以学习借鉴者尤为难得。由于
产后中风和产后类中风的临床表现每易混淆,而治法迥异,故臧
氏于《履霜集》卷二列"产后类中风论",对其病因、证候、治法详
予介绍。明·薛立斋曾谓:"产后类中风者,因产时去血过多,
则阴精枯竭,火盛金衰,木旺无制而生风,故发搐不止。"治疗当
大补气血,不可用祛风之药。臧氏深入分析"产后类中风有
二",提出在治疗上应从肝脾二经入手:一、肝经血虚者,外证遍
身手足俱热,面赤渴饮,口鼻中气热,小便黄赤。此系产后阴血
去多,阳火炽盛,筋无所养,以致手足屈伸不止。治宜六味丸料
加益母草煎服以补肝血。二、脾经气虚者,外证遍身四肢俱冷,
面黄不渴,口鼻中气寒,小便清白。此系产时去血过多,气无所
附,以致阳随阴衰,故四肢冷,亦发搐不止。其属脾胃虚陷者,用

补中益气汤;脾胃虚寒者,十全大补汤。臧氏论述全面,分析精当,较薛立斋更胜一筹,可补一般女科专著之不足。

此外,《履霜集》中对带下、小产等病证及女科中止血法和补法的运用,均有一些较好的经验和见解。臧氏自订的经验方,如调经益母丸(见前)、通经益母丸、救产益母丸、止血益母丸、止血汤、大补益母丸等方(俱见《履霜集》卷二),主治明确,配伍严谨,炮制精究,对女科临床工作者有进一步学习和研究的价值,兹不一一列述。

（刊载于 1982 年第 4 期《山东中医学院学报》,
杨润平、伊广谦合著．）

《尚友堂医案》

《尚友堂医案》刊于清道光二十六年(1846)。作者方略,字南薰,江西武宁人,生卒年代失于稽考。从作者自叙可知,1846年时他已临证三十余年,故大致可推断方氏约生于十八世纪九十年代(乾、嘉年间),卒年不详。从医案所记的年月可知,方氏的医疗活动主要在道光年间,临证经验宏富。所撰《尚友堂医案》分上下两卷。上卷汇集医案 53 篇,下卷续记医案 90 则。医案主要记述了他所阅历之证、奏效之方。上卷的特点是立案比较精详,对所治病例的发病情况、脉症、病理以及立法、处方的分析均能丝丝入扣,理法方药十分契合;下卷多属"随时应诊遇病酌方"的治案,叙述虽较简略,但对有关病证的证治仍有参考价值。

方氏治医"远绍岐、轩""近追张(介宾)、喻(嘉言)",而对仲景方论也深有研究,对吴鹤皋、李士材等亦颇推许。在治法上博采众长,尤善用温补。门人有车效泉、应龙光、曹斌龙等;子立耕、养和亦知医,《尚友堂医案》刻印前即由其子校字,最后经新建杜少珊鉴定后刊行。据车效泉称,方氏尚有《脉诀集要》《辨证集要》《伤寒集要》《幼科集要》等著述,中医研究院则藏有方氏所撰《慈航集要》稿本(共二卷,上卷为《脉诀集要》,下卷为《辨证集要》),但这些著作均未见有刊本传世。

方略临证颇具卓识。在青年时即已显露其非凡的才华。道光六年(1826)他赴南昌应试,友人举荐为杨锦云治病,经切脉"脉左手浮,右手滑,舌白不渴,壮热恶寒,右乳上漫肿,如盘约高二寸,左侧不能就寝"。方氏诊为"夹痰伤寒"(寒痰结胸),"以麻黄附子汤加砂仁、白蔻、陈皮、神曲与之",煎成后兑入生姜汁令服,"下咽即咳呛出寒痰碗许,乳肿随消。二服汗出热退,乃去麻黄,加附子、肉桂,调治月余,厥疾告瘳"。这是在几位老医生会诊后,得不到要领的情况下诊治的案例。在治疗过程中,他力排众议,所以门人应龙光尝谓:"吾师治疾如国手弈棋,以通盘全负之局一拨即转。"(见本书卷上)由此可见,方氏辨证细致,善于掌握病证主要矛盾,施治更具胆略,其治案对当前临床医生具有一定的参考价值。

《尚友堂医案》记述的病证很多,大都具有实用性和启发性。如对于失血诸证方略,从理论到治法,研究了吴鹤皋、赵献可、张介宾、李士材、喻嘉言、舒驰远、王应震等医家的学术经验,反对单用血药,故治虚劳失血,注重"先天""后天"用理中补肾之药,其治咯血患者六脉迟弱以"补火生土益气健脾"为大法,"兼食姜、椒以助其阳,习劳动以鼓其气",调治半载而痊。后又治南昌谷夫人病咳嗽,每夜呕吐血痰碗许,食少肌瘦。方氏亦以理脾涤饮、温中补火之剂治之而愈。又如本书记述了临床较为少见之女子缩阴证,患者每值经期即患缩阴,方氏切其脉,左手脉微、右手脉弱,认为属于"六阴脉",前医曾用参、芪、姜、附等药未见效。方氏析证后指出,这种缩阴证应既补肾(用甘温补肾法)又治肝,否则病必不除。故治方中用吴茱萸、川椒以祛厥阴寒邪,这是治病求本法。同时认为,这种病证应长服阴阳平补之剂,使阴阳偕消、营卫滋长、真元充足。此案服药二月而缩阴自止。关于男子缩阳证，方氏同样主张阴阳平补，但补阳必重于补阴，"补少阴之火，驱厥阴之寒，则阳回肾暖，缩者自伸"。治疗缩阴、缩阳证"最忌五味、白芍、枣皮酸收之品，下咽即缩，不可不知"。对于缩阳证的治疗，方氏也钦佩与他同时代的老医余向晨的证治经验，书末所附余氏"症治十则"中有缩阳治法，可资临证参考。

还有，方氏对"体弱遗精"主张脾肾双补。他曾治唐氏子"年方弱冠，精从梦泄，人神困倦，肌肉消瘦……六脉细弱，右手更甚"。从证脉反映了患者先天后天俱不足，脾虚而精气不固。"用益气补脾、固肾涩精30余剂乃获痊愈"，处方及服法如下：酒炒黄芪三钱，米炒党参二钱，土炒白术二钱，怀山药二钱，山茱萸一钱二分，补骨脂二钱，益智仁（去壳）一钱，芡实米二钱，菟丝饼二钱，煅牡蛎一钱，远志肉（去心）一钱，炒枣仁八分，桑螵蛸一钱五分，加金樱膏三匙煎服。此方药味较多，药量较轻，但配伍甚有法度，温而不燥，补中兼涩，健脾益肾固元，可以长服不易产生流弊。

另外，不孕症的治疗，一般医者多从调经养血着手，方氏曾治一例"体寒不孕"，前医嘱服调经养血药四年未孕。方氏诊得"六脉迟弱，两尺俱结……夫脉迟为寒，脉细阳虚，至两尺脉结，经候必然过期"，此寒结下焦肝肾，疏方为：参、芪、苓、术、故纸、小茴、砂仁、半夏、附子、肉桂、吴萸、川椒、杜仲、菟丝、山药、续断、龙眼、煨姜。全方健脾温肾散肝逆，壮腰膝兼能醒中焦之痰。立方的本意是"务使阴寒退舍，遍地皆春，月信既不愆期，又何患蓝田之不种玉哉！"此方连服二十余剂，次诊"去附、桂、半夏，另加巴戟、枸杞、鹿鞭、远志、枣仁、陈皮、紫石英（火煅、醋焠7次），碾末、美酒和丸。服至半料而经停，再诊少阴脉旺"而有孕，后生二子。又治某妇婚后9年不孕，脉近六阴，方氏用补火培土法，方用桂附理中汤加砂仁、白蔻、小茴、丁香。连服30余剂后，"饮食日加，精神日健。再加鹿鞭（切片，牡蛎粉炒成珠）、破故纸、杜仲、菟丝、巴戟、狗脊(研末)、龙眼肉(去核)、红枣(去核)煎汤和丸,早晚吞服。半载而成孕……"方氏对不孕症而现阴脉者,其所以采用补火培土、脾肾两治法,实际上仍着眼于气血。因为阴寒的病理,严重影响气血正常运行,"非一阳解冻,气血何能流通,气血既凝,生机自无",故欲"阳生阴长,生机盎然"必当以此法治之。

"小儿燥症"的病名,不见于一般儿科学著作。方氏曾治一五岁小儿"五六月间身热不退,昼夜烦躁异常,身如枯柴,口渴喜饮,小便清长。医者汗、吐、和均施未效,察其证纯是内热,何以小便清长且神识精明,绝不似外邪塞窍者比。静坐思之,热在血分而不在气分,不须芩、连、知、柏苦寒之味以治实热。于是用大生地十两,阿胶二两,麦冬(去心)二两,共煎浓膏一大碗,以开水冲化,代茶饮之。一日而头有汗,二日而汗至胸,三日而汗至腰,四日而汗出足底,热退身凉后以清凉食物调养而安"。这里的"燥"是由于内热所致,方氏在辨证上抓住内热盛而小便清长、神识精明,知非实热,因热而致烦渴为进一步耗损阴液之明征,故用大剂养阴药而奏功。

综观全书,案中夹议夹叙,证治分析时有独到见解,可供临床借鉴参考的案例颇多。方氏在诊法上重视脉诊施治,标本层次分明,在医案著作中堪称佳作。

《医医小草》

晚清湖北荆州(今湖北宜都至监利县之间的长江流域一带)医家宝辉,字玉珊,自号西园居士,晚号两湖钓叟。生卒年代失于稽考,其医疗活动主要在同治、光绪年间。初学儒业,少年后矢志岐黄。初从朱爻生学医,熟读《素问》《灵枢经》《金匮玉函经》等经典名著,如有神悟;继拜扬州名医叶子雨为师,医术益进,察证论治毫无难色。阅历颇广,足迹遍及湖、广、闽、浙、

苏、皖等省。生平撰有《医医小草》《游艺志略》，撰于光绪辛丑
（1901），由裘吉生收于《珍本医书集成》中，其余著作未见刊行。

宝氏为医，善于博取诸家之长，而尤尊崇张仲景，常谓："医
学之难，难于无偏，无偏者仲景一人而已。"他反对"学古者泥
古，执一家言妄辨得失"（以上引文均见于《医医小草·自序》）。
在基础医学理论联系临床方面，重视人体营卫气血流通和三焦
的气化，以及运气、阴阳的变化，七情、九候之异同；脏腑虚实、经
络源流、药物的四气五味等。鉴于当时业医者或以偏颇之学行
世，甚则造成庸医误治，其害匪浅，故撰写《医医小草》等书，志
在补偏救弊，变庸医而为明医。他提出："天下多一明医而所全
者众；少一庸医而所全者更众。"这就是他撰写此书的目的和心
愿。书的编成及其命名，正如宝辉友人吉砚所说："余友玉珊宝
君……好读书而尤致力于医，医书无所不窥。凡轩岐方术与夫
古今名家诸集，皆能潜心考究，默寻指归……其间或有因疑得
悟，因悟得解者，爰撮其大要，著为论说，名之曰《医医小草》。"
可见其书非一般采摭仿古之作，下笔不求面面俱到，而是着意探
讨医学真谛，以利溥杏林。

《医医小草》不分卷内容包括：精义汇通、六经提纲、六字
（表里、寒热、虚实）真言、六气便解、医经补正、治病法解、《素
问》摘要、辨证治法、审脉以及寒、温、风温、湿温、疫病等，末附
《游艺志略》。兹择其要述评于下。

1. 方药应用心得

通过毕生从事临床的体验，宝氏告诫读者，用滋腻之品容易
妨碍脾胃运化，用刚烈药物则易引动内风。并指出，应慎用辛
热、温补、苦寒、咸润方药，如治不对症，或滥用失度，每易造成
"辛热耗营液，温补实隧络""苦寒伤生气，咸润蔽太阳"的结局。
宝氏在掌握"温寒"和"清热"治法方面，强调"温寒须行气，清热
要活血"。因为"气滞而后寒积，血壅而后热生"，加行气药于散
寒方中，其效倍捷；加活血药于寒凉方中，乃无冰伏热邪之弊。

同时指出："外感忌酸收,内症戒消导。"作者列举仲景所拟方,凡用乌梅必用川椒,用五味子必用干姜,用麦冬必用半夏,用酸枣仁必用川芎。由此可见仲景方讲究配伍,法度森严,为后世树立了很好的规范。

在"治病法解"中,宝氏深刻地指出"治外感如将(意在去其所本无,所谓急则治标);治内伤如相(意在复其所固,有所谓缓则治本)……"而对温病的三焦分证治法则宗尚吴鞠通。

在对待暴病和沉疴方面,宝氏认为前者忌用参、术、黄芪、熟地;后者忌用枳、朴、桃仁、山楂等药。对一些常用古方,宝辉也有独到的经验。如二妙丸一般都认为这是治湿热证的妙方,他指出此方只是"治湿重于热者则妙,若热重湿轻,当加入知母、地榆较妥……"又如四神丸治脾肾泄有神效,但如患者兼见肝火炽者,则可能增病速死,大非所宜。

2. 对若干病证的阐析

宝氏对于病证的阐析不囿于古说,特别是对一些伤寒、温病和六气病证尤多灼见。本书的"医经补正"部分将《伤寒论·辨太阳病脉证并治下》中"伤寒脉浮滑,此表有热、里有寒白虎汤主之"的一段原文中"白虎汤主之"一句改为"白虎加桂枝汤主之"。《伤寒论》这一段原文,过去注家分析"脉浮滑"大多认为浮为热盛于外,滑为热炽于里,亦即表里内外俱热。但原文则谓"表有热、里有寒"难以自圆其说;或认为当是"表有寒、里有热"之误;或认为白虎汤当是白通汤之误。诸说纷纭,莫衷一是。宝辉推敲上下几段原文提出,白虎汤当改为白虎加桂枝汤。他分析此段原文说:"表是阳明之表,里是太阳之里。阳明热未深故脉滑;太阳寒未解故脉浮。为脉滑乃用白虎;为脉浮所以加桂。观下节云:'伤寒脉滑而厥者,里有热也,白虎汤主之',彼'里有热'之里字,是谓阳明之里,与此节'里有寒'为对待之文,故只言里、不言表……"发皇了经义,剖解了千古疑团。又对麻黄连轺赤小豆汤证和栀子柏皮汤证的原文,宝氏认为方证欠合,并将

"伤寒身黄发热,栀子柏皮汤主之"和"伤寒瘀热在里,身必黄,麻黄连轺赤小豆汤主之"这两段原文改为"伤寒身黄发热者,麻黄连轺赤小豆汤主之。伤寒瘀热在里身必发黄,栀子柏皮汤主之"。他认为,这样的改动,使方证比较契合。宝氏共对仲景原书有十余条"补正"意见,值得我们进一步研究,兹不一一列举。

对于温病,宝氏认为清代主要有两大派系,一派是叶天士、吴鞠通;另一派是陈平伯、王孟英。但他认为,在这两大派系中"一则界划三焦,一则伏气未达,智者一失……"特别是对于风温和湿温,虽前人已加以区分,但不够明晰,故宝氏着重将风温、湿温加以辨析。他说:"温者热之渐也。冬日闭塞,寒气外束,热气内伏。至春内伏之气欲出,而天之阳气相干,则外束之寒亦从中化。欲谓之为寒,不可直谓之为热,又不能所以名温。天气温暖,风木习令应令,而病者因名风温……"对于湿温,宝氏根据其师叶子雨的见解,分为暑邪蒸湿、湿热相搏,湿热由口鼻受,着于脾胃,三种情况治法各有不同。

在"六气病解"中,宝氏首先分析内风外风在病位、治法上的重要不同点,指出:"内动之风,病于肝治当辛凉;外感之风病在肺,治当温散……"寒分表里,表里又各有虚实,"实者,解表宜麻黄汤,攻里宜三物白散;虚者,固表宜桂枝汤,温里宜四逆汤"。辨析暑病以切脉分虚实。所谓"邪实脉洪,正虚脉濡",这在临床鉴别诊断方面很有参考价值。而湿病则当分清浊,其治法清者宜发汗,浊者宜利水。又对燥与火的辨证治疗,宝氏指出"燥有虚实""火有阴阳"。虚燥宜救肺,实燥宜泻心,"阳火可釜底抽薪,阴火宜导龙归海"。点出了病邪的性质、六气致病辨证的要素及其治疗大法,较易为读者所理解掌握。

3.《游艺志略》简介

《游艺志略》附于《医医小草》之后,内容以论述营卫、血气、脏腑、经络(以奇经八脉为主)为重点,末论真中、类中证治以及虚劳、膨、关格、温暑、燥疟、霍乱等证。是篇之作,宝氏自称系得之师友"盖持艺以游,游愈远而艺愈进"。作者将闻见所及予以简要地记述,故以《游艺志略》为名,此篇以论述基础理论为主。宝氏精研营卫气血学说,他认为营血之循行经脉、卫气之濡润皮毛是由于"血中有气、气中有血",同时指出,这就是"阴阳互根之理"。

对于脏腑学,宝氏在一定程度上接受了西洋医学的理论,并引《全体通考》,认为三焦就是所谓"腹包膜",并以此引申提出"肾中之脂……有二白膜通于两肾,贯膂筋,由脉管以入于心……"此说虽难以解释三焦的整体气化作用,但也反映了宝氏力求贯通中西医学的愿望。

在论述奇经八脉中,尤详于跷脉与维脉,对于跷脉之跷于何经何络?维脉之维实何经何络?以及跷、维之有形无形能否实指其所在等,均做了阐述。他说:"跷,履也,跷起于足跟,故曰跷;维,纲也,维,络于一身,故曰维。二十八难曰:阳跷脉者,起于跟中,循内踝,上行至咽喉,交贯冲脉;阳维、阴维者,维络一身,溢蓄不能,环流、灌溉诸经者也。故阳维起于诸阳会,阴维起于诸阴交。盖阳跷为足太阳之别,故始少海。二跷既有形道,则不得谓之无形。乃络脉中之气血,行身之左右,与少阳、厥阴同行诸筋所主,然其行不同,皆阴出阳而交于足太阳,阳入阴而交于足少阴。阴阳交互跷,自下而荣于上,大会于目,此跷脉有形之证也。"至于维脉则是……灌溉诸经……本非一脉故难悉数。虽不曰无形,而未可实指所在,与跷脉有形道可考者异也。阳维主皮肤之气,行身之表;阴维主脂膜之气,行身之里……。可见宝氏在经脉学领域确有一定的研究,其见解可补一般经脉专著之不足。

《游艺志略》的最后一段正告学医者要正确对待病证的寒热虚实,防止认识上的局限性。指出劳瘵有实证,蛊胀有虚证,霍乱有热证……而这些往往又是一般医生在辨证时易于忽略的。宝氏此说确系经验之谈,也是着眼于纠偏,值得我们学习和重视。故裘吉生在《医医小草·提要》中介绍,本书作者"经历各省访道群彦,博读古书,穷研经籍,其文皆补偏救弊之言",因而此书有相当高的学术价值。

《辨疫琐言》

前不久我再一次阅习了清代乾、嘉时期李炳所撰的《辨疫琐言》,这部著述篇幅虽少,但言简意赅实,不同于一般应时汇集、人云亦云之作,深感李炳是一位具有丰富临床经验和独到见解的疫病学家。

众所周知,明·吴又可的《温疫论》阐明温疫系由感染"异气"(又名"杂气""疠气""戾气")所致。指出这种病气由口鼻传入,不能察见,不能嗅闻和触知。吴氏的温疫病因观,后世医家对之有很高的评价,认为他创立的温疫病因学说明确了对温疫传染途径的认识,这对确立温疫的治疗方法、促进温病学的发展起了很大的作用。

李炳通过自己的长期临证,对《温疫论》的立论和方治,有自己独到的见解。他强调,吴又可的病因学说认为:"吴又可《温疫论》发明疫从口鼻而入,诚为千古不易之理。"但对《温疫论》疫邪的"匿于膜原,根深蒂固"之论有不同意见。他说:"膜原是穴名不是经名。疫从口入胃经是其所舍。疫是邪之气,气在胃,膈膜受其熏蒸,是以取乎芳香,非芳香不能透膜也。"也就是说,疫气熏蒸膈膜,用芳香透膜法治疗即可收功,不能说疫邪是"匿于膜原,根深蒂固"。

吴又可认为,温病之"温"字即"瘟"字,省文所谓"温即瘟也"。对此李炳指出:"瘟指邪气言,为实邪;温指正气言,为虚邪。"李氏结合《内经》"冬伤于寒,春必病温"和"藏于精者,春不病温"的理论,阐述了温病的发病与正气虚有较密切联系的学术见解。他对"瘟""温"之见,给后世医家很大启发。李氏又说:"《温疫论》云阴证世间罕有云云……此一句印定后人眼目，杀人无止矣。余临证数十年，三阴之病无日无之，设学者奉又可之言，读书时不向三阴篇讨论，临证时不向三阴证着想，而世之死于三阴者，伊谁之过耶……"温疫临证所现阴证确非罕见，李氏之言充分表现了他丰富的临证经验。

关于温疫的治法，吴又可创达原饮等方为世所推重，但后世又鲜有用达原饮原方而治之者。李炳认为：达原饮中之槟榔、厚朴、草果皆破气峻烈之品。虽疫病多实，"治当一意逐邪，然于逐邪之中，仍妨稍存正气地步……"同时认为，此方中之黄芩、知母亦宜在受邪化热后应用，较为合宜，否则"必致伤其阳气，阳气一伤不但变症蜂起，且恐内陷……"须予指出的是，李炳也并非完全反对用达原饮治疗温疫，但他认为，应用此方"必审其人形色充盛，声音雄壮，症见烦渴脉息实大有力，未尝不可用也。要亦十中之一人耳！若一概用之，鲜有不误人者"。李氏对达原饮的分析，实际上解释了此方作为温疫名方，而又并非临床常用方的重要原因。

综上所述，再结合个人的学医体验，我认为对于古今名医及其著述须持"一分为二"的观点，"肯定一切"和"否定一切"的观点都是错误的。在具体方面，一要注意认真学习，勤求博览，多读书，多临证，进一步吸取前贤之精粹；二要多思考，多探研分析前人之论是否属于真知灼见，能否联系实际指导临床，千万注意不可"死于句下"；对于所介绍的诊疗经验须勤于实践，去粗存精，掌握圆机活法，而不要泥学。在审慎、求实的前提下，要敢于质疑，善于提出不同的学术见解，冀以推动医学理论的不断升华和发展。

《四科简效方》

《四科简效方》为临床各科（以内科、外科、女科、幼科四种为主)常见病证的验方选集,是清代浙江名医王士雄中年时期的作品(撰于 1854 年)。书编成后当时未及刊行,曾由其友汪谢城录一副本,校阅后予以珍藏。同治年间王士雄病故,其藏书、手稿散布于世,《四科简效方》书稿由田杏村舍人购得。会稽徐树兰见到这个稿本及其选方后,认为"方择精审,简而能备",其后他又得到汪氏手校本于光绪十一年(1885)刊行于世。后被编入《潜斋医学丛书十四种》,复被编入《铸学斋丛书》中。

关于编写此书的缘起,首先是由于王士雄多年来积累了相当数量的各科简效方,并有这方面丰富的临床经验。他认为单方、验方药力专、取效捷,但如果医者不善于辨证选方,孟浪施用则亦易伤人。他颇有感慨地说:"选方者未必知医,而知医者非视单方为琐屑不足道,则矜为枕秘而不传。"致使验方难以有效地为患者服务。有鉴于此,王士雄积学医三十年见闻,"选其药廉方简,而用之有奇效无险陂者,集为四卷,名曰《四科简效方》"(见此书王氏自序)。其服务对象以穷乡僻壤、缺医少药的平民,及旅宦、行商急病所需。故检阅全书,实不乏符合简、便、验、廉的效方,而于临证确有实际参考价值。

这部著作王氏分别将内、外、女、幼四科编为甲、乙、丙、丁四集,"诸科皆先列通治,内、外科则晰其见症,曰上部、中部、下部,以便按部检方。女科则晰其胎前、临产、产后、乳病、癥瘕、隐疾诸证。幼科则晰其痘、疹诸证以便检阅"(《四科简效方·凡例》)。其中的外科除痈疡等病证外,"复以跌打、金刃、汤火、人物诸伤附系于后"(同上)。王氏自称这部书"所采诸方多载古书"。经初步查核其方,有一部分见于《肘后》《千金》《外台》《太平圣惠方》《圣济总录》《本草纲目》等书,但也有一些属于古方的化裁方,或王氏屡用已验之方。值得注意的是,王氏选方相当重视外治和食疗验方,竟占选方的 30% 以上。

须予指出的是,《四科简效方》另有浙湖苕南费兰舫氏的纂订本,内容较徐氏校刊本有所增删,编排亦颇不同。校刊本卷一

"内科通治"中首叙"截烟引"(有关戒鸦片烟瘾、解鸦片毒诸方),纂订本则予以删去。而纂订本的编排卷一为内科(与校刊本同),卷二为女科,卷三为儿科,费氏并将杂症、外科、急救、伤科编入卷四,与校刊本的编排有异。两种版本在分项和选方方面,也有若干不同之处。纂订本卷四后还附录了"洗衣污诸法",实不属临床医药范畴。此外,纂订本中的"子目"内容少于校刊本。选方的增删,费氏均未予表述或注明,让后人感到他有"以意纂订"的缺陷,书中还增入了个别属于迷信(如符咒等)的治法。故今后如重新排印《简效方》似仍以徐氏校刊本为宜。

《言医选评》

明末浙江名医裴一中曾撰《裴子言医》(简称《言医》),共四卷,初刊于崇祯十七年(1644)。此书不见于明清医学目录学著作著录。1959年中医研究院图书馆等单位所编《全国中医图书联合目录》中收入此书。现四川省图书馆藏有本书的初刻本,中医研究院图书馆善本书库则有清顺治刻本。

裴一中,字兆期,号复庵居士。生卒年代失于稽考。从《言医》自序中可知,裴氏出身于世医家庭,开始学医时攻读《素问》《灵枢》及诸大家著作七年整,自以为颇有心得,后来悬壶诊病经常碰到疑难或掣肘的问题,他意识到自己学识浅薄,遂进一步发奋读书,凡古今百家医书及有关著作无不锐意探求博览,几乎到了"眠食尽损"的程度。由是医术精进,活人无算,晚年始撰成此书。裴氏另撰有《裴子言药》《素灵类纂》《医林要旨》《证治汇参》《删润素问玄机原病式》等著述,惜均未获梓行。

《裴子言医》属医话著作。全书未编目录,共有184篇(段),论述包括各科临床经验之谈,和有关临床医学理论。初刊时得到当时的名流毛槐眉、金圣叹、蒋斧山、张振仲、赵声伯等的赞助或作序。在陈子遵所写序言中称,裴子业医"全活者以万计,凡黄童、白叟、绿绶、青衿无不交口而颂先生之德",在江、浙一带享有盛誉。

十九世纪著名医家王孟英曾对《言医》一书选论 50 篇(段)加以评述,后被刊入《潜斋医学丛书八种》和《潜斋医学丛书十四种》中,书名题为《言医选评》,不分卷,扉页上署名:裴兆期原著,杨素园阅定,王孟英评选。由于选论较精,颇能反映裴氏的学术经验和临床方面的重要见解,评述部分也富有参考价值。确实是一部理论密切联系医疗实践的佳作。

首先,书中记述了其独到的"药疗"观。病而服药,反映了一般最习见和常用的治疗手段。裴氏对于所谓的"药"完全不限于草本等可供煎服,或外治的药物,而是泛指一切调节或摄养机体机能的措施。他曾生动地做如下描述:"饥饱得时,饮食药也;寒温适时,衣服药也;动静有常,起居药也……知填精而不知寡欲,知养气而不知守默,知保神而不知绝虑,亦焉往而得药?《素问》医之六经也。但言顺四时、少嗜欲、节饮食,不为邪气凌犯,初未尝以药言。其五志为病者,即以五志为药。"将饮食起居、摄生以及情志的调整等与药疗的治病作用等量齐观,认为"但须知得病从何来、当从何去,便是药耳"。并据此引申,如不饥之"不食",不渴之"不饮",以至日常生活中的避风、戒酒、却暑或取暖等,均属对病之"药"或广义的药疗,其着重点在于顺应天时防病于未然,正确调节或纠正机体致病因素可能产生的危害性。这种将饮食起居、摄生与广义的药疗相结合的观点,一般不为人们所理解和注意,也往往是患者所"不自知"的,他反映了裴氏具有很强的防治观念。

其次,他在书中阐述了补虚的要领及补法时机的掌握。"虚则补之"属于对应性的证治,临床上以补气血和补脏诸法尤为常用。裴氏分析补气血的方药大多有甜腻壅膈之弊。若遇胃气弱患者,不仅难以达到预期的疗效,甚至可能产生腹胀、泄泻、呕吐、不能食等消化系统的症候。所以他认为:"补虚之最切要

者在扶胃气,胃气强则饮食进,饮食进则血气生……"他对于古
代某些偏补方剂的临床应用也有较客观的辨析。如李杲的补中
益气汤,后世医生往往不细辨方义,凡属脾虚病证,均以原方治
疗,裴一中强调此方"为脾虚中气下陷而设"。故王士雄在评选
裴氏此节时认为:"东垣此方宜名补中升气汤,若不须升陷但须
益气,何必佐以升、柴乎! 后人不明此义,因而贻误者不少。"这
是符合临床实际的经验体会。

对于临床上常见的某些内科杂病,如泄泻、痢疾、寄生虫病、
小儿疳病、黄疸、水病等,裴氏的经验是,当这些病初愈时断不可
骤服滋补之药,因为上述诸病多属湿热为患,"滋补之药乃助湿
热之尤者,骤而服之,鲜不致害"。王士雄对此略予补充,他指
出:"泻痢亦有宜滋补者,但须佐以坚阴清热之品,不可甘补腻
补。"这对临床医生如何掌握滋补的时机和某些病的具体补法
是很有启发的。

裴氏反对补剂中纯用补药,认为"凡用补药必兼泻邪,邪去
则补药得力……若专补而不知邪气之当泻,补必为害"。这是
运用补法的一个重要诀窍。如辨证"邪气"的见证不明显,亦当
略佐行气活血开胃之品,避免呆补腻膈,以致补剂不能发挥正常
应有的作用。

此外,书中还记述了他独到的经验、精辟的见解。根据《言
医》一书的具体内容,裴氏较擅长于内科杂病和妇、儿科病证。
书中列举的案例虽不多,但反映了他的临床经验十分丰富。本
书记载一例女患者,"头眩,耳鸣,肉䏌筋惕,恍惚不得寐,乍作
乍止半载矣。后乃经阻四月,小腹如怀孕,医者疑其妊而安之。
忽一日,下紫黑血少许,始识经闭,改用通经药数剂,腹不减反增
恶心呕哕,粥饮下咽旋出,咽喉焦痛,舌黑无津,众医不能解。余
诊得六脉弦细而滑,两关尤甚。曰:此顽痰闭滞,血海壅瘀,月事
乃阻耳……必以治痰为首务,遂投礞石滚痰丸八十丸,不动再投
七十丸,小腹微痛。次日又服如数,小腹痛不可忍,将夜半下如

猪肝者四、五块,每几盈尺,更下如破絮脂膜者无计,又累累若石
榴子,红白攒缀连络而下者不啻二、三斗,小腹顿平,痛亦如失。
其最异,吐痰碗许,俱如绿草汁色,口角流涎忽变为琴弦之坚。"
裴氏遂悟朱丹溪所谓的怪病"痰证十居八九"是有道理的。后
改用橘红、芩、连、枳实、半夏曲、竹沥、姜汁末以六君子汤、润下
丸调服而收功。又治一例经闭患者,"服血药过多,血不行而饮
食反减,又增寒热呕逆,医犹谓瘀血攻心,倍加峻削,病者忽发神
昏齿噤,口角流涎,状类中风,其脉伏而微,心下按之满急而有
声。曰:此痰饮也。询之乃为药所伤,非涌法不可,急取油鹅翎
探之,一涌而出酸水四、五升,随醒。先用燥湿宽中药,次与补脾
健胃,俟饮啖起居如故,始进通经丸血乃行。"上述二例闭经,前
一例从痰治获效,后一例断为药伤所致的饮证,分步骤予以治
痊,说明裴氏辨证精细,及用方之胆识过人。

　　临床医生运用方药治病,前人有所谓"王道""霸道"者。通
常认为药性平和或偏补的药物是王道药;性味偏烈或药性峻猛
者为霸道药。对于药之王、霸,裴氏认为:"药无所谓王、霸也,
用药亦无所谓王、霸也……用之者善,甘草、参、芪王也,附子、
硝、黄亦王也……是则王、霸不在药而在所用,亦不在用而在善
用与不善用……"这个见解是以实效、对证为依据,不以药性的
峻缓及药味的补泻等作用以定药物之王与霸。

　　关于对一些内科杂病的治疗,裴氏除药疗外也十分重视艾
灸的作用,甚至认为有些病证适宜于先艾灸、后服药。他说:
"举凡胸腹中有痰有饮、有积有痞,或胀或痛、或酸或嘈、或吐或
泻、时作时止,经年不瘥者,急须猛意以图全愈,毋使他日别病相
加,掣肘莫措。然其所治之法,则灼艾先而药石次……"因为这
些病证先服药容易损伤脾胃,败坏元气;而先以艾灸不会影响脾
胃和饮食,也就不至于损伤元气。王士雄认为,尤其是寒湿凝滞
的病证,更宜先借艾火以温行,这是对证良法,可供临床医生考
虑治法时的参考。

　　裴氏十分重视保全胃气,尤其是高年患者,他认为不可专攻于药而妨碍饮食。"宁可因食而废药,不可因药而废食"。对于病中、病后的饮食所伤和宜忌,也有比较符合辨证和科学性的看法。他认为,"病中固宜节食,尤宜节饮。食伤人所共知,饮伤人都不觉,不惟茶、汤、浆、酒,以及冰、泉、瓜、果之伤谓之伤饮;即服药过多,亦谓之伤饮。其见证也,轻则腹满肠鸣、为呕为吐,重则腹急如鼓、为喘为呃,甚则紧闭牙关、流涎口角、昏聩不省人事,状类中风。患此证滔滔皆是……"这种伤饮证,当前在临床上并不少见,但医者易于忽略,也难以辨识这种病证。又如患病后,应根据所患病证适当地节制饮食。但裴氏反对忌口太过,认为这样不利于病后机体的康复。

　　又如对神昏病候,医者往往强调"心藏神",认为其病原在心。裴氏发明"神昏之病原于胃,胃清神乃清";虽"曰神藏者心,而摄神者气。气出于胃,胃气不清则不能摄神归舍,而心神之昏昧也必矣"。他举出醉饮、饱食痰涎壅塞中脘、阳明内实等证加以论析,既在理论上有所发挥,又能联系临床实践,是值得我们很好学习的。

　　总之,裴一中不满足于前人已经取得的医学成就。他的《言医》学术见解独出机杼而不离于正。他还善于观察并总结一些带有规律性的现象。如儿科医生通常有以下的看法。即富家之子体质柔脆多病;贫家儿童往往体强而少病。裴氏分析小儿受病有五。一是过暖;二是过饱;三是情志上的多怒(指父母娇惯孩子任性易发脾气);四是"遏号"(即父母不让孩子号哭误以为"伤身体");五是伤于药(如无病或小病多服药)。这都是富家惯养子女所屡见不鲜的,而贫家则适得其反。所以裴氏认为"贫家有暗合养子之道",因为贫家子女受家庭经济的限制,一般不会伤于过饱过暖或过服药物,也不会娇惯、任性;且小儿阳气偏盛,最多火病,号哭正可以帮助泄火,有利于儿童保健,这也是儿科医生应予注意的。

本书赵(声伯)序称:"……裴子学贯今古,识通天人,才则仙而心则佛……诵其言皆轩岐所欲言而深悔未及,言亦诸大家所欲言而格格不能言……"考虑到《言医》的刊本不多,不易为读者所见,故作以上之简介。

《归砚录》

王士雄(1808—1866?),字孟英,幼字篯龙,晚字梦隐,自号半痴。远祖安化(今甘肃省庆阳县)人,后移于浙江盐官(海宁县西南的一个镇),清乾隆年间迁钱塘(今杭州市)定居。曾祖王学权(字秉衡)精于医,晚年撰《医学随笔》(后改名《重庆堂随笔》,刊入《潜斋医学丛书》中),书未脱稿而病故;祖父王永嘉、父亲王赪仓亦知医,曾对《医学随笔》加以整理、补充和校注。目前所见《重庆堂随笔》系由王士雄校订刊行。

道光元年(1821),士雄十三岁,父逝世,泣告其舅父俞桂庭,表明自己专志学医以济世的决心,俞听后很高兴,延请良医为师,并题其书房为"潜斋",嘱其潜心攻读,勿以内顾为忧。士雄天资聪颖,又肯刻苦钻研,日以继夜,手不释卷,学医十年,进步很快。其临证治病,殚思凝神,屡起大证,名震遐迩。道光十七年(1837),江浙一带霍乱流行,王氏遂撰《霍乱论》刊于1838年,这是他的首篇专著。此后王氏陆续撰写了不少的医学论著,其中《温热经纬》是一部温病学丛书,对后世有很大的影响。其他尚有《潜斋简效方》、《潜斋医话》、《四科简效方》、《王氏医案》(包括初编、续编、三编共十三卷)、《随息居饮食谱》、《归砚录》等。其中《归砚录》(共四卷)是中年以后的作品,反映了他不少值得重视的学术见解和临床经验,后世医家对此有较高的评价。书名为"归砚",乃王氏行医一生漂流杭州、海昌(即盐官镇)、嘉兴、上海等地,始终携砚相随故名。在《弁言》中称:"余自失怙(丧父)后即携一砚以泛于江、浮于海,荏苒三十余年。

仅载一砚归籍……游时偶有所录,渐积成卷题曰'归砚'。"本书
撰于咸丰丁巳(1857),庚申(1860)春刻竣,同治元年始行于世。
以后刊入《潜斋医学丛书十种》和《潜斋医学丛书十四种》(后者
所刊本系曹炳章据南京张树筠抄本与旧本校勘后于1918年排
印)中。论述颇广,内容丰富,书中就魏玉璜所编《续名医类案》
的分类和某些理论经验,予以剖析摘评、论其得失;并指出该书
存在芜杂繁复、内容脱漏等缺陷。还对吴鞠通《温病条辨》一些
论述提出批评。所以曹炳章认为,书"虽不分体例,然皆能发前
人所未发,悟前人所未悟,弗泥于古,弗徇于今",反映了这部著
作的特色。

1. 评述前贤,着眼于启迪后学

王氏重视前贤的学术经验,主张根据临床实践做一些研究
比较。如对章杏云《饮食辨》荷叶条下评述:"东垣诸方不论温
凉补泻,必用升、柴、苍、葛等升散之药数味,乃至治天行疙瘩、大
头证,亦用升、苍、荷叶三味为清震汤,名其病曰雷头风。升麻、
荷叶助其上盛之阳邪,苍术燥其垂竭之阴液。"对此王氏深表同
意,特录存提示读者不要为名医名方所惑。同意赵献可、黄元御
等以"扶阳抑阴"作为一种调整阴阳的治疗大法的理解,反对章
虚谷认为此法"但可以论治世,不可以论治病"的观点;同时也
指出,赵献可将温补治法体会为"扶阳"的片面性,认为这里的
阴和阳乃邪与正之喻,"扶阳抑阴"不可专借热药,提出"人身元
气犹阳也,外来邪气犹阴也。故热伤胃液,仲圣谓之无阳,医者
欲扶其阳,须充其液;欲抑其阴,须撤其热。虽急下曰存阴,而急
下者下邪也,下邪即是抑阴。存阴者,存正也,存正即是扶
阳……"在见解上高出赵氏一筹。《续名医类案》中魏玉璜认为
"伤风误表,多成劳损",王氏指出这只是一个方面,"亦有因邪
未清而误补以成劳者",申述了吴澄《不居集》中有关论点作为
补充。此外,如指出"蛇缠症"魏氏归入"奇疾门"不妥,应归属
于外科,符合一般分类法。

王氏十分推崇叶天士,"病有见证,有变证,有转证,必灼见其初,终转变胸有成竹,而后施之以方,否则以药治病,实以人试药也"的见解,反对"朝用一方,暮易一剂,而无定见"和拘泥学习古人的观点。

他对吴鞠通《温病条辨》中所提出的温病九种,认为"题旨未清",强调"至于疫证更不可与温热同治,当从吴又可、余师愚两家为正鹄。而温之为毒、为疟,乃温之节目矣,概而论之,宜乎愈辨愈不清矣"。对吴氏之"凡病温者,始于上焦在手太阴"的观点也表示反对,指出"伏气自内而发,则病起于下者有之;胃乃藏垢纳污之所,湿温疫毒病起于中者有之;暑邪夹湿者亦犯中焦。又暑属火而心为火脏……虽始上焦亦不能必其在手太阴一经也"。又举叶天士治案和尤在泾的见解,批评吴氏"太阴风温、温热、温疫、冬温,初起恶风寒者,桂枝汤主之"的治法。同时认为,温邪犯肺不一定逆传心包,对"上焦失治则传中焦,始上焦,终下焦"这种排定路径的见解提出了异议,也批评了吴氏将少阳疟列入温热病(见《温病条辨·中焦篇》)的错误。还分析了治疗下焦温病的定风珠方,认为是"一派腥浊浓腻,无病人胃弱者亦难下咽;如果厥哕欲脱而进此药,是速其危矣"。评价《温病条辨》虽取材于叶天士《临证指南》,但没有汇参《温热论》和《幼科要略》,又未以《内经》《难经》《伤寒论》诸书作为温热病溯本穷源而加以考订,对吴氏采附的温病各方,也认为有"剪裁未善,去取亦有未当"的缺点。鉴于上述原因,促使他立志编写另一部温病名著——《温热经纬》。

2. 博采诸家,充实于临床实践

王氏不仅著作等身,又是一位造诣很深的临床医学家,他不迷信前贤,善于博采诸家之长。对李东垣、朱丹溪、陈实功、赵献可、张介宾、魏玉璜、吴鞠通等名家学术经验予以评论辨析,而他在治案中有不少治法是借鉴他们的。虽然更多地批评了吴鞠通,但对《温病条辨》后三卷之"杂说""解产难""解儿难"等篇颇多推崇。治霍乱以蚕沙为主药,也是在谈《温病条辨》时从吴氏"发明蚕沙功用"的论述中得到启发的。

《归砚录》记载了当时部分名医和地方医生的宝贵经验,私淑前辈名医治法融汇于临床医案之中,正如杨素园所述"不论用补用清,悉以运枢机、通经络为妙用"。王氏指出:"缘人身气贵流行,百病皆由愆滞。苟不知此,虽药对证往往格不相入……"这种精辟的见解,对临床治病有现实指导意义。

王氏精于各科,尤长于温病与内科杂病,善于汲取诸家之长,丰富自己医疗实践。如书中所载,陆集园治寒湿咳嗽,王燮庵治痉病,《星甫野语》中的骨伤科病证,以及多种著作中所记述的疑难证、奇证等开阔了读者的视界,还记录了一则其他医书所少见的"舍症从苔"案例,如:王仲韶"于乙卯(1855)新秋陡患洞泻,数行即浑身汗出如洗,恹恹一息。星夜速余往视,脉亦沉细,身凉不热,宛似虚寒之证,惟苔色黄腻,小溲全无,乃湿热病也,与桂苓甘露饮一剂而瘳"。王氏以用药轻灵而著称,他在阜平赵功甫治小儿病方药极轻,着眼于"令其胃气足以运化药力"的启发下,认为"赵先生虽论小儿即大人之病,亦须量其胃气而后权方剂,凡脆薄之人竟与小人同视可也"。书中还引述了同乡管荣棠的疡科见解,介绍了许辛木自制消核膏以治疗瘰疬、乳核、痰注及各种结核的经验。同时,据自己临床的体会,对治疗妇女乳病,强调应用药捻的重要性。也记载了曾治危重疔毒、膀胱痈、脑疽等外科疑难病证,内治外治,择善而从,疗效卓著。此外还介绍了眼、齿诸病的治案,足见王氏对各科的治疗,均具有丰富的医疗经验。

王士雄是一位博学的名医,《归砚录》除引述不少医书和医家论述外,并加以评议阐发己见。还引述了一般罕见的《奇症汇》《医赘二笔》《蠡海集》《星甫野语》《留溪外传》《峤南杂记》《翼駉稗编》《瀛寰志略》等有关医药方面内容。因此,《归砚录》

实际上是一部见闻与各科临床密切结合的著作,这和一般摘编成册的书籍不可同日而语。

《蠢子医》

清代医家龙子章,字绘堂,原籍河南太康,后迁居项城,约诞生于嘉庆年间,卒于 1881 年。青少年时期学儒,是项城的岁贡生,精研地理学。曾一度潜心于科举,后因自身多病,其妻亦多病,遂"不得不于课读之余,兼及于岐黄"。初为自学,后得识名士晏廷予。晏氏精医,曾得名医李子振之薪传,由于当时龙子章在堪舆(地理学)方面的造诣闻名于时,晏氏对此亦颇向往,因而龙、晏二人结为至交,在学术上互相授受,各尽其传。此后龙氏又攻读了《石室秘录》等书,视野较前开阔,医术益进。后因战乱生活较不安定,加上龙氏的长子、次子相继病故,遗下的孙则由龙之章抚养教读,故当时龙氏不得不以医为生计,并将医术传其孙辈。龙氏所撰《蠢子医》一书即为诸孙习医而作。初未刊行,1936 年裘吉生将其辑入《珍本医书集成》,使此书得以传世。据龙氏自称,这部著作"……举古人方略与自己管见,率为诗歌以便诵读,使诸孙朝而诵夕而维,以及于古……"其孙龙镇川以医闻名于乡里,就是得力于这部著作。现将《蠢子医》评介如下。

1. 诊疗把握纲要,汲古出新

这是一部随编随教的中医临床启蒙读物,书分四卷,约有12 万字。卷一自"学医真诠"起,至"脉理虽足凭,间有不足凭者"共 37 论;卷二自"古今用药不同"至"养病歌"共 60 论;卷三自"调气总歌"至"治沉寒法"共 63 论;卷四自"妇人之病多于男子"至"治邪症以导痰为主"共 124 论。全书反映了龙氏平日治愈之症,及其所选用奇验之方,用歌诀夹叙的形式和浅显的文笔,编辑而成。

　　龙氏治医,主张以药性和脉理作为学医必读基础。其于临床认为"治病总要有把握、有提纲,有了把握与提纲,下笔便是方;若无把握与提纲,纵学一世亦渺茫……"为了使读者易于学习掌握临证,他归纳了五脏病证的虚实治法,所选常用药不过数十味,并指出五脏病证中的兼夹证候,实证多夹风火,虚证多夹风寒。而一般常见病证又以风、火、痰、气四者为提纲(见本书卷一"风火诸证证脉论"),为读者分析证候提供了较多见的病因、病理因素。

　　初学临证者往往不易掌握用药主治,龙氏通过丰富的医疗实践,总结出多种病理和治则所应予选用的主药。他在"治病皆有主药"中指出:火结,用大黄、枳壳、枳实;寒结,用巴豆、三棱、莪术;调气,用木香、槟榔、延胡索;顺气,用香附、乌药、腹毛;补气,用党参、炙芪、白术;破血,用桃仁、红花、赤芍;补血,用当归、川芎、生地、酒芍;补阴,用熟地、山药、萸肉;补火,用肉桂、干姜、附子;寒嗽,用麻黄、杏仁、白芥子、半夏;虚嗽,用款冬花、紫菀、百合、五味子;风痹,用川乌、草乌、桂枝、威灵仙;火痰,用川贝、蒌霜、苏子、萝卜子;虚脱,用乌梅、五倍子、龙骨、牡蛎;湿痒,用苦参、赤苓、蛇床子、白芷;风疾,用白附子、天麻、僵蚕、郁金;喉风,用桔梗、山豆根、牛子、射干;自汗,用生芪、防风、枣仁、麦皮……熟悉这一些,对初学临证者掌握主证用药甚有裨益。

　　在脉学方面,龙氏主要宗陶节庵。他对周学霆《三指禅》中论脉以"缓"字为标尤为赞赏,对程国彭所论脉之"胃""神""根"三字亦颇推崇。正因为他研究脉学注重常变,往往能据脉直言症候,洞见隐情,使病人及其家属为之叹服。书中还分析了各种"难治之脉"及"死脉",可补一般脉学著作之不足。除脉诊外,龙氏强调色脉并重,尝谓"治病先看气色,吉凶亦可预知"。他的经验是,如遇患者气色不好,"只要鼻间微含润,面上略带鲜"就是有"阳气"和有"生气"的征象,这种经验之谈于临证颇有参考价值。

在药物的具体选用方面,临床上有所谓"王道药"和"霸道药"的不同。龙氏认为"霸药"亦不可少,但须掌握好运用的时机。其孙龙镇川谓:"凡用霸道毒药,其势不得不然。非有过人之识,脉理分明,病原参透,不可妄加。至炮制药时尤要遵古今良法,百倍其功,转极毒之品成极平之性(本书卷二对大黄、马钱子、斑蝥等药制法,介绍详细而具体,特别是马钱子的制法与传统制法有异,可供借鉴),否则易致误事。"龙之章认为,对一些暴症可采用"先霸后王"的治法,"好似秦人之暴虐必得霸王之铁硬;一若平定了便须治世之曹参……"生动地将"治天下"与"治病"的原理相比喻,对读者甚有启悟。

龙氏疗病亦颇重视治胃补脾。他指出"万病皆以脾胃为主""脾胃者真气之枢纽""生化旺时病易已"。同时又指出:胃虚则"不能操纵使药行"而影响疗效。其侄龙金门指出:"篇中引《裴子言医》(明·裴一中撰)大约于脾胃有余,似不足者以通利为主;不足似有余者以补养为主。无非贯以中道则调理脾胃为医中之王道……"说明龙氏对脾胃虚实疑似症的治疗相当纯熟。

关于久病治法,龙氏强调"必须扫尽外症,方可治其根本"。久病多虚当用补法。但久病又易有滞痰、积热、结气、结血等情况,此属病之标,当先予施治,否则用补药不易见功,甚至可能产生某些变证,这无疑是属于治不如法,也是临床上虚证用补法乏效所常见的原因,学者宜予细玩。

2. 方药经验心得颇多不传之秘

裘吉生在《蠢子医·提要》中介绍称:"本书所论皆属经验之言……颇多不传之秘。用药不无峻毒,若所投的当,则效如桴鼓。观其学识诚有铃医之特长,而无铃医之庸俗。"我们在运用这些经验时,必当辨证确切,投剂合宜,而且应该有所选择,宗其法而不泥其方。否则胶柱鼓瑟,未免偾事。龙氏长于内科杂病、喉症及产科病证,现将龙氏对一些病证的治疗经验,举要加以介绍。

内科杂病中的沉寒痼冷一般不易取得速效,龙氏生平治这类病证为数甚众,他的突出经验是"治沉寒必须重加透澈药始得"。因沉寒或抑郁而产生的痿痹,局部或有结血肿硬。对于这种病证"必须苍术、麻黄之温散;必须干姜、独活之燥烈;必须川乌、草乌之峻发;必须肉桂、吴萸之辛热;必须马前、乌蛇之利窍;必须山甲、全蝎之洞穴。内用葱酒和药煎外,炒黑豆将皮贴……"如用上述方药阴寒仍未透出,则加龙氏所自拟的"紫金丹"(见《蠢子医》卷四)效验甚著。又如治吐血常不用血分药,往往根据患者的性别和虚实情况,参用温凉补泻治之。女子吐血以血结居多,宜于方内兼用桃仁、红花;男子吐血多有实火,酒制(或醋制)大黄可酌情加量。亦有吐血色紫兼血虚者,可于方中加用干姜、附子;气虚者,加参、芪、三七;吐血而兼咳嗽者,另加冬花、紫菀;吐血兼衄血,加栀子、生地、大黄。

再如本书卷四介绍"催生"用发散法,似亦不见于前贤论著。龙氏治某临产妇受风寒后气壅血滞,大搐大颤,影响正常产育。方用荆、防、苍术、麻黄、益母草、独活、川芎、当归,服药后诸症悉缓而分娩。

书中所载方剂约有三分之一较为峻猛有毒,但龙氏用之奇而能化险为夷,正所谓"用毒而反剂其平,师古而妙用其创"(见本书杨凌阁序)。

龙氏治病常用内服、外治相配合以提高疗效。他曾说:"内治外治皆要通,泥住一边便不中。"对于有些病证则单用外治法取效。曾治一大便不通患者,屡用通法不中,龙氏借鉴前贤治法,以皂角末装入竹筒中,将竹筒插入肛门内"一次便有功"。又曾治一小便不通患者,前医用攻利诸法不效,他用水银珠装入鸡翎中导入尿道内,"一滴便有功"。

此外他对上病下取、下病上取、腑病治脏、脏病治腑亦颇多临床经验。如治哕呕因于肺经壅遏者,用通腑法治之;便秘因于肺虚者,用潞党参、当归等药治之而效。

还值得一提的是,龙氏对朱震亨的调气法和张子和的攻邪法,颇有实际体验。尝谓:"治病以调气为主,即调血亦调血中之气""年老有积亦当攻伐"(俱见本书卷三)。说明龙氏善学前贤所长以丰富自己的医疗实践。

综上所述,《蠢子医》反映了龙氏对多种病证的证治经验和见解,对中医临床有较高的参考价值。但书中也有一些不足和值得商榷之处,如龙氏认为"病症皆从气运生""气运就是医道之权衡",显然带有一定的片面性。又如龙氏治喉症喜用温暖下焦之法,而临床属下焦阴寒者为数较少,如后学不慎滥用,于多数喉症则易偾事。

《存存斋医话稿》

《存存斋医话稿》为清代赵晴初所撰。赵氏好学湛思,读书、诊病或与同道切磋之余,凡见闻所及随时笔录。光绪四年(1878)秋,赵氏杜门养疴,因检旧笥得若干条,命儿子录出成帙,标其名为《医话稿》(见该书《自序》)。此书卷帙虽不全而内容丰富,言多精湛切于实用;书中还引录了一些"世少传本之书",注明出典,也是难能可贵的。现介绍如下:

1. 读书善悟,博取诸家之长

赵氏学医主要靠自学。其所以能卓然成家,与其刻苦钻研和读书善悟是分不开的,这可从《医话稿》中得到印证。柯韵伯说"气上腾便是水"。赵氏很赞赏,认为"最足玩味",因"阳气凝结,津液不得上升以致枯燥,治宜温热助阳,俾阴津上交阳位,如釜底加薪,釜中之水气上腾,而润泽有立至者;仲圣以八味肾气丸治消渴亦此义……然枯燥由于阴竭者,则是泉源既竭,必须大剂濡养频服"。赵氏受柯韵伯理论的启发,指出"枯燥"的形成有阴竭、阴凝之分,对一般医生颇有帮助。

宋代庞安常说:"人身无倒上之痰,天下无逆流之水。故善治痰者不治痰而治气,气顺则一身之津液亦随气而顺矣。"赵氏着重指出此为"治痰妙谛"并进一步阐发:"痰属湿为津液所化。盖行则为液,聚则为痰,流则为津,止则为涎。其所以流、行、聚、止者皆气为之也。"这对治痰饮屡用化痰药不效者,能开辟思路提高认识水平。

吴澄《不居集》认为"世间真虚损少,假虚损多",赵氏对此亦颇为推许。在治法上,他反对一见虚劳便印定用"滋阴降火"一法,并指出虚损病证变幻不居,变化甚多,治不如法则"不虚而做成虚,不损而做成损",以期引起医家的注意。

赵氏对前贤的治法变化与药物配伍,亦颇能悟其真髓,如大黄与桂、附同用是温下法;而"叶(天士)氏医案'痢门'姚颐真用大剂肉苁蓉配姜、附是将温下法化为温润法"。仲景泻心汤内生姜、黄连并用是苦辛开降法,而"马元仪《印机草》干姜同栝蒌用,是即苦辛开降转化为辛润开解法,栝蒌润燥开结、荡热涤痰,为胸膈热郁之圣药"。他指出"古人随证以立方,非立方以待病",方中药物"味味与病针锋相对,无滥无遗,适至其所",在"千变万化之中,具有一定不易之理,活泼圆机,有非语言文字所能解说",学者必须善于领悟,方能得其要旨。

2. 不尚空谈,介绍实践经验

赵氏不尚空谈,书中有许多内容是其经验总结。如暴厥、卒中、跌坠晕仆等急症患者体内气血扰动未安,稍一不慎即可影响预后。他的经验:"切勿张皇喧闹妄为移动以致气绝不返。总宜在原处量证设法可以得生。如闭证,宜取嚏服玉枢丹、苏合丸之类以开;虚证用炭醋熏之。或令人紧抱,以口接气,再灌以参汤、姜汤、童便之类,按此施治,俟其苏醒然后移归卧室可也。世俗不知,往往扶掖他徙,多致不救。"对于久病重症的预后,他介绍经验说:"病人大肉已脱……余每以(患者)两手大指、次指后验大肉之落(落指肌肉萎缩、枯槁之象)与不落以断病之生死,万不失一。验其大指、次指之后有肉隆起者,病纵重可医。"充实了望诊的具体内容,值得重视。

赵氏对方药的运用也有深切的体会,如"治痢疾用木香以开郁滞、升降诸药,诚为佳品。然其气香而窜,其味苦而辣,宜于实证而不宜于虚证,宜于寒湿而不宜于暑热。其有湿热黏滞,稍加木香作佐,使宣通气液,未始不可"。又如分析《医学纲目》用炭类药止血的经验:气滞者,用行气药制炭,如"香矾散"用香附醋浸一宿炒黑为炭(存性),每一两入白矾二钱,米饮空心调服;血瘀者,用行血药制炭,如"五灵脂散"用五灵脂炒令烟尽,为末,每服一钱,温酒调下;气陷者,用升气药制炭,如用荆芥炭三钱,童便调下;血热者,用凉血药制炭,如用槐耳炭研末吞服;血寒者,用温血药制炭,如"如圣散"用棕榈、乌梅各一两、干姜一两五钱并烧炭存性,为末,每服二钱,空腹时乌梅酒调下;血脱者,用涩血药制炭,用棕榈、白矾煅为末,每次二钱,酒调服。条分缕析,章法毕具,识见精到,可法可师。

针对世俗滥用单方、验方,他提出了合乎科学性的见解,认为同一种病患者的体质有强弱之分,病有深浅之别,证有寒热虚实之异,不能以一方一药统治不同的病症,"且草药之用,往往力专而性猛,药病偶或相当,其奏效甚捷;一不相当,亦祸不旋踵"。而对一些食疗验方他还是重视的。如治痰热壅盛,他吸取《幼幼集成》的经验用"雪梨汁一杯,生姜汁四分之一(杯),蜜半杯,薄荷细末一钱,和匀,器盛重汤煮一时,任意与食"。此方甘寒辛润、泄肺降痰,我曾经试用获得良效。他对《续名医类案》所载汪赤崖治"津血已枯"用猪肉、粳米、梨汁、蜜;《绛雪园古方选注》的雪羹汤;《归砚录》所载海蛇的主治功能和适应证都十分赏识,转录在《医话稿》中。

3. 精于临床,录验不忘记失

赵氏的医案著述虽未见刊行,但《医话稿》中记述的部分治例也颇能反映他组方严密、用药灵活的特点。如治族孙之妻肝风横窜经脉案,症见"周身筋脉拘挛,其脉因手腕弯曲作劲不可得,而诊神志不昏",用鸡子黄、生地、制首乌、麦冬、甘草、女贞子、茯神、牡蛎、白芍、木瓜、钩藤、络石藤、天仙藤等出入为治,八剂而愈。此方育阴平肝兼以舒筋通络,颇堪师法。又如吴渭泉大便燥结粪后便血,用豆浆冲荸荠汁、冰糖服,亦具匠心。

古今名家在毕生临床实践中也难免发生误治事件,但通常在其著述中讳莫如深。赵氏则不然,在《医话稿》中,忠实地叙述了自己的一则误治再予补救的病例,"戊辰秋初,友人陶姓以暑热证来就诊,邪热表里充斥,病势颇重,乃仿三黄石膏汤意为两解之,令服一刻。次日其兄来转方述,服药后大渴大汗,汗至床席皆淋湿。余以为邪热在阳明经白虎汤证也,竟与白虎汤一剂。隔日……病大变,身重,苔黑,如狂见鬼,大便不解,胸腹硬痛,脉沉数促涩模糊不清,时时发厥。余大骇异曰:奚至此乎?其兄曰:昨述汗流卧席,归后细询家人,乃小便非汗也。余顿足曰:误矣!误矣!小便多岂得作大汗治哉!此等重证本不能悬拟处方,况又误述乎!营热未透达,服白虎逼入血分矣。男子亦有热结血室证",遂以犀角地黄合桃核承气汤,与之药后反应甚大,但终于便解、疹透、神清。赵氏的这种严于责己、勇于认错补过和求实的精神是值得我们学习的。该书的陈锦序称:"晴初之治医也暴其短、不炫其长;幸其得、犹悔其失,粹然儒者之言。"洵非虚誉。

总之,《存存斋医话稿》是一部相当切于临床实用的医话著述,在同类医籍中堪称佳作。

《医原》

清代名医石芾南,字寿棠,又字湛棠。江苏涟水县人。世医出身(迄芾南为第七代)。从他入塾受读始,其父督学殊严,于幼年"略明句读"之时"即授以医家言,命与四子书并读……朝而儒、夕而医"。中举以后攻习岐黄、心怀济世不敢稍怠。其母体弱多病,医药不离,莳南常"与医家参以诊剂辄颇得效"(见《医原·自序》)。壮年以后医术愈精。《医原》一书则是在咸丰末年(1861)战乱的环境下编撰刊行的。所谓"医原",据石氏同里张星亘介绍:莳南平素"尝恼医家之不通儒术,率皆昧于其原,而仅逐其末。著《医原》20 篇,因病之源,探病之原,并探其原中之原……"(本书"张序")启示后人习医、治学均须探本求原。全书分上、中、下三卷共二十篇(论)。张声驰称:"其立论在先识人身内景脏腑形质、营气卫气、五行生克、百病提纲及手足各经阴阳表里之义;次及内伤、外感、儿病、女科,标本虚实,无不洞悉原委,深中病机……"(本书光绪刊本"张序")

一、学术理论上的继承和发挥

石氏治学重视基础理论。从《医原》"自序"中可知,莳南家学渊源,善于融会诸家之长,并有不少个人的学术见解,甚至还吸取了当时传入我国的泰西医学(如对血循环的认识,对经络与血脉之间关系的理解……)。书中较充分地体现了他具有博取、融会和善悟的特色。

1. 辨析真阴、真阳

在阴阳学说中,石氏尤为重视在生理和病理上的相互关联。他在本书卷上"阴阳互根论"中说:"阴承阳,阳统阴。阳气一分不到即病,阳气一分不尽不死人,自当以阳气为重。阴气亦重何也?人事与病多致阴伤者也。经云:静则神藏,动则消亡,日用操劳皆动机也。动则所生之少,不敌所耗之多。病亦动机也,动则六气皆从火化,化火则必伤阴,则又当以阴气为重……"启示读者须懂得"水足气始旺""油足火始明"之理。着重阐明"气为血帅,血又为气航,此阳统阴而基于阴之理"。同时指出,阳气贵于勿失"流行之机",阴气贵于勿失"安养之义"。而此处的阳和阴系指真阳和真阴,不能理解为亢阳和浊阴。正因为如此,他在"阴阳治法大要论"中说:"……丹溪发补阴之论,补阴正所以济阳也……先哲发扶阳之论,扶阳正所以济阴也。"这体现了他对阴阳具有整体和辩证的理解。联系到心和肾,石氏认为:心属火,心中有血是即"火中有真阴";肾属水,肾中有气,是为"水中有真阳"。正因为如此,"故心火随真阴下降,以交于肾水……肾水随真阳上升,以交于心火"。这对"心肾水火既济"的生理作了生动的阐述,并对"真阴""真阳"的含义有所补阐。

2. 燥、湿不出阴阳

《医原》卷上"五行生克论"谓:"……水、火二气为五行之生成,燥、湿二气为百病之提纲。"所谓燥气和湿气,《医原》对此有广义的理解。其中既有时行之气(包括疫疠之气)又有非时之偏气(如六淫偏胜等),而风、寒、暑、火诸气均能生化为燥、湿二气。联系到人体湿属阴,燥属阳,体内阴阳变化大致反映了燥和湿的病理实质。故石氏在"百病提纲论"中提出:"外感百病不外燥、湿二气……内伤千变万化而推致病之由,亦只此燥、湿两端大道,原不外一阴一阳也。"因此石氏所谓的"燥"与"湿"既有外感六气中燥、湿及其兼邪如风燥、暑燥、凉燥、寒燥,风湿、暑湿、寒湿等病证,亦包括体内阳虚、失于健运所致之内湿和气血结滞、营运不周所致之内燥病证。他在分析人体气血、阴阳病理时,并指出有"始也病湿,继则湿又化燥"或"始也病燥,继则燥又夹湿"以及"因燥化湿""因湿化燥"等多种复杂的病理情况,故在施治时必当审慎权衡,溯因求本。

3. 诊法精论

石氏于诊法有较高的造诣和实际体验。如"望神",他强调须"以我(医生)之神会彼(患者)之神",因为"人之神气栖于二目,而历乎百体,尤必统百体察之"。亦即医者宜清心宁神,对患者进行"望神",并须结合整体的观察。他对《内经》的色诊、张仲景的望诊、叶天士有关温热病和杂病的察舌等法,能结合个人闻见、经验予以发挥。在问诊方面,石氏主张"详诘",认为当"就其见证审其病因,方得轩岐治病求本之旨"。至于问诊之要,除"十问"外,他强调"先问其人之平昔有无宿疾",重视既病史;并在问诊中兼及情志、病因、见证、变证等内容。至于切脉,石氏善于分析脉之常变。他还十分欣赏余春山氏所主张的"刚、柔、圆、遏、神、气"六字看脉法。并以此六字为纲,诸脉为目,使脉诊由博返约、纲举目张。所谓刚脉,指弦、紧、牢、革、动、涩诸脉;柔脉,指濡、缓、滥、滑、微、细诸脉;"遏"为病邪遏伏所现之脉;"圆"乃气血通调之脉;至于脉之"神"和"气"则心肺主之,盖"心主神,肺主气",心肺有病,势必影响脉之神与气。此六字看法与一般脉诊专著论脉颇有不同,值得进一步研究。

二、临证识见及证治活法

石氏精于临证,善于吸取先贤有效治法。他辨析因证每有卓见,尤精于内科杂病中的内伤病证湿气、燥气诸证。于女科、儿科、伤寒等亦颇有心得。

1. 内伤治法大要

凡内伤病证,大多有脾肾虚的证候。前贤或主张以补肾为主,或主张以补脾为主。石氏认为,补脾补肾两不相碍。但在补法的用药方面始终抓住一个"润"字。他说:"凡清润、温润、平润而味甘者,皆能补肾中之脾胃。"之所以强调"润"治,他指出:"人有液则长濡而不燥。欲作长明灯,须识添油法……此治内伤之大法也。"同时指出清心寡欲的重要性,"盖寡欲则心虚,虚则灵,灵则生神,神生气,气生精,精生形。本先天之真阳以复后天之真阴,盖返还之道也"(卷中"内伤大要论")。如能认真力行,有助于形与神交,坎离既济,百脉通调。并须避免七情怫郁和悲忧思虑过度,否则易致脏气郁结,百病丛生。

2. 湿气病证论治

临床上所见的湿病是相当多的。湿病在伤人和发病方面有它一定的特点。石氏指出:"湿伤人隐而缓,隐则莫见而受之也深,缓则不觉而发之也迟。"在湿病中兼寒、兼热的情况相当多见。寒湿可以渐化为湿热,而湿热又须进一步加以辨析。他着重指出,"湿热为病,湿与热犹分为二",而"湿温"病之湿与热则系"湿中有热,热中有湿,浊热黏腻,故谓之温"(卷中"湿气论")。故在治疗方面须分清其属于本气,抑或化气、分邪或合邪、外感与内伤等不同情况而定。石氏分析温病夹湿诸证,及伏暑晚发、暑湿、疟、痢等病证甚详。如列述湿温症现"大便溏而不爽,或濡泻者,治以轻开肺气为主⋯⋯湿气弥漫,本无形质,宜用体轻而味淡者治之。辛如杏仁、蔻仁、半夏、厚朴、藿梗;淡如苡仁、通草、茯苓、泽泻之类。启上闸开支河,寻湿下行以为出路。湿去气通,布津于外,自然汗解⋯⋯"(卷中"湿气论")。在治法上,吸取吴鞠通治湿温类似病证的大法,但其立方之义理和方治之灵巧,显示其在临床医学方面的深厚根底。

石氏并以湿气兼邪为病,阐析多种温病和杂病证治。特别是相类似病证的病理和鉴别诊断论述相当扼要,有助于读者掌握湿气类疾患的证治要领。

3. 燥气病证论治

燥分外感和内伤,"邵新甫曰:外感之燥首伤上焦气分,气分失治则延及血分。内伤之燥乃人之本病,由于精血下夺而成;或因偏饵燥药所致。病从下焦阴分先起,下焦失治则槁及于上,喘咳、痿厥、三消、噎膈之萌总由乎此。治法:外感之燥,津液结于上而为患者,结者必使其开解,非辛润流利气机不可;内伤之燥津液竭于下而为患者,竭者必使之复盈,非柔润静药及血肉有情者以滋填之不可。大抵是病用药最忌者苦涩,最善者甘柔,此其大要也。"(卷下"燥气论")

至于变法,在燥病范围内宜根据不同的兼邪予以斟酌处理。石氏所谓"病有风燥、寒燥、暑燥、燥火、燥郁夹湿之分;药有辛润、温润、清润、咸润、燥润兼施之别"。同时认为:"燥邪初起,在未化热时,宜用辛润开达气机,如杏仁、牛蒡、桔梗之属;兼寒加以温润,如豆豉、前胡、姜、葱之类;邪机闭遏加以通润,如白芥子、细辛之类;咳嗽不止,胸前懑闷,如苏子、紫菀、百部之类。辛中带润自不伤津,且辛润又能行水,燥夹湿者宜之;辛润又能开闭,内外闭遏者宜之。其里气不和者,佐以栝蒌皮、鲜薤白之类,辛滑流利气机,气机一通,大便自解。浊邪解而清邪失所依附,亦必化汗而解……"书中辨析燥气诸病的理法,相当简要,切于实用,颇堪师法。

由于燥气病证,如皮肤皲裂(外燥)、精血枯涸(内燥)、咽鼻干疼(上燥)、便溺闭结(下燥)、手足痿(燥而兼热)、痛、痉(燥而化风)、颠狂(实而燥热)、劳咳(虚而燥热)、停痰、停饮(燥伤肺津)、噎膈(燥中夹湿)等在临床上相当多见,故石氏明示:"治燥之法当观釜沸之理,譬诸汤气,譬诸火。若火猛汤沸而为实邪,则当沃薪灭焰,使不涸竭。张太守(仲景)所谓,急下阳明以存津液此也;若沸久将干,则又当益水胜火,使不上僭,王太仆(冰)所谓'壮水之主以制阳光'此也。"向读者交代了燥证的两种常用治法,一急一缓,一泻一补,随证而异。

此外,石氏用苁蓉、枸杞、熟地、阿胶、玉竹、鹿角胶、菟丝子等药治疗因血虚发痉、妄治而虚甚者,此属温润、甘润治法。又如"《伤寒论》云:脉浮自汗,心烦恶寒而脚挛急,知痉之将作,与以桂枝汤则厥,与芍药甘草汤则其脚自伸。甘草甘以缓急,芍药微润、微苦治燥而不腻邪"(以上均见卷下"燥气论")。分析石氏治燥大法,也确实受到仲景方治的启发。故于燥证证治从理论上能揉合经旨,在实践方面又能推陈出新,对后学掌握治燥要旨极有助益。

4. 重视并擅于调经

对于女科病证,中医历来注重调经。石氏也不例外,并对"首重调经"当从何处着手及调经诸法,作了精辟的阐析。他说:"欲调其所不调,必推其所以不调之源,从而调之,而经始调。"他进一步指出,一般方书的调经方大多用行气破血之品,但患者多有气血不足,即便症现实象,亦良由气血不足、邪气袭凑所致。而行气破血往往重伤气血,从根本上不能起到调经的作用。故石氏调经每着眼于气血不足，如女子多郁则兼开郁，"必用微辛微润诸品，得春和之气，寓生发之机，乃能畅达气机"。又如世医对月经不调，或有拘执"先期为热、后期为寒"之说者，石氏认为亦不尽然，必当整体地加以酌辨而定。如气虚者由于脾失健运、食少化迟，若气不摄血，亦可表现为经行先期或崩漏，或气不化血则现血少、月经后期，但"色必淡红，无胀无痛，法宜归脾一类以补气血生化之源"。血虚者易有肝阳内炽或血热妄行表现，为经行先期，或崩漏，亦可因于血虚留滞，使经行后期，或见小腹胀痛，"法宜滋燥养营为主"（以上见卷三"女科论"）。由此可见，石氏调经，必究月经不调之源，结合病理和兼证的不同加以分别处理，此属求本治法。

5. 小儿"存阴"为第一义

石氏于儿科病证强调"存阴"的重要性，《医原》卷下"儿科论"指出："小儿……尤当以存阴为第一义。"存阴不同于补阴，小儿较易伤阴。石氏认为："凡辛燥升散、温燥、苦涩、消导皆是耗伤阴液之药，往往阴液被伤，肝风内动，鼓痰上升，血不荣筋，筋急拘挛，致成痉瘫。"由于小儿稚阳未充，苦寒药易伐生生之气，苦味又易化燥伤阴，故小儿一般病证当予禁用或慎用。

6. 疏方中的要领

石氏疏方注意方药中的开、合、升、降，阴阳相须。特别是有关湿病、燥病的用药要点，书中有简要的论述。石氏称："用药治病，升必少佐以降，降必少佐以升。或正佐以成辅助之功，或反佐以作向导之用，阴阳相须之道有如此者。燥病治以润，不妨佐以微苦，以微苦属火，火能胜金也；湿病治以燥，不如治以淡，以淡味得天之燥气，功专渗湿也。"（卷三"用药大要论"）细玩此段，石氏所论思路活泼，能用辩证的观点阐析医理，在临床运用方面也符合实际要求。当然用润法治燥病、以燥法治湿病，又有多种用法。如医者对于药物之性味、功能、主治不甚了了，则难以真正领会石氏所论"用药大要"。

此外,石氏对于仲景《伤寒论》的学习颇能提其纲要。他说:"是书当分两大段看法。其前一段为表寒而作,寒为天地燥结之气,燥故化火也速;寒气从外收敛,缚束气机津液不行,故停湿者多;后一段为里寒而作,里寒或由外直中于内,或虚则寒自内生,总不外脾肾阳虚。阳虚则不独不能御寒,而且脾阳虚则不能散精,肾阳虚则不能行水。不能散精行水,故化湿者多、化火者少。"石氏所谓,"前一段"系指三阳病;"后一段"则为三阴病。他对于伤寒六经病证是着重从病因、病理、脏腑学说进行综合分析的。他主张学《伤寒论》当须撷要明理,执简驭繁。

综上所述,《医原》是一部理论性较强,并有丰富临床经验和学术见解的好书,值得我们进一步加以研读。

《医门补要》

赵濂,字竹泉,江苏京口(今镇江市)人。清代同治、光绪年间以医闻名于时,撰有《医门补要》、《伤科大成》(1891)、《内外验方》和《青囊立效方》等书,其中《医门补要》是他的主要著作。他学医阶段攻读了《内经》《难经》《伤寒杂病论》《千金方》《外台秘要》等古典医籍,以及金元和金元以后的临床主要流派的著作。擅长诊法,精于望诊和切脉。临床通治各科病证,其中外科曾得专科有经验医生的指导,传授成效尤为显著。在治法方面,赵氏既熟悉古法,又能突破陈规,善于变通和创新。生平重视外科病证的手术治疗,亦常运用外治法及民间验方,治病每多奇效。

赵濂通过多年的学习和医疗实践,认真总结了个人学习心得和临床体会。他在《医门补要·自序》中说:"医贵乎精,学贵乎博,识贵乎卓,心贵乎虚,业贵乎专,言贵乎显,法贵乎活,方贵乎纯,治贵乎巧,效贵乎捷。知乎此,则医之能事毕矣。"由此可知,赵氏学医的目的性十分明确。他为人谦虚好学,对自己的要求相当严格,在技术上精益求精,讲求实效速效,并注意用浅显的文字交流学术经验。这短短的四十个字,体现了他认真的治学态度和精辟的见解。

《医门补要》初刊于 1883 年,共三卷。卷上、卷中为"医法补要",以外科病证为重点,介绍作者对各科病证的诊治经验,并附应用诸方。卷下"见症实录",记述了赵濂所经治的各科病证,共 195 案例。赵氏医案具备两大特点:一是实事求是的科学态度,对各种疑难病症,治好了如实报道,治疗无效或死亡者亦不回避地提供给后人研究分析;二是医案以证治为重点,文字比较简练。综观全书,是一部以外科病证证治为主的临床综合性医著,现择要介绍如下:

1. 金属拔脓管

以薄铜片卷成如象牙筷那样粗细的管子,长两寸余,"要中空似细竹,紧焊其缝,一头剁平,一头剁斜尖式。用时要尖头插患孔内,少顷则脓自管中射出如箭"(本书"卷上")。这种拔脓管子,物体虽小,形似平常,但对外科病证的脓液引流是一个不小的改进。

2. 痔漏挂线法

"用细铜针穿药线,右手持针插入漏管内,左手执粗骨针(要圆秃头,镌深长槽一条,以便引针)揙入肛门内,钩出针头与药线打一抽箍结,逐渐抽紧加钮扣系药线梢,坠之七日,管豁开掺生肌药,一月收口"(本书"卷中")。赵氏的挂线疗法,不仅在文字表达方面较以前的外科专著显得明白易晓,其粗骨针的制法亦颇具特色。目前对于痔漏的治疗,"挂线"仍属常用有效的治法。

3. 铁针入肉治法

赵氏指出,如果铁针误戳入肌肉内,往往深入进去以至外面摸不到,使人不知所措。可"先将手指在戳处四边,轻轻按摩,然后以顶上灵磁石,对所摩处缓缓吸之;再以手指捺针之所在,其戳处必硬,以左手指摄针之肉,右手用刀剐开一口,钳出其针后,以长肉药收口"(本书"卷中")。用吸铁石帮助检查异物铁针所在,这是赵氏联系临床实际的一个小创造。书中还介绍了铁钩入肛门的治法,对读者也颇有启发。

4. 疔毒走黄的治疗

所谓疔毒走黄,是指因疔疮失治造成的败血症。本书介绍了作者治疗这种病症的效方,颇有精义。方药组成如下:野菊花、没药、牡蛎粉、牛蒡子、金银花、紫花地丁、皂角刺、僵蚕、草河车、蒲公英、连翘,以绿豆包煎为引。笔者过去在临床上也曾试用过,对于早期患者确有良效。一天吃两剂,每隔4小时服一次,特别是一些青、链霉素过敏或无效的病例,不妨试服。

5. 先天性肛门闭锁的治法

"一女孩生下无肛门,先用药线,穿挂肛上皮,四日吊豁,随以钹刀挑破肛之正门,外用细木尖、长寸许裹以薄棉插入刀口,三日使皮肉不得复连,乃成完人矣"(本书"卷中")。从这一例的治法可以看出,赵氏是一位善于琢磨新疗法的医家,他用细木尖裹以薄棉插入刀口的措施,说明他在施术时密切注意到术后粘连等问题,并能予以妥善解决,是难能可贵的。

6. 尿道扩张术

"一人龟头忽生皮,包住只一线之孔通马口(尿道口),小便极难,用细鹅毛管寸许插入孔内后,渐换粗毛管插之,外以布袋套住玉茎,欲溺去之,溺过仍然包插,久久其孔可宽,小便自畅"(本书"卷下")。我国早在公元七世纪中期,唐代《千金要方》中,已有用葱叶尖导尿的记载,但像赵氏用鹅毛管由细渐粗主动地扩张尿道,以治疗由于多种原因引起的尿道狭窄、尿潴留,体现了治法上的变化与发展。

此外,本书还列述阴囊积水、化脓的刀针法、动脉出血的"止血涌射法"、阴疽坚硬难消的药熨法等,均不见于赵濂以前的外科专著。卷下并记载了一些恶性肿瘤病例,如舌癌、阴茎癌等,溯因述症,提示这些病症预后不良。值得一提的是,卷下还报道了一例罕见的无脉症,为我国研究此病的疾病史增添了富有价值的一页。

综上所述,赵濂在医学上(特别是中医外科)是取得显著成就的。与他同时期的名医马培之,在看了《医门补要》一书后,表彰赵濂能"撷经之腴,搜方之秘"。而且他的书文字浅显,通俗易懂,亦即马氏所谓"如诵白香山诗,老妪都能解说"(《医门补要·马序》)。我们认为,《医门补要》是一部临床有价值的近代著作,其中的治法和病案,对当前亦有相当的参考价值。

<h2 style="text-align:center">《揣摩有得集》</h2>

清代临床医学家张朝震,字东川,河南省渑池县人。生卒年代失于稽考,约诞生于十九世纪三十到四十年代(道光年间)。少年时期初攻儒学,及至弱冠开始对医学产生兴趣。他放弃一般青年人所向往的考举活动,发奋研读古典中医名著,并泛览历代方书。虽然缺乏名师指导,但由于刻苦学习,很有心得。特别是在临床方面,由于他对医术的精益求精,不少危重怪症往往应手而愈。

张朝震平日淡泊寡言,不求名利。他在中年以后,去山西潞城,光绪十一年(1885)主管潞城捕廉(侦访、稽查工作),公余为人治病。卸任后曾到过上党郡为其友人上党郡守刘鼎新所延留,后出示所撰《揣摩有得集》一卷,卷帙虽少,然皆张氏"三十年历经亲验之方",是作者临证苦心揣摩、研求医理之结晶。光绪十四年(1888)在刘鼎新的赞助下,此书刊行问世。

张氏之所以能取得较高的临床疗效,是由于刻苦钻研,临证善学古人而又不泥信古说。他不以空泛的说教误人,立方遣药以实效为基础。他曾对刘鼎新说:"读古人医书当融会其理,理既悟然后察地气之燥湿,酌时令之寒燠,审病体之强弱,随证施药,不可拘古人成迹。"所订治疗方剂几乎很少能找到他抄袭古方的痕迹。而据证所拟诸方,又多属配伍精当,有一定法度;对处方中药物的炮制和服用法等方面,也有较严格的要求。这部《揣摩有得集》,记录了张朝震所治幼科、女科、男科杂证共 90余方,详其主治及服用法,是一本有实际临床参考价值的医方著作。兹将此书的临床用方选介如下。

一、小儿科

据刘氏序言称,张朝震于临床各科"尤精小儿科"。他对初生幼儿诸病的治疗主张以和中养脾为主,切忌用攻下或凉散的药物以致元气伤损。对乳食婴孩及稍长幼儿诸证强调辨证明细,以症查方,避免误诊误治。张氏介绍了小儿脾胃病症、急慢惊风、咳嗽、脾疳、脐风、胎毒、感冒、伤乳、小儿虚热、自汗、盗汗、夜啼、痢疾、麻疹等多种儿科常见病的治疗方剂,其中以下诸方似更切于实用。

1. 面色白瘦散:治小儿气虚体弱,火不生土,脾肺不足,面色苍白泛青,脾寒泄泻。组成为:小米锅巴四两,蔻米(研)、砂仁(炒)各五钱,莲肉(炒)二两,扁豆(炒)一两。共研细末,用红糖和成块,每天早晚服二钱,开水送下。

2. 加减平胃散:治小儿头热、手热、手心干热,内积有食,外受感冒。组成为:扁豆(炒)、苍术(炒)、归身、槟榔各一钱,蔻米(研)、川朴(炒)、酒芩(炒)、苏梗各三分,炙草四分,姜一片,水煎服。

3. 调中汤:治小儿伤乳食泻后脾胃虚哕、吐泻。组成为:潞参、白术(炒)各一钱半,云苓一钱,炮姜、炙草、蔻米(研)各五分,砂仁(炒)八分,木香一分,官桂、扁豆(炒)各一钱。水煎服。

4. 温中汤:治小儿体弱脾胃虚寒,吐泻面色青白。组成为:潞参、白术(炒)各一钱半,炮姜、炙草、蔻米(研)各五分,公丁香一分。水煎温服。

5. 助胃汤:治小儿脾胃虚寒以致吐泻,饮食不化。方药组成为:潞参、白术(炒)各一钱半,云苓、山药(炒)、砂仁各一钱,炙草五分,公丁香、木香、蔻米(研)、肉蔻(煨)各三分。水煎服。

6. 痢疾奇方:治小儿一切暑热痢疾,或红或白,或兼呕不食。组成为:扁豆(炒)一钱半,当归身、青皮、白芍(炒)、槟榔、黄芩、川朴(炒)、半夏、地榆(炒)、滑石、生草各五分,焦楂一钱,姜连三分,木香二钱。水煎,冲入红白糖三钱服。

从上述诸方可以大致看出,张氏治小儿病证十分重视调理脾胃的功能,所拟温养脾胃的方药根据幼儿脾胃"全而未壮"的特点,反对峻补、腻补。处方主治明确,配伍精契,于温养脾胃的同时,注意和中行气,或驱除积滞,即便是"痢疾奇方",亦配以健脾、和中、降逆之品,立方颇有深意。

二、女科

本书的女科病证较少,计有月经不调、血崩、产后诸病、带下等。现介绍以下四方及其主治。

1. 补中归脾汤:治妇女一切血崩。组成为:生芪、潞参各五钱,归身炭、白芍炭、白术(土炒黑)各三钱,姜炭五分,胶珠二钱,乌梅炭、芥穗(炒黑)各一钱半,生草八分。童便、水、黄酒煎服。

2. 大健脾汤:治妇人产后泄泻。组成为:潞参一两,白术(土炒)、山药(炒)、扁豆(炒)各五钱,诃子肉(炒)、龙骨(煅)各三钱,姜炭、乌梅炭、肉蔻、云苓、砂仁(炒)各一钱,大枣一枚引。水煎服。

3. 补气和中汤:治妇人产后痢疾。组成为:生芪五钱,洋参、青皮(炒)、石莲子(炒)、乌梅炭各一钱,归身(土炒)、扁豆(炒)、焦楂各三钱,白芍、法夏各一钱半,生草六分,川朴(炒)五分,木香三分。水煎,冲入红白糖五钱,温服。

4. 产后久痢方:生芪、潞参各三钱,白术(炒)、山药(炒)、扁豆(炒)各二钱,砂仁(炒)、诃子肉(炒)、莲肉、焦楂各一钱半,归身五钱(土炒),乌梅(炒)、炙草各一钱。

上述四方中,补中归脾汤我曾用以治青春期子宫功能性出血,临床证候或崩成漏,伴有中虚见证尤宜。但生芪用量宜加倍,血止数日后,改用补中益气汤加减颇有效验。

又产后痢疾和产后泄泻,俱忌用攻下凉药。上述治泄泻、痢疾诸方均能结合产后病理特点疏方,或照顾气阴、调中健脾,或养血行气止泄,疗痢因人制宜。其中"产后久痢方"于补中益气、健脾涩肠的同时,重用当归身养血,说明产后久痢,在治痢的同时必须注意气血调补,作为重要的辅佐治则。

三、男科杂病

张氏所说的"男科杂病",以内科病证(如痢疾、遗精、吐血、便秘、咳嗽、臌症、水肿、鹤膝风、霍乱……)为主,尚包括牙痛、目翳、鼻衄、咽喉肿毒、疔毒、痔漏、黄水疮、瘰疬、刀伤、跌打损伤等属于口腔、五官、外科、伤科等多种病证。现选介以下数方。

1. 润肠煎:治一切大便干结,或年老久病之人,气虚血亏不能生液而致大便燥结。方药组成为:生芪一两,当归、大麻仁(炒)各五钱,肉苁蓉(洗净)一钱半,郁李仁三钱,胡桃(带皮打碎)一枚。水煎服。

2. 健脾温中丸:治年老天凉咳嗽,或久病气虚咳嗽,脾胃虚寒者尤宜。组成为:潞参二两,白术(土炒)、杏仁(炒)、法夏、归身各一两,炮姜、附子、橘红、川芎(炒)、炙草、上元桂各五钱,紫菀(炙)八钱。共研细末,炼蜜为丸,如梧桐子大,每天早晚开水送下三钱。

3. 久痢除根方:凡脏腑虚寒,人偶得暑热痢病,误服凉下太过之药,使脾胃受伤,日久不能除根者宜。组成为:潞参五钱,白术(土炒)、山药(炒)、薏米(炒)、芡实(炒)各三钱,砂仁(炒)一钱,神曲(炒)、麦芽(炒)各一钱半,姜炭五分,扁豆(炒)、桑螵蛸(盐水炒)各二钱,覆盆子(盐水炒)五钱。水煎服。

4. 流鼻血方:泽兰六钱,生地、熟地、归身炭(土炒)各五钱,荷叶为引。水煎服。

　　上述四方,润肠煎师李东垣润肠丸方意,但方药组成大不相同,具有润便通结、兼补气血的作用。方中用归、芪、苁蓉、胡桃肉,尤宜于高年气阴不足便结患者。张氏用健脾温中丸治疗年老感寒,或久病气虚所致之咳嗽,内有温补脾肾之剂,寓有补土生金、扶正固元之意;如属新感风寒当非所宜。"久痢除根方"除一般健脾调中诸药外,妙用桑螵蛸、覆盆子(俱用盐水炒)二药以温摄肾气,因为久痢脾肾俱虚不耐苦寒之品,此方药性平和、照顾全面而较少流弊。"流鼻血方"功能养阴止衄,组方稳妥,切于实用,可治一般鼻衄患者。

　　《揣摩有得集》自光绪年间刊刻后,1936年由上海中医书局重予出版,扉页书名由先师秦伯未先生题署,新中国成立后中医书局又予印行,现已稀见,个人认为很有重予排印的价值,爰作简介如上。

下 编

医 话 篇

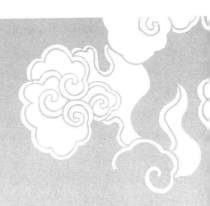

一、观 书 有 感

编写《中医临床文献学》的初步设想

就我工作的单位——中国医史文献研究所从事文献研究的工作而言,主要有两个重点,一是基础文献(包括中医文献的基础理论,医学典籍研究,出土帛书、竹简和医药文物研究等),二是中医临床(包括临床各科)文献研究,我比较偏重于这方面的研究。鉴于当前中医药主管部门提出要加强中医药文献整理研究,我认为在数年内组织人员编写一部《中医临床文献学》是十分必要的,也是与文献研究密切结合临床医学、扩大临床医师的古代医籍诊疗知识和进一步提高临床疗效息息相关的,它反映了时代的需求。

过去中医学术临床界的专家们所编写的临床著作为数较多,但文献与临床医学结合与融会程度不够理想,或文献的涉猎面不广(有些著作所反映的只是一家之言,虽有不可忽视的学术临床价值,其"局限性"亦较明显),难以反映学术临床的全貌。近几年中,如能组织编写一部《中医临床文献学》,可以促使文献整理研究与临床医学的加深融会,进一步提高各科临床(包括专科、专病)的学术水平。

关于《中医临床文献学》的内容,我不成熟的看法是,首先在此书的"前言"中,应明确提出,占中医文献总数80%以上的"中医临床文献"是文献学科的主体部分,是古籍文献与临床医学密切联系、直接为诊疗服务的学术精粹,又是当前中医药继承与发展的学术核心。对此进行系统、深入的整理研究和总结，有利于开拓、弘扬中医药学，有利于提高临床各科学术与诊疗的水平。同时，须纲领性地提示并表述全书（包括总论、各论等内容）的框架、结构，阐明全书的编写思路与方法。

敝见认为，该书的总论大致应包括以下内容。首先应阐述什么是中医临床文献学。介绍中医临床文献的范畴与类别（如各科临床及专病著作，方书、药物著作，综合性医书，医案、医话、医论著作，诊法、治法的文献著述等），还应列述各科临床医学的发展概况等，并宜提示或归纳古今中医药文献在各临床学科中的主要贡献，如《黄帝内经》中的丰富诊疗内容，《史记》中记述扁鹊、仓公如何诊治病证的经验，我国临床医学奠基人——东汉·张仲景《伤寒杂病论》（后世将之分为《伤寒论》和《金匮要略》二书）对中医临床医学的重大贡献，华佗的医学成就，王叔和《脉经》中的脉学精华，皇甫谧高水平的针灸奠基典籍——《针灸甲乙经》，我国早期实用性很强的方书名著——葛洪《肘后方》，以及隋唐时期巢元方的《诸病源候论》，孙思邈的《备急千金要方》《千金翼方》，王焘《外台秘要》等书。

还有一些早期的临床专科著作，如南齐·龚庆宣整理的外科早期名著《刘涓子鬼遗方》，唐·蔺道人骨伤科专著——《仙授理伤续断秘方》。宋代众多的方书名著，妇、儿科代表性名著（如宋·陈自明《妇人大全良方》、钱乙《小儿药证直诀》）。金元四大家代表性名著（包括刘完素《素问玄机原病式》《素问病机气宜保命集》《宣明论方》等，张从正《儒门事亲》，李杲《脾胃论》《内外伤辨惑论》《兰室秘藏》等，朱丹溪《格致余论》《局方发挥》以及后人整理的《丹溪心法》等书）。明清有代表性的医家名著，如享誉世界的药物、博物学名著——《本草纲目》，在此期间的临床各科的分类著作亦显著增多，晚明迄于清代的温病、瘟疫著作（如吴又可《温疫论》、叶天士《温热论》、薛生白《湿热条辨》、吴鞠通《温病条辨》、王孟英《温热经纬》等），还有晚清一些中西医汇通名著,并须针对近现代中医名家名著予以撷要阐介。再有,在"总论"撰述中,尚须从总体上联系各科古今文献,介绍我国传统医学丰富的治法,通过对上述重要医家和名著的研究,着重阐论中医临床医学的精粹内涵和发展前景。

《中医临床文献学》的"各论",主要介绍临床各科的医学论著,但先宜泛论我国历代丰富多彩、不同学术临床流派的诊疗学术经验,提示其中的重要内涵,并须将继承与发展的脉络理清楚,专论尤宜突出重点。各论的重点是介绍各科临床名著。在临床名著的分类方面,主要根据《全国中医图书联合目录》(中医古籍出版社出版)。至于临床文献的类别,初步考虑分为以下 12 类:1. 诊法专著;2. 伤寒温病专著;3. 内科杂病专著;4. 妇产科专著;5. 儿科专著;6. 外科骨伤科专著;7. 五官科专著;8. 专病论治;9. 针灸推拿专著;10. 医案医话医论专著;11. 本草专著;12. 方书专著。各类书的选书标准,主要掌握须选取学术临床价值高、影响较为深广的名著,至于选书的多少,则根据各类图书具体情况而定。举例而言,我们所列的妇产科专著,可介绍 5~6 种代表性名著,再介绍其他名著约 20 种,其中代表性名著写 1 000~2 000 字即可,其他名著写 300~600 字。

撰述上述各类与临床医学关系密切的名著,须与其他辞书或著作中相同辞目的写法有些不同,这里所说的"不同"是《中医临床文献学》更应突出所撰介医籍的诊疗内容的特色,或突出原著名家独到的学术临床经验,及其在诊治中的一些代表性名方。我不成熟的看法是,有些类别的名著,可相对介绍得多一些(如各科临床医著、方书、医案医话类等)。我初步估计,此书的编成需 40 万~50 万字,由于医学文献与临床的融会、结合,其参阅性和学术临床价值,一定会受到医学界的广泛重视。

(刊载于《中医文献杂志》2002 年第 3 期)

为有源头活水来

2011 年 1 月，我在《中国中医基础医学杂志》发表了一篇论文——《试论中医学术流派中的"主心骨"》，其中引述清代王翰臣《万全备急方》中的一段话，他说医生诊病、立方、用药，能"神而明之者，则长沙、河间、东垣、丹溪诸大家"。清代最著名的临床家叶天士，也是以"四大家"的学术临床作为他临证处方的主线和指导要法。难能可贵的是，叶天士临证又不拘泥于"四大家"，而是博取历代名医诸家之长，同时又积累了个人的学术经验。所以我们既要学习具有代表性的名医流派和医著的学术经验，又要博取诸家之长。在 1960—1961 年间，我诊疗了大量流行性病毒性肝炎患者，起初用柴胡疏肝散加减施治，结果是有效、有不效，令人不太满意。后来我就此问题专门写信请教秦伯未先生，他复函中让我查看清代魏之琇《续名医类案》中的医案，其中治疗"肝燥胁痛"用的是一贯煎方。后来我从案例中获知，20 世纪 60 年代初，当时正值"三年困难时期"，肝炎患者属于"肝燥胁痛"的病状较多，故此受到启发，在疏肝的同时，必要重视养肝柔肝。其后若干年，我治疗多种肝炎，往往又加上"三鸡"（鸡内金、鸡血藤、鸡骨草），对于改善患者临床症状和化验指标具有比较可靠的疗效。秦师告诫我，在诊治过程中如果遇到困难，疗效不理想，应该多读临床文献。这可以使我们的诊治思路得以拓宽，使在医疗实践中，能逐步学到圆机活法。文献是临床实践的源泉，问渠那得清如许，为有源头活水来。

读书需参酌古今

清代温病学家雷少逸在《时病论》中言道："医家不可执古

书而不读今书,亦不可执今书而不读古书,参考古今则医理自得中和之道矣。"我读后感到其中含义相当深邃,它几乎对任何学科都有借鉴参考价值,而对于学习中医则尤关紧要。

举例而言,《黄帝内经》是一部奠定祖国医学理论基础的经典著作,内容十分丰富,但也究竟不是完整无缺的。所以历代医家往往强调在熟读《内经》的同时,也应深入学习《难经》。又如学习东汉张仲景的《伤寒论》和《金匮要略》,这是奠定中医临床基础的名著,属于必读的经典医籍。但后世的临床医学又得到了很大的丰富与提高,故在学习仲景著述的同时,亦须泛览唐、宋方书,阅读金元诸家以及明、清迄今一些较有代表性的临床著作。在学习中须防止囿于一家之言,以偏概全;要勤思考,善于融会各家之精粹。

《黄帝内经》名义谈

医界共知,《黄帝内经》简称为《内经》,最早著录此书,见于《汉书·艺文志》,共分《素问》和《灵枢》两部分。《素问》的书名,最早见于东汉·张仲景的《伤寒杂病论·原序》;而《灵枢经》在仲景原序中名为《九卷》,迄晋·皇甫谧在《针灸甲乙经》中则名之为《针经》,其后又有《九墟》《九灵经》等书名,直至唐·王冰始将此书定名为《灵枢经》,后世的医经类编著和其他医书,基本上都沿用《灵枢经》的书名。

《内经》的成书年代,堪称众说纷纭。我比较倾向于宋代著名理学家程颢的学术观点,程氏析论云:"观《素问》文字、气象,只是战国时人作。"(见《二程全书》)须予说明的是,《内经》一书的主体内容,成书于战国,后经秦汉时期增补的有关词语论述,使传世的刊本或被误认为成书于秦汉,我们当予具体辨析。至于该书的作者,我赞赏元末明初吕复(字元膺,晚号沧州翁)的精辟见解,他说:"《内经素问》世称黄帝、岐伯问答之书,乃观其旨意,殆非一时之言;其所撰述,亦非一人之手。刘向指为韩诸公子所著,程子(指程颢)谓出于战国之末……"(见《九灵山房集·沧州翁传》)书名《黄帝内经》,实非黄帝所作,应是一部托名之作。

关于《黄帝内经》书名含义,也有几种不同的看法。或称内与外是相对的名义,日本汉方医学家丹波元简曾根据《汉书·艺文志》载述的书名,如《黄帝内经》《黄帝外经》《白氏内经》《白氏外经》《扁鹊内经》《扁鹊外经》等,他认为这只不过是"相对名焉耳,不必有深意"。但隋·全元起认为:"素者,本也;问者,黄帝问岐伯也。"明·张介宾《类经》则谓:"内者,性命之道;经者,载道之书。"明·方以智《通雅》说:"岐黄云《内经》,言身内也。"明代新安医家吴崑对《内经》又有概要的阐析,他说:"五内(泛指五脏,包括人体的脏腑经络)阴阳谓之内,万世宗法谓之经。"此说对后世的影响很大。因为我们尊《内经》为我国现存第一部经典医著,此书具有学术规范、提示法则、指导性强等典籍特色,当然应该称之为"经"。

《内经》由《素问》和《灵枢经》组成,关于《素问》的名义,前已引述隋·全元起说,明代《内经》大家马莳诠释更明晰一些,他在《黄帝内经素问注证发微》中说:"《素问》者,黄帝与岐伯、鬼臾区、伯高、少师、少俞、雷公六臣,平素问答之书。"至于《灵枢经》,马莳在《黄帝内经灵枢注证发微》中提出:"谓之曰《灵枢》者,正以枢为门户,开辟所系,而灵乃至玄至神之称。"其后张介宾《类经》又简括为"神灵之枢要,谓之《灵枢》"。

我个人的看法,经典医著的重要学术价值,我们应予高度重视,不可低估。但《黄帝内经》非一时一人之作,书中亦可杂存个别错谬,或学术观点前后存异、不相连贯,或其他有待补充、商榷的阐论等问题,诸如清初名医薛雪在《医经原旨》中所说《内经》"虽文多败阙,实万古不磨之作"。我们从战国迄今两千几百年,已经充分证实《内经》是"万古不磨之作"。

改弦易辙挽误治

有人以为"医案""医话"只谈诊疗方面"过五关,斩六将"得意之笔,对于"走麦城"的事,则讳莫如深。其实在古人或今人的一些医案、医话著作中,能正确地反映个人在医疗实践中失于严谨,产生误诊误治的情况,而后谦虚求实、知错善改者并非罕见。远的不说,仅举清代嘉庆、道光年间名医程文囿的一个病案于后。

程文囿,字观泉,号杏轩。在清代名医中素以"读书博,临证精"享誉杏林。《程杏轩医案》中记载:某年夏季,一位木工得病,主诉发病时有寒热呕泻、自汗头痛。先请另一位医生看过,治以疏表和中法,药后,呕泻止而热未退。请文囿诊病时,兼见汗多口渴,形倦懒言等症,舌苔微黄而润,脉象虚细。他认为此病符合《内经》所说:"脉(当为'气'字)虚身热,得之伤暑。"故用清暑益气汤加减治疗。吃了一剂,夜热愈炽,谵狂不安。次日复诊,脉更细,苔黄,舌质紫、多处碎破,其上凝有血痕,渴嗜饮冷。程氏审证属"热邪内伏未透",主张舍脉从证,改用白虎汤加生地、丹皮、山栀、黄芩、竹叶、灯心。服药后周身汗出,谵狂虽定,但患者神情呆滞,手足冰冷,脉几乎摸不到,闭目不省人事。程氏断为"热厥",察其舌,形短而厚,满舌俱起紫泡,大如葡萄……看到如此危重的情况,程氏深感难以措治。经家属恳请,遂令取紫雪丹蜜调涂舌,并以前方加入犀角、黄连、元参、人中黄、银花等清热解毒之品,终于转危为安。

上述病例,存在"实证类虚"和"阳证似阴"的情况。程氏能审察"阳证似阴"于后,但未能辨析"实证类虚"于前。对此,他引以为咎,认识到自己"学力未到",坦率地承认起先所用清暑益气法的错误。这种以实践为明镜,把治案的经验教训和盘托出,不掩己过的品德,值得学习。

《镜花缘》里寻妙方

20世纪60年代,我在中医研究院编审室工作时,由《北京日报》转给我一封外地的来信,信中言道:"我的小孩1周岁多,今年三、四月间因感冒发热'抽风'两次,每次都是反复发作数阵,挂急诊经医院治疗后才脱险,但小孩的神经系统已受到一定的损伤。最近有同志告诉我,小说《镜花缘》中有治疗小儿'抽风'的秘方,今转录如下:'用活蝎一个,尾足俱全,以薄荷叶四片裹定,火上炙焦,用研为末,白汤调下。'据书里说,这个秘方很灵验,服之无不见效。不知我的小孩是否能服,这个方子可以推广使用吗? 即请酌情答复。"

关于小儿外感发热引起的"抽风",如果从中医诊断来分析,多数是由于"风热"所致。小说《镜花缘》中所介绍的秘方亦见于李时珍的《本草纲目》中,但文字记载略有出入,总的说来都是用的全蝎(即蝎之头、尾、足俱全者)和薄荷叶这二味药。全蝎是一种味甘微辛、性平、有毒的虫类药物,功能是祛风镇痉。薄荷叶清轻凉散,可以清解风热。所以这两种药相配合治疗因"风热"所引起的"抽风",是会有一定疗效的。

不过,这个方子能否推广是一个值得慎重考虑的问题。因为小儿"抽风"的发病和临床表现有轻重缓急的不同,加上致病因素与兼症的差异,故在具体处理时有较大的灵活性(如兼痰的要化痰,夹食的要导滞……)。全蝎一般适宜于较重的"抽风"症,对于比较轻的"抽风"则可以不用。而重症"抽风"出现撮口、眼珠上窜、角弓反张等病状,光用全蝎、薄荷,每每不易见效,常须配合其他的虫类药物。再者,全蝎还有一定的毒性,多用于实证情况,若是因"虚风内动"或"血枯液燥"引发的虚证"抽风",服用此方也是不相宜的。因此,应用验方也应当请有经验的中医大夫诊查以后再定,不能简单地"对号入座"。

泽被医林之遗案

明代李延罡曾说:"医之有案犹弈者之谱,可按而复也。"也就是说名家记述的诸病治法,应能在临证中得到重复、验证。早年我曾治一老年女性哮喘患者(辨证为"寒饮"),症见哮喘,咳逆上气,胸部发紧,不能平卧,脉趋于缓滑。方用:法半夏、化橘红、云苓、前胡、炙桑皮、甜葶苈、苏子、杏仁、款冬花、佛耳草、鼠粘子等,意在"止咳降逆、温肺蠲饮"。服后四日即告缓解。此案之立法疏方即系参照新安名医王仲奇先生《王仲奇医案》"哮喘门"中治柳姓患者之医案。有此收益,令人尤感敬佩!

王仲奇(1881—1945),讳金杰,安徽歙县人。出身于世医名家,资质聪颖,15岁时由其父养涵公亲授医典。先生学习勤勉,临证尤有心悟。先后在家乡、杭州等地执业,诊务辛劳。1923年秋复迁居上海,后在南京路某大楼应诊,医名益盛,受到当时上海中医界刮目相看。如早于王氏之丁甘仁先生,晚于仲奇公之秦伯未、章次公、程门雪、陈存仁等均交口称誉其医术。先生病逝后有人收购其处方笺,一纸可换取银元二枚,传为杏林佳话。

《王仲奇医案》是医案著作中之精品,四十年代我在上海念中学时即闻仲奇先生之盛名。1956年冬,我在北京走访师叔章次公先生时,他曾告以生平治疗内科杂病,颇多借鉴仲奇先生之临证精髓。匆匆数十年,诸贤相继谢世,回忆往事,不胜唏嘘!

勤求博取应"常""变"

对于各种常见多发性疾患,不论中医、西医都有一套常用的防治方法,可以称之为"常法"。一个医生在诊疗方面最基本的要求就是要熟习"常法"。但光是熟悉"常法"难以应付复杂多变的证情,因此还需要学习、掌握一些灵活变通、更能契合具体情况的治法,这种方法简称为"变法"。掌握"常法"与"变法"的多少及其运用的精确熟练程度,是厘定一个医生诊治水平高低的标尺。

最近我翻阅了清初张石顽先生的一个治案,案中谓:"癸卯元夕,周、徐二子过石顽斋头纵饮,次日皆病酒不能起,欲得葛花汤解醒。余曰:东垣葛花解醒汤,虽为伤酒专剂,然人禀气各有不同,周子纵饮则面热多渴,此酒气皆行阳明肌肉之分,多渴知热伤胃气,岂可重令开泄以耗津液,与四君子汤去甘草加藿香、木香、煨葛根、泽泻,下咽即苏;徐子久患精滑,饮则面色愈青,此素常肝胆用事,肾气并伤,酒气皆行筋骨,所以不上潮于面,葛花胃药,用之何益,与五苓散加人参倍肉桂,服后食顷,溲便如皂角汁而安。"(《张氏医通》卷二)凡是学过中医的都很清楚,葛花解醒汤是治疗伤酒的"常法",而张石顽能"因人制方",以"变法"取效。通过这个病案,我联想到数年前自己的一个治例。1961年春,我出差去包头市从事中医教学,同时也承担一些治疗任务,有一位迁延性肝炎患者,症见右胁下痛胀、胸中痞闷,身疲肢倦,心中苦,善太息,大便燥结,小便微黄,食纳尚可,苔薄边红,脉象弦细。肝大,肋缘下2cm,并无黄疸,肝功能有三项不正常。我认为系"肝郁夹热",遂以丹栀逍遥散加减,并以越鞠丸9g入煎,服数剂后,患者觉胁痛轻减,其他症状也有所好转,我就守住原法继续治疗,久而久之,逐渐失效,原有症状复现,少腹有拘急疼痛,我觉得有些棘手,后写信向业师秦伯未老大夫请教。秦老复函略谓:"据述症情,可考虑用'玉璜治肝燥胁痛法'。"我懂得了是让我试用清代魏玉璜先生的"一贯煎"方。按陆以湉《冷庐医话》称此方主治肝燥胁痛、胃脘痛、疝瘕等症,方药为沙参、麦冬、地黄、枸杞子、川楝子、当归身,结合经治患者口中苦燥,于原方中加入酒炒黄连,服后数日,胁痛顿减,以此方增损连服,诸症悉缓。2个月后,肝功能恢复正常,肝在肋缘下已不能触及,最后以柔肝健脾法收功。

这个治例给我不少启发，我起先用的丹栀逍遥散、越鞠丸，是治疗"肝郁夹热"的"常法"，但方中有一些香燥劫耗肝阴的药，对经治的这位具有肝燥胁痛的患者是不相宜的。由此，我进一步体会到读书、临证均不可少，治病时心思须活泼细致。古代有不少名医能在其他人所用方内加上一味药即能奏效，如元代《伤寒金镜录》作者杜清碧病"脑疽"，自己开了防风通圣散，但连服无效，当时另一名医朱震亨替他诊治后说："你何不将防风通圣散用酒制一下。"后来按朱氏的方法治疗，果然痊愈。又如明代的缪仲淳曾治一王姓遗精患者，病情相当重，甚至只要听到妇女的声音就会遗精，身体瘦弱已极，眼看不久于人世，一般医生都说没有办法了，缪仲淳的一个学生处了一方，以远志为君药，莲须、莲子为臣药，龙齿、茯神、潼蒺藜、牡蛎为佐使药，配了一料丸药，患者服后感到病状缓解一些，但遗精还是没有断，缪仲淳诊治后，认为学生这张方子配伍不错，于原方中另外加入鳔胶一味，按前法服用，一料丸剂尚未服完，病就好了。

因此，我想到作为一个医生，当用"常法"治病失效之后，应该一方面自己翻阅有关文献，从中求取借鉴，启发诊治思路；一方面向前辈师长虚心请教，必要时采取会诊或病案讨论的形式，千方百计，集思广益。所谓勤求博取以应对"常"与"变"。

"一字之差"谬千里

中医古书中有不少生僻字、难字或容易读错的字。有些字的读错、用错，可以造成种种弊害。

明初浙江名医戴元礼，太祖时征为御医。某日，他信步南京街头，见一位患者向一医生求医，这位医生诊病后，患者取方离开诊室。接着这位医生快步追出，向患者嘱咐说："临煎药的时候，不要忘记加一块锡，放在药罐子里同煎。"戴氏听后觉得很奇怪,心里琢磨自己行医多年,从未闻见有这种煎治法。为此,他特意问了这位医生方中为什么要加锡?医生答称:"喔!这是一张古方,书上是有记载的。"戴氏求看见于何书?医生取出一卷书,戴细阅后,原来是处方中"餳"(读"形")。按"餳",今简写为"饧",即麦芽或谷芽熬成的糖。戴氏遂指出其读用之误,并予纠正。此事传为医林笑谈。

有的医生临床经验很丰富,而缺乏其他方面的知识素养,有时也会闹些笑话。如晚清浙江名医金子久,他对清初喻嘉言的《寓意草》十分推崇,能熟读并借鉴于临床治病。有一次他给一位患者诊后书写医案,案中提到治宜"坚壁清舒"。事后他的学生告称当是"坚壁清野"(这是兵家用语寓意于临床治疗)。金氏回答说:"没有错,这句话见于《寓意草》。"其实金氏所藏的喻氏书并非好刊本,由于"野"和"舒"字形相近,造成误刻。金氏据此照读照用,遂至以讹传讹。由此可见,刻印医书避免错字是至关重要的。

以上所举是医学中的"一字之差",学医者对此不可轻忽。其他行业又何尝不是如此!

《洗冤集录》话宋慈

法医在我国已有悠久的历史。《礼记》有秦汉以前审察和检查创伤、骨折的记载。约在公元前三世纪,《灵枢·经水》引人注目地提到以脏腑、血脉为重点的尸体解剖。公元十世纪中,和凝父子撰写了《疑狱集》,如实反映了五代以前我国法医的检验水平。

到了宋代,法医学有了十分显著的进展,其中南宋的宋慈(1180—1249),是一位具有丰富实践和理论知识、杰出的法医学家。宋慈字惠父,诞生于福建省建阳县,早年拜朱熹的弟子吴稚为师。为人俭朴正直,勤奋好学,知识面比较广。曾考取进士,担任过县令、经略安抚使、朝散大夫;并曾先后在广东省和湖南省被任命为提刑,执掌司法、刑狱和监察大权。

作为一名与人命攸关的司法官吏,宋慈执法如山,办案严肃认真,在人民群众中享有崇高的威望。宋慈为了审案、定案、判刑的需要,认真钻研了北宋以来有关法医学的一些著述,如《内恕录》《平冤录》《折狱龟鉴》《检验格目》等书,荟萃其中的有关论述,一一予以更正;并结合个人的法医检验实践和见闻,编写了《洗冤集录》(简称《洗冤录》)一书。以内容的系统性和完整性而言,这是世界上第一部法医学专著。作者总结了宋以前的法医学成就,阐述了法医检验、鉴别中毒、急救措施及有关解剖、病理、正骨、外伤手术等内容。介绍了有关验伤、验尸(包括尸变、尸伤、检验尸骨和现场等),辨别自杀、他杀等情况。对于现场验尸,宋慈除掌握了一套严格的检验程序和方法外,还特别注意到男、女、孕妇、幼儿等不同尸体的特异状况。由于服毒、中毒而死者,他通过大量的实际观察,鉴别多种毒物中毒时不同的症状及其死候,也发现了一些共同的征象,指出:"凡服毒死者,口眼多开,面紫黯或青色,手足指甲俱青黯,口眼耳鼻间有血出。"书中提到用银钗、皂角水检验服毒法,灌服生鸡蛋、明矾末以抢救砒霜中毒,以及对毒蛇咬伤的局部处理等,均有细致而符合科学性的描述。

《洗冤录》初刻于 1247 年,后世不断予以翻刻,执法机构把它作为判定案情的重要依据。明、清二代相继出版有关《洗冤录》的节要、注释、补订或改编本。在国外,直到十七世纪初欧洲才开始有法医学专著,所以数百年来本书在国际上流传亦广,1862 年,《洗冤录》译成荷兰文,之后英、日、德等许多国家均有译本问世,受到国际法医界的高度重视。宋慈与人民共忧患,忠于职守,勇于实践,办案公正,尊重科学。他在法医方面的卓越贡献,是值得我们研究学习的。

《夷坚志》中医人医事

南宋·洪迈(1123—1202)撰著的《夷坚志》共四百二十卷,现已有过半佚失不传。书中所记述多为神怪故事,其中有不少遗文逸事、方言民俗以及六朝以来的小说、笔记等,尤多载录宋代的历史掌故。洪迈19岁时即中进士,宋孝宗年间,官至端明殿学士。他生平博览经史百家及医卜星象类著作。《夷坚志》中记述的医人、医事多不胜数,受到南宋医界的重视。

如南宋周守忠编写的《历代名医蒙求》即引述了《夷坚志》中介绍宋代名医谢与权(谢氏未留传医著,故已为后世所淡忘)治疗杨惟忠高热病症的内容:"医不能疗……有宋、张二医,已下正阳丹、白泽丹加钟乳、附子矣。谢曰:此伏暑证也,宜用黄柏、大黄等物……"谢氏处方后,家属不用谢方。谢氏指出:杨公病深,"若果服前两药(指正阳丹、白泽丹),明日午当燥渴,至未时必死。"明日杨卒,皆如谢言。

南宋·张杲的《医说》则有多处引录《夷坚志》中的医人、医事。如某监寺僧遍身出汗达旦,衣服皆湿透已二十年,最后"单用桑叶一味,乘露采摘,控,焙干,碾为末,二钱空腹温水饮调……"而愈。

对于宋代名医,该书也有一些补充介绍。如强调许叔微治愈的病证"不可胜计"。对宋代名医张锐的医疗事迹多有补充,指出在"政和中,蔡鲁公之孙妇有孕,及期而病,国医皆以为阳证伤寒。惧胎堕,不敢投以凉剂。锐至曰:'十月将生,何药之能败。'遂仍用常法,并倍用之,半日后,儿产热退"。该书对宋代伤寒名家朱肱诊治多种病证,亦有细致记述:"……在南阳时,太守盛次仲疾作,召肱视之。曰:小柴胡汤证也,请并进三服药安在?取视乃小柴胡散也。肱曰:古人制㕮咀,剉如麻豆大,煮清汁饮之,名曰汤,所以入经络,攻病取快。今乃为散,滞在膈上,所以胸满而病自如也。因旋制自煮以进,两服遂安。"对读者殊多启悟。

《夷坚志》中还记载了若干医术高明而缺乏医著的名医,使我们对宋以前名医的基本情况有所了解。还记有一些不见于史籍的医术精湛的医家。在其力求丰富的医案治例中,也有若干僧、道名医的医事记录。如记叙慧月高僧治老年妇女的重证痢疾,方治清晰,疗效卓著。书中云:"邑士徐圣愈,庆元丁巳(1197)母患痢,母年七十六矣。正忧恼间,崇圣长老慧月闻之,急抄一方来。其方用罂粟壳七个、乌梅七个、陈橘皮七片,皆如常法,而甘草七寸炙其半,用井水大碗加小罐内,文武火煮熟而饮……一服痛止,再服脱然。"此外,书中还辑有僧法程、僧师豫、治消渴道人等的医疗事迹。

书中还记述了一些怪病的证治,并报道、批判了某些患者被庸医误治致死的案例。

《夷坚志》内容十分丰富,影响深广,读之引人入胜,兴趣盎然。不仅充实了传统医药文化内涵,还有一般医著中不易学到的学术经验,具警示、教育、启迪后学的作用,应予以高度重视。

(刊载于 2011 年 7 月《家庭中医药》)

"医者意也"释例

我们在学习古典医籍时,经常可以看到"医者意也"这一句话。尤其是有些医家在处治某些颇费酌思的病证,运用自己也难以言传,但又在于常理法度之中的有效治法时,往往用"医者意也"这句话作表白。

"医者意也"是唐初名医许胤宗首先提出来的。许氏辨证细致,方治灵变,效验卓著,甚负时誉。有人劝他著书立说以嘉惠后学,他回答说"医者意也,在人思虑。又脉候幽微,苦其难别,意之所解,口莫能宣"(《旧唐书·列传》第一百四十一)。最后还是没有轻率地下笔,这是他对著书立说所持的审慎态度。我们从这段话可以看到医者求"意"的真实含义。

我国临床医学奠基人——张仲景,给后世创立了辨证论治的诊疗思想体系,他在总结伤寒和杂病的医疗实践中,树立了证治大法的规范,同时又能同中求异、异中求同,反复推敲,认真酌定。正如梁·陶弘景所说:"仲景用药,善以意消息。""消息",指处方用药时的斟酌加减、善于化裁。许叔微在《普济本事方》卷三谓"用药要在变通"。"变通",须建立在审证确、思虑精的基础上,才能使方药运用的当。《续医说·吴恩序》说:"御寇有言,医者理也,理者意也……理言治,意言识。得理与意,料理于未见,曰医。"这是对"医者意也"的一段注笔。综上所述,可知"医者意也"并不意味着医者在诊病时可以臆想臆说。许胤宗特别指出医者求"意"的关键是"在人思虑"。求"意"亦即求"理",盖理明则意得,意得则审脉处方,无所施而不中。我们也可以这样理解:"医者意也",是指医生在精细辨证察脉的基础上,经过认真思考而得的证治概念和处治活法。下举两例作为补充。

宋·蔡元长苦大便秘,国医用药,俱不能通行,盖元长不肯服大黄故也。时史载之未知名,往谒之。阍者龃龉久之,乃得见。既而诊脉,史欲出奇。曰:"请求二十文钱。"元长问:"何为?"曰:"欲市紫菀耳!"史遂以紫菀末之而进。须臾大便遂通。元长惊异,询其故。曰:"大肠,肺之传道。今之秘结无它,以肺气浊耳。紫菀能清肺气,是以通也。"自此医名大进,元长深敬服之。(明·俞弁《续医说》卷二引宋·施彦执《北窗炙輠录》)

史载之为北宋名医,有《史载之方》传世。史生平治病,或以"奇"中。此案所治的对象是当朝权贵蔡京(字元长),群医治之无效的原因是不会变通。如何使其不服大黄而通,就靠医者的圆机活法了。史用单味紫菀,选药可谓甚"奇"。盖紫菀本肺经药,为消痰止嗽之品,然而"其体润,善能滋肾。盖肾主二便,

278

以此润大便燥结,利小便短赤,开发阴阳,宣通窒滞,大有神功"(《药品化义》)。史氏之治,迥异常法,着意于肺气之浊滞,影响大肠的正常传导。开上所以泄下,可谓"奇"中"意"存。

成州团练使张锐,字子刚,以医知名,居于郑州。政和中,蔡鲁公之孙媳有娠,及期而病。国医皆以阳证伤寒,惧胎之堕,不敢投凉剂。鲁公密邀视之。锐曰:"儿处胎十月,将生矣,何药之能败!"即以常法与药,且使倍服之。半日而儿生,病亦失去。明日妇大泄而喉闭不入食,众医复指言其疵。且曰:"疾如冰炭,又产蓐甫近,虽扁鹊复生,无治理也。"锐曰:"无庸忧,将使即日愈。"乃入室取药数十粒,使吞之,咽喉即通,下泄亦止。逮满月,鲁公开宴……请锐为客……曰:"君之术通神,吾不敢知。敢问一药而治二疾何也。"锐曰:"此于经无所载,特以意处之。向者所用乃附子理中丸裹以紫雪耳。方咽喉痹不通,非至寒药不为用,既已下咽,则消释无余;其得至腹中者,附子力也。故一服而两疾愈。"(宋·张杲《医说》卷二)

此案亦见于宋·洪迈《夷坚志》。张锐精医,曾撰《鸡峰普济方》。此案之治,甚具巧思。新产妇上见咽痹而食不能入,下则大泄,病势颇重。上热下泄,颇难用药。以附子理中治产后泄泻,复外裹至寒之紫雪以开泄咽喉热痹。这种治法不见于宋以前医籍,实为张氏所创用,而反映了他在施治方面的覃思熟虑,法活机圆。

(刊载于《浙江中医杂志》1983年第10期)

杂谈"明医"以明医

"明医"一词,似未见于早期经典医著,目前刊行的多种中医辞书(如《中国医学大辞典》《中医大辞典》等),亦未见载述。我翻阅金·成无己《伤寒明理论》,看到当时的名家严器之为该书所写的序言中说："余尝思历代明医，回骸起死，驱邪愈疾……"由此可见严氏对"明医"的高标准与严要求，这也是我所看到较早的"明医"辞藻。

"明"作为一个多义词，与"明医"相关的含义如《荀子·不苟》篇说："公生明，偏生暗。"此处之"明"，当是聪敏、明晰之意，引申义为明察事理的真谛。《老子·三十三章》有"自知之明"的解释。如果联系到一个从事诊疗的医生，寓有通过明晰的辨识病证，能自出机杼、熟练地掌握诊治的要领。汉·司马相如《谏猎书》对"明"的释义是："明者，远见于未萌。"联系医学，那就是高明的医生，能够预测病势的发展，反映出"上工治未病"的高水平。这也是从事诊疗的医者，通过不懈努力，积极争取达到的标准。

"名医"与"明医"，一般都能获得社会上的尊重，但二者的现实，也有可能是"同中有异"，因此我们不能完全等同看待。所谓"名医"，学术临床水平高，在社会上的名望重，这可以说是基本要素和条件，但可能因为有社会、人事、机构、媒体等多种复杂的因素，也可能名不副实；而"明医"则不应有这样的个别情况，"明医"一定是学验俱富，不仅是学理渊深、明晰，更重要的是诊治疾患，在溯因、辨证、论病、施治等多方面，能够心知肚明，治效显著，并富有远见卓识。也就是说，一定是一位高明的医生，这就是我对"明医"的浅释。

回顾我国在历代医学的发展中，也有一些医家将历代名医加以分类的。其中属于细分的如明·李梴的《医学入门》，他在该书的"历代医学姓氏"中，参阅明代新安医家程伊《医林史传》《外传》等书，将历代对医药学贡献大的名家，分为"上古圣贤""儒医""明医""德医""法医""仙禅道术"六类人物，共 204 位。其中的"明医"占 98 人之多，包括扁鹊、淳于意、医缓、医和、文挚、华佗、唐慎微、王叔和、姚僧垣、巢元方、王冰、孙兆、庞安常、朱肱、陈文中、成无己、张从正、危亦林、倪维德、吕复、熊宗立、虞抟、薛己、程伊等。(该书将神农氏、黄帝、岐伯、雷公、伊尹等归入"上古圣贤"类;将张机、皇甫谧、孙思邈、刘完素、李杲、滑寿、朱震亨、汪机、刘纯等归入"儒医"类……)

"明医"二字,在明代较为多见。除上述外,亦可见于明代作为书名的要词,为明·王纶的《明医杂著》、皇甫中的《明医指掌》、贺岳的《明医会要》以及金銮珂的《明医医鉴》等,说明在明代是"明医"说发展的一个高潮。

(刊载于 2010 年 4 月 29 日《中国中医药报》)

《医学心悟》启膈散

噎膈的病名见于宋·严用和《济生方》,关于其证候的描述则早见于《内经》,如谓"饮食不下,膈塞不通……"(《灵枢·四时气》)、"气为上膈者,食饮入而还出"(《灵枢·上膈》)等,即是对本病证候的描述。从古今所见大量医案可知,噎膈多见于老年人,相当于食管癌或胃贲门部癌肿。其发病因素除局部感受物理、化学刺激外,祖国医学更重视情志因素。由于噎膈易造成阴血匮乏,局部气结血瘀,故初期偏于气结者,治当以解郁润燥为大法,我临证治疗此病常常选用清代著名医家程钟龄《医学心悟》中的启膈散。该方由:沙参三钱、丹参一钱、茯苓一钱、川贝母一钱五分、郁金五分、砂仁壳四分、荷叶蒂两个、杵头糠五分组成。具有理气开郁、润燥化痰的功效。主治:噎膈,吞咽梗阻,胸膈痞胀隐痛,嗳气则舒,干呕或泛吐痰涎,或伴大便艰涩,口干咽燥,形体逐渐消瘦,舌红苔白,脉细弦。现代临床主要用于治疗食管瘘、胃贲门癌、胃食管反流病、贲门失弛缓症、食管功能性疾病等病证;也用于治疗梅核气、胸痹等上焦、中焦相关部位病证。

1961 年 9 月,我曾用此方治疗张某,女,67 岁。患者因饮食梗阻,难以进食,食后噎塞呕恶,两个月来不断加重,前往某职工医院就诊。除上述主症外,兼见胸闷、胸骨后隐痛,口苦,时吐痰涎,大便干结常多日不解,肢体羸瘦,精神疲惫、抑郁。面色㿠白无华,眼圈略显青灰色,舌体瘦缩,舌质暗红,舌面无津,脉象细弦微涩。经该院外科诊断为食管癌。放射科钡餐造影摄片,显示食管下端近贲门处约有拇指头大肿块,病理切片为鳞状细胞癌。后去北京某医院复查,诊断同前,并已有锁骨上、腹股沟等处淋巴结转移,外科认为已非手术适应证。经医院介绍,请我诊治。根据上述脉证,病属噎膈,由气郁瘀滞、肺胃津耗所致。治宜开郁活瘀、润燥化痰为主,方用启膈散加减:北沙参 18g,丹参 9g,当归 12g,川贝 6g,杏仁 9g,黄郁金 9g,瓜蒌皮 9g,砂仁壳 4.5g,桃仁 9g,红花 4.5g,荷叶蒂 9g,杵头糠 9g。服上方 21 剂,食后梗阻明显减轻,能吃半流质饮食。近半月来未有呕吐,口已不苦,胸闷、胸骨后隐痛亦见轻缓。面色好转,眼圈黑色渐淡,惟痰涎仍较多。仍以前方加减:北沙参 15g,丹参 9g,当归 9g,川贝 9g,杏仁 9g,瓜蒌皮 9g,枳壳 4.5g,姜半夏 6g,砂仁壳 4.5g,川芎 9g,桃仁 9g,红花 4.5g。服上方约半月余,诸症悉缓,痰涎明显减少,能进软食,体重增加,患者心情舒畅。后经放射科检查,局部肿块缩小过半,原淋巴结肿大处亦相应消减。患者但觉咽干,胸微闷,大便偏于干燥,遂以琼玉膏加味方以竟全功:吉林参 60g,生地 150g,茯苓 60,瓜蒌皮 75g,半夏曲 60g。上方浓煎取汁,兑入白蜜 500g,炼蜜收膏,每服 1 匙,每日 2 次,温开水冲服。

在以后的 4 年中,曾两次接到其家属来信,告称患者食眠如常,噎膈诸症未见复发。

此案已属后期,病理上属肺胃津耗,气郁血虚,痰滞瘀结,故治以启膈散加减。方中北沙参、当归、丹参养阴润燥、益血活络;郁金、瓜蒌皮、杏、贝开郁化痰;桃仁、红花、砂仁、荷叶蒂、杵头糠活瘀启膈。全方的用药特色是:攻补兼施,寒温允当,血药与气药互相制约、互相促进,并适当照顾到女性的用药特点。经治后,食进症缓,肿瘤缩小。惟燥象仍著,气阴不足,故以琼玉膏加味方以养阴益气化燥,兼能化痰宽中调胃。由于药证契合,配伍精当,故使危证转安而获痊。

破积导饮侍良方

悬饮一证,相当于渗出性胸膜炎,临床以结核性最为多见。汉·张仲景以十枣汤治之,这是我国医学史上治疗悬饮效方的最早记录。宋·陈无择《三因极一病证方论》以妙应丸(即控涎丹)治疗,亦属十枣汤的加减方。十枣汤、控涎丹辈,药力峻猛有毒,用之不慎,可能造成流弊。故后世对悬饮的治法似有所改变。我在临床中,常常选用清·沈金鳌《杂病源流犀烛》中记载的破积导饮丸,该方主治"饮水成积,胸胁引痛,沥沥有声",从证候分析,当属悬饮。

1965 年我治王某,男,时年 27 岁。患者旧有结核病史。1964 年春,曾有右胸侧腋下部剧痛发作,深呼吸时疼痛加剧,伴有低声咳嗽。经某市人民医院确诊为结核性干性胸膜炎。给以异烟肼配合镇痛剂,治疗数月后诸症悉平。又继服异烟肼 3 个月停药。1965 年 3 月初,患者又感胸侧部疼痛,右背部亦有引痛,发热、咳嗽又作。近 1 周来,发热明显,兼见恶寒,肢冷,汗出,体虚肢乏,精神委顿,食减,并略感呼吸急促。右胸侧位 X 线片,显示有中等量以上的胸腔积液,纵隔位置尚未见明显改变,诊断为结核性渗出性胸膜炎。该院医师建议抽胸腔积液并住院治疗,因限于条件,患者对频抽胸腔积液又有顾虑,遂请我疏方诊治。诊见面色微现青黯,右胸肋间隙饱满,叩诊、触诊均符合胸腔积液体征。肝上界未能叩出。呼吸 34 次/min,脉搏 112 次/min,体温 38.9℃。其脉双手弦数,舌体胖嫩,苔薄白、微有影黄。病属悬饮,治当以逐饮为大法。方用破积导饮丸(《杂病源流犀烛》方)加

283

减：木香 4.5g(打)，槟榔 15g，青陈皮各 6g，黑白丑各 9g，枳实、三棱、莪术、半夏、川楝子、防己、干姜各 9g，神曲、茯苓各 15g，泽泻 12g，甘草 9g。每日 1 剂，水煎服。先连服 10 剂，休息 1~2 天后，继服 11 剂。4 月中旬二诊：用上方后，排尿量有明显增多，或泻稀便，量亦较多，体温于服药半月左右即退至正常，胸、背部疼痛明显减轻，咳嗽亦见好转，自觉呼吸较前爽利畅快。胃纳较差，有时仍感胸闷不适。脉象微弦，苔薄白。本着效不更方的原则，以上方去防己、川楝子，加谷芽、麦芽各 9g，怀山药 12g，再服 21 剂。5 月上旬三诊：服上方后，诸症续见减轻，偶有右胸部微痛发作。前天去医院做 X 线检查，仅遗留少量积液。投下药以善后：木香 18g，槟榔 36g，青陈皮各 20g，枳壳、三棱、莪术、半夏、神曲、麦芽、茯苓、干姜、泽泻各 30g，黑白丑各 36g，甘草 24g，巴豆(去油) 15 粒。共研细末，水泛为丸如梧桐子大，每服 6g，1 日 2 次，温开水送服。后接患者来信云：服上述丸药方二料后，诸症悉痊，体力亦渐恢复。经医院胸透复查，除胸膜显稍厚外，胸腔积液已全部吸收。后劝患者接服异烟肼 1 年，未见再发。

此案选用破积导饮丸只是略作加减，而未变其法。初以汤剂治疗时，未用巴豆，是因考虑患者胃气弱、食减，恐不胜药力。复诊调整处方时，加入健脾开胃之品，末以此方加减，水泛为丸治之。"丸者缓也"，症势轻缓，可改丸剂收功，方药组成大致与沈氏原方同，其中巴豆用量略减，在制法上强调"去油"，使其毒性大减。是故丸方虽有巴豆，而全方药性并不峻猛，对继续驱除胸腔积液，巩固疗效，实有裨益。

异曲同工谈盗汗

当归六黄汤见于《兰室秘藏》，《中国医学大辞典》误为

"《证治准绳》方"。由当归、生地、熟地、黄连、黄芩、黄柏组成。主治:阴虚盗汗,面赤口干,唇燥心烦,便难溲赤,舌红脉数。李杲称此方为"治盗汗之圣药",明·龚居中《红炉点雪》用治虚劳病盗汗,并完全同意李杲对此方的评价。当归六黄汤没有一般治疗汗症所用的敛汗药(如麻黄根、浮小麦、牡蛎、五味子等),李杲针对血虚、阴火散漫的病理特点,以补法和清法相结合制止盗汗,此治病求本之法,我看到《浙江中医药》1979年2月刊登的《魏长春医言》中介绍,魏老对汗症因于肾虚者,用山萸肉以补虚敛汗,亦属治病求本之法,与当归六黄汤治阴虚盗汗有异曲同工之妙,是值得读者玩味的。

《苏沈良方》圣散子

我国古代,诸多名儒亦通医,甚至编撰医著以传世,所谓"以儒通医"者亦颇多。特别是宋代苏轼、沈括、曾巩、黄庭坚、陆游、秦观、洪遵、魏岘等名家均注重研究方治,有名著如《苏沈良方》《洪氏集验方》《魏氏家藏方》等均流传于世,传承至今。本文主要谈苏轼研究、习用方剂的概况。

苏轼,字子瞻,号东坡,更以其号享誉天下。他是"唐宋八大家"之一,在宋代名儒中享誉无出其右。苏轼曾任政府高级官员,又曾数次被贬谪、下放。他平素多览读医学方书,有关处方、疗病之书亦颇多涉猎、运用。他生平注重研习医方,并将选方编成方书,当时未获刊行。苏轼病故后,宋末学者(失其名)选录其方,与宋代名儒沈括所选之方合编为《苏沈良方》以传世。

《苏沈良方》十卷,初见于《宋史·艺文志》。此书以沈括选方占较大比例。由于沈氏选方注重实效,为世医所称颂。沈氏在其名著《梦溪笔谈》中列《药议》一卷,亦有较高的参阅价值。

清代《四库全书提要》言："《苏沈良方》主要是沈括所集方书，而后人又以苏轼之说附之者也。"《读书敏求记》又说："东坡曾撰苏氏圣散子方。"圣散子方被认为是苏氏选方中的败笔，兹述之如后。

苏轼平素经常收选疗病方治，俞弁《续医说》指出："昔（东）坡翁谪居黄州（今湖北黄州）时，其地濒江多卑湿，而黄（州）之居人所感者，或因中湿而病，或因雨水浸淫而得，故服此药而多效，是以通行于世。"《续医说》指出："殊不知圣散子方中有附子、良姜、吴茱萸、豆蔻、麻黄、藿香等剂，皆性燥热，反助火邪。"圣散子方亦被收录于《苏沈良方》卷五中，共有20余味药。究其原委，此方是苏轼在黄州遇四川人巢谷，巢氏拿出圣散子方，自称得之于"异人"，凡伤寒不问证候如何，均用此方施治，无不愈者。苏轼感到很惊奇，信以为真，并为之写序。作为宋代大名儒，又是官员，苏轼为此方撰序以后造成的误治弊害及伤亡殊多。所以宋代医学名家陈言在《三因方》中指出圣散子方是治寒疫的，但"因东坡作序，天下通行。辛未年（1091）永嘉瘟疫被害者不可胜数。"过去在黄州疫病流行时用圣散子方，"其病偶中，亦未知方土有所偏宜，时过境迁，已难考证。夫寒疫亦能自发狂，盖阴能发燥，阳能发厥，物极必变，理之常然"。然而在疫病、伤寒流传较多的情况下，即便是当时的名医庞安时"亦不敢言非"。当时的圣散子方，竟被作为"良方"流传于世。

我们应如何评价圣散子方呢？其实沈括在初撰《沈氏良方》时即说："余所谓良方者，必目睹其验，始著于篇。"可见苏、沈二位在对待选方方面有所不同。此方后来在宋宣和（北宋晚期）后，仍盛行于京师，"太学诸生，信之尤笃，杀人无数。今医者悟，始废不用"。这应该是苏东坡对疫病病因、病机和证候表现理解得深度不够，造成了有些医生在实际应用中的弊害。故宋代刘因在《静修文集》说："一方之不善,则其祸有不可胜言者矣。"明初名医刘纯在《玉机微义》中曾指出关于选方治病的两个要点须加强认识,即医者"不知通变之法,与经旨多向违戾"的倾向。研究方治者,必当格外重视。

(刊载于 2018 年 7 月 23 日《中国中医药报》)

二、临证所得

溯因·辨证·辨病——论治三大要素

数十年来,我从事中医临床(以内科杂病为主)及文献研究,而诊疗的思路则一直认为:辨证论治与辨病论治相结合是十分重要的。同时认为,对于若干病证的辨证分型,不宜分得过细,使读者不易掌握运用。在治疗方面,我比较着意于"通治方"的研究及其临床应用。上述诊疗思路是符合历史情况和临床现实的。如现存最早的医学奠基典籍——《黄帝内经》,其中生铁落饮狂证(见《素问·病能论》),四乌贼骨一蔍茹丸治经闭(见《素问·腹中论》)等方,均具有辨病和"通治方"的特色。

东汉·张仲景《伤寒杂病论》奠定了我国临床医学较为广泛的基础。这是一部突出辨证论治的名著,但该书也有不少属于辨病的通治方,如:"诸黄,猪膏发煎主之""黄疸病,茵陈五苓散主之""妇人妊娠,宜常服当归芍药散……""妇人六十二种风及腹中血气刺痛,红蓝花酒主之"(以上均见于《金匮要略》)等,至于晋·葛洪的《肘后备急方》,其中的通治方更多。又如新中国成立后先后出土的《武威汉代医简》、长沙马王堆出土的《五十二病方》等医学文献,也有若干通治方。由于通治方较易掌握应用,亦便于相互交流,故我在多年的诊疗实践中,着意予以探索、研究。

1957 年和 1960 年,我先后在南京市中医院和内蒙古包头市包钢职工第一医院的肾炎病房收治过较多的急性、慢性肾炎,并曾先后发表过一些论文,其中最早的是《祖国医学对肾炎的认识与治疗》(刊于《中医杂志》1959年第1期)。1960年,我作为卫生部中医研究院医疗队的成员,在包钢职工医院,又收治了较多的急性肾炎患者,由于急性肾炎的证候特点颇类《金匮要略》所载述的"风水",我就在张仲景方治的基础上,拟订了"风水第一方""风水第二方"及"风水第三方"(方见《中医杂志》1988年第3期《肾炎证治经验谈》),取得了较好的疗效。这些治疗方剂具有辨证与辨病论治相结合的特色,基本上又属于通治方。至于如何掌握应用,我认为首先须对所治病证的病因、病机和病情变化、发展规律有较深入的了解,并须对病证的八纲属性辨识清楚。

我再补充一点,临床诊治疾病,不只是重视辨证论治和辨病论治相结合,还须融入"溯因论治",应该说溯因、辨证、辨病是"论治"的三大要素。兹分别举例阐述如下。

1. 溯因论治

我国传统医学的"三因"(内因、外因、不内外因)学说,是诊疗各科病证的重要基础理论,也体现于多种疾患的治疗。比如"七情"致病中的肝郁病证,治重舒郁调肝;外受风、寒、湿所致之骨节痹痛,治以疏风、散寒、化湿以蠲痹;温病中的风温、湿温、暑温……虽同属温病,由于受邪病因和病机的不同,治各有异,还有属于"不内外因"的一些病证,又当循其所因而定其治法。我较多的是诊治内科杂病,同一种病亦须追溯其病因,在治则、治法及运用方药方面予以酌变。举例而言,我曾治疗一名43岁"胸痹"女患者,主诉胸膺部剧痛已有月余,胸部透视未见异常,经中、西医诊治多次,服药及注射哌替啶止痛剂均乏效,脉舌亦未见明显病征(舌色稍黯),细询其致病之原,她告知在1个多月前,与其夫房事时,胸部受压颇重……根据此病因、症候,我立法为疏肝理气、活血通络定痛法,方用柴胡、丹参、川楝子、制香附、赤白芍、青皮、鸡血藤、生蒲黄、枳壳、瓜蒌、延胡索、制乳没等药,数剂后即明显缓其痹痛。溯因论治实际上在临床各科,均属论治之要,前贤所谓"先其所因",对后世医家启迪良多。

2. 辨证论治

关于辨证论治,素来被认为是"论治"中的核心内涵,古今医家在这方面的论述十分丰富。实际上辨证和溯因、辨病是密切交融的,在此我不拟详论。

诊疗任何疾病,均须详予辨证,否则难以确立治法、遣方用药。从临床医学发展的角度,辨病早于辨证。同样是一种病,认识到证候的"同中之异"而予分型论治,则是体现了临床医学在"认识论"方面的重大发展。所以各科医学专著,对于很多病证予以分型论治,使疗效获得明显提高。我对当前中医疾病的分型论治,也有一些不成熟的看法。新中国成立后的 50 多年中,各地编著、出版的某些专科或专病的著作颇多,还有为一些中医高等院校所编的临床教材,往往存在分型过繁、列方过多之弊。其实用性也值得怀疑,因为它不太符合临床实际情况。我们在具体诊病、辨证时,患者主诉的症候往往不能用一种证型加以厘定(所述症候在繁杂的分型中显得错杂,难以定型),如此则又影响到处方的难以酌定而直接影响疗效。所以我主张辨证分型应适当简化,每一分型所拟订的治疗方剂亦不宜太多。这将有利于辨证论治的学习和掌握应用,更有利于对外交流,使中医的治疗学能够加快"走出国门,面向世界"的步伐。

3. 辨病论治

多年来,主张辨病与辨证论治相结合的医家很多。当前在中医界的所谓"辨病",我认为不只是中医病名,应该说西医的病名已占了相当重要的位置。如中医内科杂病中的"中风",主要属于西医的脑血管疾患(包括脑梗死、脑出血、脑血管痉挛等),住院的病人以脑梗死、脑出血更为多见,属危重病证。20年前,北京社会福利偏瘫医院邀请我和谢海洲教授担任顾问,我们经常去该院会诊,住院的病人以脑血管疾病的后遗症为主。

泛览历代有关内科杂病的名著,影响较大的如清·王清任《医林改错》中的补阳还五汤等方,后人用之者颇多;我还结合近贤张山雷《中风斠诠》所载述的一些治法,根据不同的病情,化入育阴、息风、平肝、顺气、化痰、开窍等法施治,使其中的一部分患者获得明显好转。中风的临床表现诸症,既可因于脑梗死,亦可因于脑出血等病,前人在治法上是没有区别的。今人就应参考西医的诊断在治法、方药方面有所变化。脑梗死可重用益气(黄芪用量比较大)及活血通络等法,脑出血则不宜重用黄芪,否则有可能造成再度出血。在运用方药方面,脑出血更宜用化痰通络法,常用药为石菖蒲、远志、土鳖虫、五灵脂等,由此可见,当前的辨病论治一定要将西医病名诊断包含于内。

最后我要介绍一个基本上属于辨病论治,用于中老年习惯性便秘的个人经验效方。方名润腑通幽丸,处方及制法、用法如下:当归36g,熟地36g,川芎30g,杏仁45g,瓜蒌仁36g,火麻仁60g,郁李仁36g,厚朴30g,枳实30g,肉苁蓉40g,紫菀36g,羌活36g。上药共研细末,炼蜜为丸,丸重6g,每服2丸,每日1~2次,温开水或调蜜送服。此方重在养血润燥,行滞通腑,较广泛地适用于中老年习惯性便秘,当然也应根据具体症情予以加减变化。

总之,"论治三要素"仍须予以融会理解。治法的"知常识变,灵活加减",是我们医生"取法乎上"必当遵循的。

(刊载于《中医药学刊》2003年3月第3期)

中医诊疗中的圆机活法

孟子说:"梓匠轮舆,能与人规矩,不能使人巧。"说的是古代制造车辆的木工师傅,他们加工的木轮、车厢等物,工艺上相当规范,难以从中取巧。我们做医生的诊病、处方,古来有一句名言,叫"用药如用兵",外出打仗,指挥者须排兵布阵,讲究的是战略战术,使之灵活巧变,获得胜利。我们治疗多种疾病,当然主要是将过去学到的诊疗知识运用于临床。但又须在特殊情况下,采用一些灵活多变的治法,这就要在原有的基础上广搜博览,勤于思考、分析,以增强自己的医疗水平。所谓灵活多变的治法,属于圆机活法和奇治法,我想略举古代治例说明这个问题。

清·俞震《古今医案按》中记载明末名医李中梓,他曾诊治富家子弟陆某某,年30岁,时值炎夏,陆某忽患血痢,日夜百余次,肚腹疼痛。他先请了一些医生,大致用了黄连、黄芩、阿胶、罂粟壳之类治疗痢疾的常用药。服药后,不但不见好,反而病情加重。患者及其家属十分惊恐,后来又请了一位姓刘的老中医诊脉、会诊,刘医生说:患者泻次过多,体质虚寒,脾胃受伤,这样的血痢,就不能再用苦寒药了。他处方用的是四君子汤(人参、白术、茯苓、甘草)加干姜、附子。服药当晚,痛即减半,后略作加减,病即痊愈。说明痢疾病症,虽然对于多数患者,我们都要用黄连、木香、黄芩、白头翁、马齿苋、芍药、葛根等药,但根据患者陆某的病因、证候和体质情况,当然不能用常规治法,应该仔细辨证,再考虑处方、用药。这就是诊病中的圆机活法,否则常见病也难以恰当治疗,医生也很难提高治疗水平。

记得在青壮年时期,我曾在某些医院或门诊部施诊。其中又接触过不少癫痫病患者,当时在众多的古方中,我曾选用过一个验方"白金丸"(生白矾、郁金),结果有的有效、有的不效,效果欠佳的还略占多数。近20年,我感到癫痫病的病因、病机和病情,有的也比较复杂,单用白金丸,药效似欠理想。考虑我对多数癫痫患者制定的治疗法则,应以"潜镇止痫、化痰通络"法为主,所以我在白矾、郁金之外,又加了生牡蛎、生龙齿,以增强"潜镇止痫"的作用。若患者有头颅外伤史,还加用一些通络、祛瘀的药物;如果痰涎证明显或患者自觉头目昏蒙的,则应加用一些化痰通络的药物。也就是说,在运用古方的基础上加以变化,使癫痫病的疗效有比较明显的提高。所以说从春秋、战国迄今的两千余年以来中医的方治,拓展、丰富得难以计数。所以,应该圆机活法的学习和掌握古人的宝贵经验,汲古出新。

辨病辨证拟通治

我在门诊上对于特定疾病的治疗中,运用方药是有一定规律的,我把它叫作通治方,通治方思想的由来大概受到了几方面的影响。一方面我学医之初,看到先父无言公在治疗一些疾病时会运用一些核心的方药,这些方药组成相对固定,临床中按照患者的具体症状和病情予以加减即可获得疗效。如他治疗臌胀经常用到傅青主的决流汤加减,就是这一例证。又如我的祖父奉仙公治"常疟",凡属太阴证者,用自订"新六和汤"加减施治取效。还有我的业师秦伯未先生也有临证经验效方的使用,如他经常用黄芪建中汤加减治疗慢性胃炎,也获得了较好的疗效。后来我阅读和整理明代孙志宏所撰的《简明医彀》,发现他对多种病证的方治部分,则有主方、成方及简方,便于读者从中较多地选择应用。该书中所述各种病证,绝大多数均列主方,这些主方都是根据该病的病因、病机等实况,参酌古今文献,结合他个人的诊疗经验所拟的自订方。虽无方名,但立方缜密,遣药灵活,且多附列证候变化中的加减法,每能切中病机,反映了孙氏为使习医者较易掌握常见诸病的证治,探索多种病证的治疗规范的精神。《简明医彀》的"主方"内容堪称是该书的主要学术特色之一,而在论病方面,则备而不冗、约而不漏,说理明晰、晓畅为其撰著的学术亮点。其"主方"即有了通治效方思想的雏形,这样使读者易学易用。通治方在临证中加以适当的变化和调整,可以起到"以一应百"通治之效。所以,我的临床经常惯用一些核心效方,我把它们称作通治方。

通治方的使用必须坚持在辨病与辨证相结合的临床模式下

使用,二者缺一不可,否则就是守株待兔。古今很多医家,在其医疗实践中往往自觉或不自觉地在重视辨证论治的同时,寻求辨病论治,注重方药与病证的合拍,这在绝大部分中医临床文献中都能得到反映。

我生平临证,十分重视审因、辨证和辨病相结合,适度的临床分型是必要的,但我又不同意临床分型过细。因为病证如分型过细则往往并不符合诊疗现实情况,来诊病人的主诉往往分别见于主观分型的诸型中,使得难以在过细的分型中论治。其次,读者不易学习,更难以推广应用。有鉴于此,数十年来我在临证对一些病证的通治方进行过筛选、观察和研究。如我在青壮年时期曾在医院主管过肾病病房,门诊经治的慢性肾炎尤多。医界共知,慢性肾炎的治疗难度比较大,特别是尿蛋白的控制和恢复正常更是不易。也有些患者身体状况较差,或除有轻度水肿外,并无明显症征,就是化验指标经年下不来。从肾炎多见的水肿而言,慢性肾炎多属于"阴水",多由脾肾两虚所致;急性肾炎所致水肿多属于"阳水",往往是感受风邪、肺失宣肃所致。可见人体的水液代谢与肺脾肾三脏的关系密切。对于慢性肾炎的治疗,我的通治方,基本上是济生肾气丸、二仙汤合理中丸加减,还经常加入土茯苓、生黄芪、山楂、白茅根、绞股蓝等,有利于消除蛋白;或加丹参、红花等通络活血之品,以改善肾循环,增强肾功能;如尿中有潜血,则需结合清肾治法。患者经治后,往往获得肌酐等下降、尿蛋白、尿潜血消除,症情明显好转,但是亦不宜急于停药,可以原方加减配制成丸药,继续服用数月,以巩固疗效。

再有,通过临床总结,我拟定了治疗急性膀胱炎的通治方——生地连栀汤,药用:生地20~30g,黄连9g,山栀9g,赤芍9g,丹皮9g,瞿麦12g,滑石9g,木通9g,地骨皮9g。症情急重者,可于原方另加琥珀2g(研末,分冲)、生牛膝15g,溺时灼热感明显者,加侧柏叶12g、螺厣草(又有镜面草、地连钱等名)24g;

溺时涩痛甚者,原方去丹皮、地骨皮,加小蓟 15g、生蒲黄 9g;口干腰酸者,原方去滑石,加麦冬 15g、续断 9g;病情缠绵、反复发作者,原方去瞿麦、地骨皮,加阿胶 12g、生牛膝 18g,另加服六味地黄丸以育阴扶正。此方的加减应用也取得了一定的临床疗效。

我从当前中西医并存和中西医结合的临床现实考虑,希望同道门共同进一步深入研究探索通治方在诊疗中所起的积极作用,同时为了便于促进中医药学的对外交流、学习和运用,研究和拟定临床中高效且针对性较强的通治方,这是十分迫切和需要的。

诊疗"法治"与"意治"

中医临证,要求在辨病和辨证的基础上"立法处方"。所谓"法治",一般是在"辨证"之后,"论治"、处方之前必当确立的治疗原则和方法。试以便秘而言,如症见阳明胃实、燥渴谵语,属实闭,立法宜泻实通腑;老弱之人精血匮乏或产妇气血不足,以致肠胃失润之便秘为虚闭,当以养血润肠为法;口燥唇焦,舌苔黄,小便黄赤,喜冷恶热为热闭,立法宜清热导滞;唇淡口和,舌苔白,小便清,喜热恶寒,此属冷闭,治当以温润为法。掌握辨证和立法,是作为一个临床医生所必备的基本素质。

所谓"意治",亦即在诊疗中体现"医者意也"之真谛。求"意"的关键是"在人思虑",亦即辨证和考虑问题的细致全面,求取治疗之意理、掌握变通治法。所以说"医者意也"是指医生在精细分析因证前提下,经过认真思辨而获得的证治概念和处治活法。今仍以便秘为例谈一治案。

宋代权奸蔡京苦于便秘,请国医多人治疗均无效,蔡某又不愿服大黄通下,更使国医束手,史载之往诊,切脉后,嘱以二十文钱购买紫菀,研末冲服,"须臾大便遂通,元长(即蔡京)惊异,问其故。曰:'大肠,肺之传道,今之秘结无它,以肺气浊耳。紫菀能清肺气,是以通也。'自此医名大进,元长深敬服之"。这种便秘治法,可谓灵变,属于"意治"的范畴,突出了医者在诊疗上的活法巧治。又以腰痛为例,一般医生根据"腰为肾之府"的理论,多从益肾施治,或据外感风、寒、湿等情况予以祛邪。而《医学广笔记》载述缪仲淳治李夫人因亡女,忽患腰痛,艰于转侧,甚则影响张口受食。前医或从肾虚论治,或从湿痰论治,均无效。缪氏细询因证指出非肾虚所致。处方以白芍、制香附、橘红、白芷、肉桂、炙草、乳香、没药,加灯心共研细末,"一剂腰痛脱然,觉通体痛,再煎滓服,立起。寻,骇问故?仲淳曰:此在《素问》'木郁则达之',故诸君不识耳",此例腰痛治法,与通常医籍所载迥异,同样说明缪氏长于"意治"、治法通权达变的特点。

但我们从事临床的同志,又不能一味地去追摹"意治"。重要的是,须有坚实的学术、临床基础,须运用科学、辩证的思维方法,并应理解"法治"与"意治"的密切关联。即"意治"不能脱离"法治";"法治"在一定的辨证条件下,须以"意治"来加以体现,明·冯嘉会指出:"夫天下意与法原自相持,意缘法以行,而后驭之精;法传意以出,而后垂之永。"这是对"意治"与"法治"关系的精辟见解。

上述的"意治"案例,还启发医生在辨证中不可忽视"审因"。蔡京之便秘,因于肺气浊;李夫人之腰痛,因于亡女,肝木抑郁。故前者清肺气之浊而用紫菀末;后者达肝木之郁,故着重用疏郁缓痛治法。明代名医卢之颐指出医生于临证中宜防止"审因者略证,局证者昧因;知常而不及变,循变而反舍常"之偏向。意谓医生在辨证中须注意审因,审因中又当具体辨析临床所表现之不同证候。在治法上,既应"知常"(这是对医生诊疗的基本要求),又能"循变"(对医生在证治方面的较高要求),而所谓"循变"并非唾手可得,它是在熟悉常法、思虑精审的基础上产生的。

"通方"治病需审用

在一个偶然的机会里,我遇见了一位老病友。他早年参加革命,十多年前在艰苦的环境中得了类风湿关节炎,两膝关节及手指关节经常肿痛。最近几年关节变得有些畸形,行动屈伸受到一定的影响,尤其是每当阴天或下雨之前,膝关节就沉重发麻,相当痛苦。新中国成立后,经过多种方法治疗,效果都不太理想。去年冬天,有一位中医大夫告诉他一个所谓"屡用有效"的治疗关节炎的"通方"。他如获至宝的加以配制成丸剂,连续服用,至今已有四个多月,非但关节肿痛麻木没有减轻,还新添了鼻衄、目胀、口干、舌麻、大便燥结等病状。这张处方写的是:生草乌一两二钱,五灵脂一两,官桂四钱,地龙(炙)六钱,木鳖子六钱,当归一两,细辛三钱,麝香一钱(另研)。上药共研细末,米粉糊丸如梧桐子大,每服四丸,一日二次,温水送下。

看了这张处方后,恍然大悟,原来这是一张治疗寒邪偏胜的"痛痹"方,可以说是古方"一粒金丹"的加减变方,其中的草乌辛热有大毒,而官桂、细辛、麝香等又都是辛温香窜的药物,对于患者这样久病体虚、湿邪偏胜的"着痹"当然是不相宜的,所以就产生了不良的副作用,使病情反而更加复杂了。我再仔细琢磨一下,这张处方实际上并不是什么"通方"。

"通方"是通用方、通治方或通行方的简称,至少应该具备药性平和及照顾全面两个特点,它应该是中医辨病论治与辨证施治相结合的产物。我们仍以关节炎做例子,这种病中医统称为"痹证",大多由于风、寒、湿三种邪气的侵袭而形成。如果是风邪偏胜的,关节以游走性窜痛为主,叫"行痹";如果寒邪偏胜,疼痛就此较剧烈,局部用热敷可以缓解,名为"痛痹";若湿邪偏胜,则多表现为关节重着肿痛,称之为"着痹"。治疗这三类比较多见的痹证,有不少专门方剂可以斟酌使用。但古人考虑到痹证的致病因素虽然有风、寒、湿等多种邪气,临床症状却往往错综难分,因此可以研究用一个处方加减治疗三种不同痹证。于是在辨证施治原则的指导下,遂有像"三痹汤"(见喻嘉言《医门法律》)这样一个既能祛除邪气又能补益气血、滋养肝肾、正邪兼顾的方剂,广泛运用到临床方面。因为"三痹汤"加减,确实可以治疗不同类型的痹证,所以后世就把它列为治疗痹证的常用"通方"之一。

　　若干年来,对于各种疾病所习用的有效"通方"已经不少,那么究竟应该如何使用"通方"呢?我认为首先应该掌握"通方"所主治的各种疾病的病理机制和病情发展变化的规律,而且要把八纲的属性辨识清楚,然后才能拟定使用"通方"。对于每一个"通方"的性质和适应证,应该心中有数,不可毫无根据地任意使用;更不能不假思索,轻率地将一些剧毒药和刺激性强烈以及性质极偏的药物,随便加入一般"通方"中;这样才能避免产生某些意外的反应。

验方运用需变通

　　验方的运用必须结合实践的需要灵活予以变通,这样才能根据患者实际提高疗效,不能生硬照搬照抄,以免产生不良后果。

　　1961年我在内蒙古包头市包钢职工医院参加医疗队期间,主管过一段时间病房,当时有些大叶性肺炎患者,我常用张仲景的麻杏石甘汤加减,疗效相当可靠。后来又收治过一些病毒性肺炎,症状虽然与大叶性肺炎相似,但用治疗大叶性肺炎的方子疗效欠佳,当时在药用中加入了现代药理研究有明显抗病毒作用的药物,治疗效果明显提高。自拟麻杏石甘汤加味方以宣肺清金、止嗽养阴为主,处方为:麻黄 9g,杏仁 12g,生石膏 45g,生甘草 6g,黄芩 12g,生地 24g,板蓝根 15g,忍冬藤 12g。如病毒性肺炎患者高热在 39℃ 以上,宜一日服两剂。关于此方的加减应用,痰多者去生地,加川贝、黛蛤散;大便干燥,加大黄、瓜蒌仁;咽痛加玄参、桔梗;胸痛加枳壳、橘络。由于选方结合诊断、病候,使疗效得以显著提高。

治疗糖尿病,我比较赞赏近现代名家施今墨先生的方治,选药多用生黄芪、生熟地、苍术、玄参、葛根、山药等,但糖尿病患者除气阴虚等病因病机外,多数情况还兼有肾虚,张璐《张氏医通》治疗消渴病,常用沙苑子等补肾,我亦适当选用。如糖尿病患者内热严重,亦可选加黄芩、黄连等清热。祝谌予先生告诉我,他学习施老治糖尿病,为了减免合并症,在方治中往往多加活血通络药,收效甚佳。

我多年来治疗偏头痛的经验,也是结合研究临床文献加上实际诊疗、反复斟酌拟订"柴芎蔓芷汤",此方由柴胡、川芎、蔓荆子、白芷、秦艽、当归、生杭芍、菊花组成。临床中根据不同的症情予以加减变化。如有颠顶痛须加藁本,夹痰则加化痰药。此方的形成,我参阅了《兰室秘藏》的清空膏,《传信适用方》的杏芎散,《类证活人书》的柴胡半夏汤,《同寿录》的治头痛方,四方的方药予以综合思考、变化加减而成。患者如果是偏头痛,柴胡基本上是必用,而方治中的川芎、当归用量比较大。全方治重调肝、养血、祛风、通络以止痛。

我在治疗脑血管后遗症方面,在采用经验方补阳还五汤时,应用于脑梗死(腔梗)和脑出血半身不遂应有不同,区别主要在于君药黄芪的剂量上。治疗因于脑梗死的半身不遂,必要时可加大量生黄芪剂量;而对脑出血初发的病人,则加以控制剂量,如果不慎而过用往往会引起第二次出血,造成不可逆转的局面。补阳还五汤由清代王清任创拟于 1880 年。在此以前,中医治疗杂病中风都用其他方法,从张仲景到后代对于中风半身不遂的辨证,一直从风从痰论治,而王清任却提出从补阳补气、活血通络论治,前者效果明显不如补阳还五汤。王氏可以将生黄芪剂量加大到120g。但是经我临床观察,认为这情况只适宜于脑梗偏瘫的患者,而对于脑出血的病人要慎用,以避免引起已经敛合的病灶重新破裂,造成第二次出血。在临床如何应用补阳还五汤,首先要区分是脑出血还是腔塞性梗死,这就要参阅西医病理报告。西医的病理报告对于临床具有重要的意义,因此对于本病来说,在实际临证过程中,必须坚持辨病与辨证的结合,灵活运用方药。

立方遣药之种种

立方遣药即指医者在临证时运用方剂和药物的问题。由于方和药是与患者疾病作斗争的武器,其运用的应验与否,可以直接影响疾病预后的转归,且对检验医者辨证是否精确具有重大的意义。

中医素来强调辨证论治。证辨对了,还要看治疗的方药是否合宜,这就又须医者对方剂药物的作用、性味等具有足够的了解。要学会立方遣药,个人认为应对以下几点有恰当的认识。

1. 察寒热

寒与热,是鉴别病证属性的两个纲领。《素问·至真要大论》提示"寒者热之,热者寒之",也就是说,寒证要用热剂,热证要用寒剂。如温病热邪充斥三焦所用之黄连解毒汤,和某些疾病发展到阳气衰微、阴寒内盛而有四肢厥逆、呕吐下利,脉象微细时所用之四逆汤,是典型热证与寒证的方药。如属于寒热夹杂的病情,选用方剂亦须寒温配合,温其所寒,寒其所热,如张仲景《伤寒论》中的黄连汤证和生姜泻心汤证等均属此类。

2. 别虚实

虚和实是辨别病体邪正盛衰的两大纲领。实证宜攻宜泻,虚证则宜补益,这是古今一定不易之成法。如补法又有补阴、补阳、补气、补血等不同,攻法、泻法又当视其病邪所在和性质以及患者的体质情况等而定。故在辨证时,必须将虚证、实证分辨清楚,补其虚,攻其实。如果虚证误用攻法、泻法,中医术语称之为"虚其虚",实证滥用补法叫作"实其实",这两种都是立方遣药中的错误,因此在学习辨证时还应在辨别虚实、寒热的真假方面下点功夫。此外,若干病证每多虚实夹杂,故在临床上纯用补法或攻法、泻法的机会并不多,多半方剂是补中寓泻、泻中寓补的,至于某些实证体虚或虚证夹实患者,有时采用攻补兼施法,但攻多补少、补多攻少、先攻后补、先补后攻等具体措施,则当权衡患者病情和机体内邪正、气血等情况而定。

3. 分层次

疾病的层次可以显示病位的所在以及病势的浅深。如病位的表、里、半表半里,伤寒的六经分证,温病的三焦和卫气营血分证等都是中医对证候病位和分类方面认识的理论。表证和里证各有其应用的治则和方药,如发表、固表、温里、攻下等,半表半里每多采用和解表里的治法。《伤寒论》中的麻黄汤、桂枝汤为太阳病表证而设;白虎汤、承气汤为阳明病里证而设;小柴胡汤则主治半表半里的少阳证。又如温病,上、中、下焦各有常用的主方,温邪在卫、气、营、血的浅深性质虽各别,而方剂药物的达卫、清气、清营、凉血等亦有所不同。如治病不能严格区分病位、病势,每易酿成种种误治。

4. 识脏腑

中医认为各科疾病有很多是与脏腑直接相关的。脏腑的病候往往反映出多种病证的基本病因和病理概况,从而给医者提供"同病异治""异病同治"等客观治疗的依据。不论什么病证,哪一脏虚就应该补哪一脏之所虚,哪一脏实就应该泻哪一脏之所实。如肾虚补肾、肝虚补肝、肺实泻肺、心热泻心……还有隔一隔二的疗法,如补土生金、扶土抑木等,这些治法亦各有其常用的方药,如补肾阴的六味地黄丸、左归丸,补肾阳的八味地黄丸、右归丸,补脾胃的六君子汤、补中益气汤,泻心经和小肠经热的各种泻心汤、导赤散,泻肺清热的泻白散,清胃泻火散及泻肝经实热的龙胆泻肝汤,疏肝解郁的逍遥散等,这些都是临床上较为正常的方剂。

5. 记主方

医者要给患者处方治病,应该熟读一些方剂,古今的方剂是多不胜数的,当然不可能一一都加以背诵,但初学者必须熟读一部分常用的、主要的方剂。因此读点汤头歌诀是中医练临床基本功中必不可少的一个步骤。我认为,一个临床大夫至少要掌握 100 个左右方剂,还应记住这些方剂的方解和常用药物的性味功能,不明方解,不熟悉药物的性味功能,就谈不上辨证论治。

有人也许会问,读上 100 个左右汤头就能通治百病吗?其实古代医家已经给我们答案,明·陈实功《外科正宗》说"方不在多,心契则灵",难就难在"心契"二字,否则哪怕背上 1 000 个方剂,恐怕也是无济于事的。

6. 简药味

一张处方的药味有多有少,如张仲景《伤寒论》和《金匮要略》里的一百一十三方,药味一般较少,方剂组织十分严密;后世的各种医著方剂中的药味一般较多。所以形成这样的情况,可能有以下两个原因:①后世发现的病类和药物逐渐增多,而药用剂量较仲景时代为轻;②医者用药习惯的改变,从经方发展到既有经方、又有时方的新阶段。虽然如此,我认为处方仍然以简练而不庞杂为贵。有人认为李东垣用药,如"韩信用兵,多多益善",不是说明用药多照顾全面吗?其实也不尽然。我们打开《东垣十书》,可以发现李氏药味少的方剂也相当多。总的说来,李氏方要比仲景方的方剂组织来得庞大,但并不杂乱,药物配伍仍然是严格掌握要领的。故许培元在《药准》中说"仲景、东垣,共称医圣,而用药多寡,两不相侔,故得其要者,多亦不杂;

不得其要,少亦不专"。由此可知,我们虽然主张处方宜简练一些,但不单纯以用药多少作为衡量医者诊疗水平高低的标尺。那么有些人一处方就是一二十味药而缺少疗效,这又是什么缘故呢?唐代名医许胤宗曾对这个问题举了一个生动有趣的比喻,他说,一些医生"不能别脉,莫识病源,以情臆度,多安药味,譬之于猎,未知兔所,多发人马,空地遮围,冀有一人获之,术亦疏矣!假令一药偶然当病,他味相制,气势不行,所以难瘥,谅由于此"(《日知录·论医》)。后世医家从这里获得不少有益的启示。

7. 抓重点

立方遣药必须抓住证候的重点,尤其当患者的症状表现为多样、错综时,更应详细辨证,分清主次,针对原因,解除病痛。先解决疾病的主要矛盾,然后解决次要矛盾,如果在症情复杂的情况下,想一下子解决所有病痛,那么处方必然庞杂,药物之间的配伍、性味、功能也较易产生矛盾,其中有一些药物因为运用的目的性不够明确,有时难免会产生"诛伐无过"或"助邪损正"的作用。从而不能达到预期的疗效,影响病人的康复。

运用古方必须善于加减。我们在临床上遇到的各种病人,其所表现的症状往往与古方的适应证有不尽相同之处,这时如果生硬地搬用古方,效果往往并不显著,应该根据具体症情对古方灵活加减。目前方剂名称之所以这样多,原因之一即由于历代医家的不断化裁、演绎所致。举例而言,如六君子汤是治疗气虚有痰、脾虚腹胀的主方;以此方加香附、砂仁易名香砂六君子汤,就变为治疗虚寒胃痛或腹痛泄泻的主方;若以六君子汤去半夏,则名异功散,这是一张调理脾胃的常用方。在这一加一减之间,方剂的综合疗效能有所改变,使能以灵活的加减,应付多变的症情。不过要掌握得好,委实也是不容易的。徐春甫《古今医统》认为:"当因证轻重加减药味,冷热元微,务合其理。切勿妄施……"也就是说,加一味药,减一味药,都须有充分的理论依据,如滥为增损,不但失却运用古方的旨趣,而且有时在性味、功能方面反而起互相牵制的不良作用。

此外,立方遣药尚须随时注意中药和方剂的一些基本理论(如药物的升降浮沉、七情和合、炮制、七方十剂、剂型等)以及因人、因时、因地制宜等有关因素,这些都能直接、间接地影响临床的疗效,也是值得我们重视的。

(刊载于 1964 年 1 月 4 日《健康报》)

调肝八法须活用

清代王旭高在《西溪书屋夜话录》中列有"治肝三十法",以调治肝之生理病理。我认为,肝主疏泄,为一身气机条畅之主,百病每多生于气郁,而又易形成脏腑气机郁滞,故调肝之法虽然是在调节一脏,但是实际有助于其他四脏生理功能的发挥以及病理状态的自愈。我在临证中亦比较重视调肝,并将调肝法应用于治疗各种疾患,如急慢性肝病、高血压病、慢性肾病、情志病、月经病、甲状腺疾病、前列腺炎等。具体应用时又分为以下八个方面。

疏肝:用于肝气不疏证。症见:胁肋胀痛不适,急躁,抑郁,多怒,睡眠不实,多梦等;药用:北柴胡、香附、川楝子、木香、乌药。此法多与育阴血治法合用,配以生地黄、熟地黄、当归、赤芍、白芍、女贞子、墨旱莲、桑椹等。

平肝:用于肝郁化火、火升阳亢证。症见:头晕、头痛,目赤,急躁,血压时升或居高不下;药用:石决明、车前子、车前草、夏枯草。此法多与滋肾水治法合用,配以生地黄、熟地黄、山萸肉、山药、牡丹皮、炒杜仲、牛膝等。

清肝:用于肝经湿热或肝胆实火证;症见:胁痛,口苦,目赤肿痛,烦躁多怒,淋浊带下等;药用:川楝子、龙胆草、黄芩、金钱草、海金沙。此法多与养血、活络治法合用,配以当归、赤芍、白芍、丹参、延胡索、鸡血藤、郁金、桃仁、红花等。

柔肝:用于肝脉绌急证。症见:腹中痛或绞痛,筋脉拘挛,抽搐转筋,颈强肢紧而痛等;药用:白芍、甘草、葛根、木瓜、僵蚕、天麻、蜈蚣、全蝎、地龙。此法多与养血活络治法合用,配以当归、生地黄、熟地黄、丹参、延胡索、鸡血藤、川芎、乳香、没药等;或与祛风除湿治法合用,配以秦艽、防风、威灵仙、豨莶草、老鹳草、白芷等;或与祛风痰治法合用,配以白附子、胆南星、天竺黄、桃仁、杏仁。

和肝:用于木土失调、肝脾或肝胃不和证。症见:心情忧郁,嗳气吞酸,纳差饱胀,中脘痞塞,大便溏结失调等;药用:柴胡、香附、青皮、陈皮、佛手、香橼等。此法多与和中治法合用,配以紫苏梗、麦冬;或与清肝治法合用,配以黄连、木香;或与温中治法合用,配以高良姜、干姜、草豆蔻。

护肝:用于各种急慢性肝病或其他疾患继发性肝损伤。药用:鸡血藤、鸡内金、鸡骨草、茵陈、五味子。多与疏肝、消癥、解毒等治法合用,联用消癥法多配以三棱、莪术、穿山甲、牡蛎,联用解毒法多配以半边莲、半枝莲、白花蛇舌草、虎杖。

软肝:用于肝炎、肝纤维化等疾患。药用:鳖甲、生牡蛎、三棱、莪术。多与疏肝、育阴血、活络、护肝治法合用。

镇肝:此法亦称潜镇,用于肝风证。症见:肢颤麻痹,抽搐,甚或角弓反张,神志昏迷,舌强语謇等;药用:牡蛎、龙齿、琥珀等。多与开窍治法合用,配以石菖蒲、远志,或牛黄清心丸;或与化痰治法合用,配以陈皮、半夏、竹茹、白矾等。

以上是我临证常用调肝法的八个方面,但是临床中病证往往错综复杂,可以根据患者具体情况相互组合使用,或结合其他治法使用,如调肝和中、调肝散结、调肝降压、调肝软坚、调肝止痛、调肝疏郁、调肝通经、调肝宁神等。如此调肝法可灵活地运用于各种病证当中。

肾病治疗经验谈

中医所说的肾病包含较广,如泌尿生殖系统疾病,包括性腺、前列腺等多种病证。肾炎、肾病等的主症是水肿,中国第一部临床专著医圣张仲景《伤寒杂病论》中的《金匮要略》,即有专篇论述肾炎和肾病的主症,并将之命名为"水气病"(后世临床专著,则多见于"水肿""浮肿""肿胀"等专篇),并将不同的病因、证候加以分述,张仲景所说的"风水",其所述症状则与急性肾炎相近似。张仲景所提示的治法,也比较类同于急性肾炎。回忆在20世纪60年代,我作为卫生部医疗队成员,在内蒙古自治区包头市包钢职工医院参加门诊并管理病房,有更多机会治疗一些急性肾炎的住院患者,疗效尚较满意。

急性肾炎多见颜面及眼胞水肿、腰腿水肿等症。张仲景在《金匮要略》中提示"面肿大有热,名曰风水",又说"视人之目窠上微壅,如蚕新卧起状,其颈脉动,时时咳,按其手足上陷而不起者",则可确诊为风水,往往还可能有骨节疼痛等症,我对急性肾炎拟订了3个处方。

风水第1方:主治急性肾炎,可见遍身水肿、头痛微咳、小便异常(或偏于短赤)等症。方药组成:麻黄6g(先煎),紫苏叶10g(后下),防风10g,陈皮8g,炙桑皮12g,大腹皮10g,牡丹皮12g,茯苓20g,猪苓10g,泽泻10g,车前子12g(包煎)。

风水第2方:主治急性肾炎,可见面水肿、兼有咳逆、上气等呼吸道症状者。方药组成:麻黄6g(先煎),杏仁10g,紫苏叶10g(后下),防风10g,陈皮8g,炙桑皮12g,白前10g,茯苓15g,牡丹皮12g,猪苓10g,车前子15g(包煎)。

风水第3方:主治急性肾炎,诸症悉减,水肿消退而尿常规或血常规检测仍有病理变化者(如尿中仍有少量尿蛋白、潜血、非蛋白氮等)。方药组成:党参10g,炙黄芪15g,生地黄15g,熟地黄 15g，茯苓 15g，牡丹皮 12g，山茱萸 10g，制附子 5g（先煎），白茅根 24g。

至于慢性肾炎和慢性肾病，目前就诊的患者较多。慢性肾炎的发病率远远高于急性肾炎，其特点往往是面目水肿不甚，而腰腿等部的肿势较明显，也比较顽固难消。不少患者可以在身体其他部位，如腰腹部亦见微肿，并有乏力、腰酸楚和脾胃失和，以及食欲减退等症。尿检亦以蛋白尿或尿潜血增加为主，或可伴有高血压，或见头目昏花，水肿逐渐加重，甚则肾功能衰竭，渐次产生氮质血症。治疗的难度不可轻视。至于肾病综合征，临床表现与慢性肾炎颇相类似，又较易产生瘀毒、湿邪。其症亦多见水肿、蛋白尿和潜血尿。关于 IgA 肾病，本属原发性肾小球病（肾内有 IgA 沉积），在临床上最重要的特点往往是肉眼所见之血尿，其发病率几乎占肾病的 1/3，尿潜血较多而又不易消除。至于水肿或轻或重，其合并症亦多见高血压，此病的治疗难度较高，很重要方面就是对消减血尿的治效。

对此顽重病证，我比较重视辨病与辨证相结合，开展"通治方"的研究。据其临床表现，可归属中医学"水肿""腰痛""虚劳""眩晕"等范畴，脏腑虚损是本病的根本原因。我认为，在临床中遇到的慢性肾炎、慢性肾功能不全、肾病综合征等多种慢性肾病，或终末期肾病，或原发在肾，或他病累及于肾，病至后期，导致肾功能受损，病机为脾肾虚衰、湿浊内留，治疗当益肾健脾、利水泄浊。

自拟通治方——益肾化浊汤：黄芪 30g，生地黄 15g，熟地黄 15g，山茱肉 10g，麸炒山药 20g，牡丹皮 12g，茯苓 20g，车前子 12g，白茅根 30g，土茯苓 15g。功用：益肾健脾，利水泄浊。主治：慢性肾炎，慢性肾功能不全，肾病综合征等。症见精神萎靡，面色晦暗，乏力腰酸，肢体酸胀或浮肿，小便量少或夜尿频多、清长，易外感，舌质淡、苔白腻，脉沉迟微弱或沉涩无力。

本方是在金匮肾气丸、异功散、防己黄芪汤等基础上加减化裁而来。方中黄芪、山药、茯苓甘温益气，升阳气，固脾肾；生地黄、熟地黄、山萸肉滋肾养肝，以复本归元；牡丹皮、白茅根凉血散血、清热止血；车前子、土茯苓、白茅根利水泄浊以治其标。方中生地黄、白茅根二味用量宜大，一般生地黄 20g、白茅根 30g，取其"滋肾以制水，使肺得清化之源"之功。后以五味异功散加山药、山萸肉、炮附片，补中为主，兼以温肾而收殊功。本方可作为各种慢性肾病的基础方加减应用。脾虚甚者，宜合实脾饮加减，兼入益气温阳之品，于补脾中兼用补肾。

慢性肾炎经治疗后，有部分患者残留顽固性、局部性水肿，对此治疗当重视分部选药。若头面肿，选防风、羌活等祛风药配合渗利之品，如乏效，改用蜜桑白皮配黄芪、党参；腹部肿，选茯苓皮、大腹皮、陈皮；腰部肿，选五苓散加杜仲、续断，若阳虚者加肉桂、附子；足胫肿，选茯苓、猪苓大剂而配防己、牛膝、薏苡仁。但有些慢性肾炎患者水肿较重，尤以腹肿较甚者，用一般淡渗利水乏效时，如患者正虚不著，可考虑加用牵牛子9g，甘遂4g以泄利水邪，但当详审其肿势。陈士铎谓："必须以手按之而如泥者，始可用此二味正治……随按而皮随起者……当作气虚、肾虚治多。"对慢性肾炎水肿，如牵牛子、甘遂等逐水峻剂，理应慎用，不可轻投。对慢性肾炎水肿亦可配合食疗，如以稻米加赤小豆，或黄芪、薏苡仁煮粥常服；小便不利者可煮食冬瓜汤，或以白茅根30g煎汤饮服。

癫痫搐引非风说

因癫痫发病有抽搐、痉挛、昏仆等症状，历代医家皆根据《素问》诸风掉眩皆属于肝之论，认为是风邪作祟，就因此使用祛风、息风药物。从临床实际效果来看，是不符合实际的。我通过多年的临床实践体会，癫痫发作虽有猝然昏仆、不省人事，或伴有手足搐引、两目上吊、口中怪叫等类似风中经腑的症状，但所谓风邪与肝风均不是主要病因病机。癫痫虽有风象,但并非风邪,故祛风息风之法更不应使用。我在临床中拟定的潜镇止痫、化痰通络法可以控制癫痫的发作,也证明了这一点。

本病病理要素以痰、瘀为要。病位在脑,发病多与肝脾有关,病机为脾虚酿痰,肝气郁积而化阳上亢,挟痰上冲脑窍,脑络瘀阻,神机失用;病性实证多于虚证,虚实夹杂者,亦每见实多于虚;热证多于寒证,寒热错杂者亦存在热多于寒。针对如上病机,我认为,临床中可暂不分缓急标本,概以调理肝脾为主,针对主要病理要素,直捣病邪巢穴,祛邪方能安正。治疗原则当遵循泻实补虚,泻多于补;调和阴阳,潜多于滋。因此拟定:潜镇止痫、化痰通络为主治法。潜镇是平息亢逆的肝气,防止气郁化火,火升阳亢。我认为,止痫之法除化痰外别无他法,痰是此病发作的重要因素,因此化痰十分重要,同时痰凝窍阻容易成瘀,所以通络之法也配合在治疗的始终。此外,对原发性癫痫应注重开窍、醒神、宁心。对继发性癫痫注重治疗针对病因。

根据以上认识,我在临床拟定癫痫促效方,组成:生牡蛎30g(先煎),生龙齿24g(先煎),白矾2.5g(先煎),郁金10g,杏仁10g,桃仁10g,胆南星6g,法半夏6g,丹参15g,鸡血藤15g。此通治方是古方白金丸的"大加味方",是在前人的基础上有所变创。加味后应用,使之照顾比较全面,提高了疗效。此方治愈的患者,连续观察很多年,往往不再复发。癫痫促效方的核心药物是白金丸,白金丸由白矾、郁金两味药组成,清代王洪绪《外科证治全生集·新增马氏试验秘方》,主治痰阻心窍诱发之癫痫发狂。此方具有祛痰止痫、行气活血、疏肝解郁之效。方中白矾能化顽痰,郁金开郁散结,合制为丸,则痰祛窍开,神清病愈。关于白金丸方中白矾和郁金的用量,原方为3∶7。我多年体会,如果改做汤剂,应按4∶1似更合适一些。长期使用白矾,最长的有用到3年的,也没有见到不良反应。加味药中,生牡蛎平肝潜阳、重镇宁神,生龙齿镇惊安神、宁心潜阳;杏仁降气化痰,半夏燥湿化痰,胆南星清火化痰镇惊,抗惊厥,兼治头风;桃仁、丹参、鸡血藤活血通络化瘀。

本方可以在临证时,根据患者的具体症情予以加减。若患者因脑部外伤致病者,宜选择加用赤芍 12g、白芍 12g、土鳖虫 6g、川芎 15g、当归 12g 等活络散瘀;若痰浊较甚,头目不清、困倦酸重、胸闷、呕恶者,可酌加川贝母 6g、浙贝母 6g、竹茹 10g、陈皮 6g,以增强降气化痰开窍;若心神受损,心悸不安,夜寐不宁,可酌加炒酸枣仁 20g 宁神;伴有发作后或平时头晕头痛者,可酌加秦艽 10g、白芷 10g、川芎 15g 等。此外,因方中金石之药较多,不宜在体内久留,故有时需加入少量大黄 3～6g,以导泻浊毒;如在急性期,癫痫发作频繁,则宜暂用汤剂控制,另加琥珀末 1～3g 分冲,可增强疗效。癫痫是慢性病、难治病,应该坚持服药,即使是发作减少或暂时不发作,也应该坚持服用一个阶段中药。在间歇期,采用丸剂或散剂。并且要求患者在病情稳定后,再坚持服用 3～6 个月,以巩固疗效。

癫痫和中风皆有暴发急骤之特征,根据古今学验以及个人体会,二者虽间或有"风象",实无"风邪",故在治法上不可一味攻风治风,且疏风之剂用久必耗损气血,导致疾病反复。因而提出上述见解,以为学者参正。

内外合治鼻息肉

鼻息肉的名称最早见于《灵枢·邪气脏腑病形》篇,然未附治法。后世医家或有称之为"鼻痔""鼻菌"("鼻蕈")者,在唐代孙思邈的《千金方》和王焘的《外台秘要》以及宋代刊行的方书中,治法已相当详备,如外治法包括吹鼻取嚏法、敷法、塞法、灌法等,此外还有内服方药的治法,为后世治疗鼻息肉提供了不少可供参考的资料。

清·林珮琴认为,鼻息肉亦应分型论治,并将它分为三型。

胃有食积、热痰流注：鼻中息肉如枣核状，内服星夏散（南星、半夏、细辛、白芷、黄芩、黄连、甘草、苍术、神曲），外用瓜矾散（瓜蒂、甘遂、枯矾、草乌炭、螺壳灰。麻油调作丸，日一次塞鼻内近痔处，即化水而愈）。肺经热极、风热郁滞：鼻中息肉如榴子下垂，闭塞鼻窍，气不得通，内服辛夷消风散（辛夷、细辛、藁本、川芎、白芷、防风、甘草、升麻、木通），外用瓜矾散。膏粱积热、湿蒸肺门：状如菌芝，息肉痛甚，内服泻白散（桑皮、地骨皮、甘草、粳米）、胜湿汤（羌活、防风、苍术、甘草、黄连、黄柏、猪苓、泽泻），外用白矾末加硼砂，吹之。

至于古代的实案治验记录，似以明·韩愈为较早，韩氏曾治一人，鼻中肉赘痛不可近、痛不可摇，他认为是由于厚味壅滞、湿热蒸肺所致，内服胜湿汤加泻白散，外以白矾末加硇砂少许吹鼻，后化水而消。今人张永洲等仿效韩氏的外治法，方以硇砂一分、白矾一钱，共研极细末，用法以火柴棒缠上脱脂棉，然后粘薄面点于息肉上，利用鼻腔内分泌物即可粘在肉赘上，但不要点得太多，也不要点在鼻腔正常部位上，每天点二次，上下午各一次，点药后局部稍有疼痛感，鼻内流黄水及粉红色分泌液，内服药物系藿香（枝、茎、叶均可用）研为细末，不拘分量，以猪胆汁拌匀，以能摄起不散为度，每服三钱，一天二次，早晚分服，白开水送下，如嫌味苦，可酌加白糖调和，据张氏经治二例均治愈，其中一例系经手术而又复发者。

笔者在1962年曾治一林姓男患者，息肉生于右鼻腔较深部位，大如豆状，妨碍患者呼吸，先用细辛、瓜蒂等分为细末吹鼻取嚏，患者鼻中稍觉通畅，但息肉因根蒂稍大，毫无影响，后采用白矾合硇砂外治（药量、制法、用法大致同张永洲氏的报告，但于白矾、硇砂外，另加冰片二分，功能通窍、缓痛），经四日，息肉即枯落，并无明显痛苦，鼻黏膜创口很快愈合，可见确有相当疗效。

鼻息肉单纯用内服方治疗者，甚为少见，《外证医案汇编》中曾记载一蒋姓病人，鼻痔形如瘤子，渐渐垂下，窒塞孔中，有碍气息,诊断系风热郁久而成,疏方用辛夷清肺饮,内有辛夷、生地、知母、百合、煅石膏、黄芩、甘草、升麻、麦冬、枇杷叶等药,取其清肺经风热、兼通鼻窍,此方立意颇精,唯治效欠明。

对于蒂小而痛的鼻息肉,笔者在 1957 年曾治一内科门诊女患者的七岁男孩,于右鼻孔长一息肉,并不太大,蒂小牵引作痛,初用《太平圣惠方》中陈瓜蒂合羊脂和敷局部,疼痛虽减而息肉未除,后用黄白散,方以雄黄、白矾、细辛、甜瓜子各等分为末,吹敷鼻中,后二日,息肉化为黄色黏性液,局部黏膜未见创痕出血,故仍为平稳有效的外治法。

再者,如鼻息肉因血热妄行合并衄血,治疗每较棘手,高锦庭曾以鲜生地、侧柏叶、荷叶、芦根合大补阴丸治之,清补合施、标本兼顾,亦可参考其他鼻衄治法。

此外,还有针刺法,王执中的《针灸资生经》和杨继洲的《针灸大成》等书均记载谓针刺迎香可治鼻息肉,笔者曾就用于临床,未见效验。根据迎香的穴性作用,恐怕只有通鼻窍的作用,未必能因针刺而使息肉脱落。近代针灸专著虽亦有介绍鼻息肉针刺法,但迄今未见实例报道,故其疗效需临床上进一步加以验证。

此外,明陈实功的《外科正宗》还有手术摘除的方法,这是鼻息肉摘除术的较早记载。

(节选自 1966 年第 8 期《江苏中医》)

益气养阴疗尿崩

1960 年 5 月在包头市包钢职工医院治疗 1 例尿崩症患者。患者崔某,男,32 岁。主诉恶心、呕吐,口渴多饮、多尿,尿次频数、尿量多等症,已有 2 月余,人较前显著消瘦;尿量平均每天在 8 000ml 以上,尿比重低,全身并有轻度浮肿,医院确诊为尿崩症。当时医院的主要治法是注射垂体后叶素(剂量为 10 单位,肌内注射,每日2次)。尿量为7 400ml/d,尿比重1.005,10天后尿量为7 800ml/d,尿量未见减少。患者面色㿠白、浮肿、神衰,口渴多饮,饮则溲频,竟达20次每日左右,目困倦欲睡,睡而不安,头额晕痛,肢体沉重,胃纳呆滞,食则腹胀,泛恶欲吐,大便日2行,伴有黏液,并无下坠腹痛;唇及目胞浮,面色少华。舌苔淡白,其脉濡弦、尺弱。证属久病体亏,脾气虚弱,肾阴匮乏,阳明失调,营血不足。据证分析,证属"消渴"范畴。拟先以滋肾阴、和脾胃、益气生津法治之。拟方如下:党参10g,北沙参20g,麦冬12g,玉竹、生石斛、天花粉、山药、炒白术、制首乌、山萸肉各10g,泽泻6g,生地20g,贡胶10g(烊化),陈皮6g。经上方据证加减服用1个月有余,尿量减至5 000ml/d,尿比重由1.005增至1.008,每日尿次减为12~14次,渴饮亦减,头晕已除,精神较好,食欲转佳而无呕恶感,大便中已无黏液。改以扶脾益肾、生津固涩法。方用:党参10g,炙黄芪20g,麦冬、玉竹、天花粉、生石斛、山药、山萸肉、枸杞子、金樱子、芡实各10g,炙甘草6g。服上方两星期,尿量减至2 800m/d,尿频亦除,症情明显减轻。出院前再化验尿比重已恢复正常,医患均较满意。

尿崩症系水液代谢障碍性疾患,乃神经-内分泌功能失调所致。临证之渴饮、多尿、消瘦等症,与中医消渴证类似,但由于病因、病机的不同和辨证、辨病的差异,施治亦同中有别。

《妇人良方》鸡苏散

在中医方书中,方名"鸡苏散"有数首,而药物组成及主治有所不同。如翻查谢观《中国医学大辞典》,"鸡苏散"同名方有四:其一为《济生方》(撰于1253年)方,治肺伤吐血,咽喉不利。方用鸡苏叶、黄芪(炒)、生地黄、阿胶(炒)、贝母、白茅根各一钱,桔梗(炒)、麦冬(去心)、蒲黄(炒)、甘草(炙)各五分,加生姜,清水煎服。其二、其三为《证治准绳》方",一"治妇人吐血,心烦昏闷";一"治妇人血淋"(此二方实非《证治准绳》方,方略,见下文考正)。其四即益元散加薄荷。这里须加以辨明的是,方名"鸡苏散"首见于公元 992 年北宋王怀隐等所编《太平圣惠方》。此方治劳伤或饱食气逆而致吐血不止。方用"鸡苏茎叶一两,黄芪一两(剉),甘草一两(生用),干姜半两(炮裂,剉),艾叶半两,阿胶一两(捣碎,炒令黄燥)。上件药,捣筛为散,每服三钱。以水一中盏,煎至五分,去滓,入赤马通汁一合,搅令匀,不计时候,温服"(卷三十七"治卒吐血诸方")。嗣后陈自明《妇人大全良方》(简称《妇人良方》,撰于 1237 年)载述"鸡苏散"同名方共三首,其中卷七"妇人吐血方论第六"载有"鸡苏散"同名方二,其一即谢观误作"《证治准绳》方"("治妇人吐血,心烦昏闷"),方用"鸡苏叶一两,阿胶、刺蓟、生地黄各一两,黄芪、羚羊角屑、茜根、甘草各半两,麦门冬、黄芩、当归、伏龙肝各三分。上为粗末,每服四钱,水一盏,姜三片,竹茹半鸡子大,煎至六分,去滓温服"。其二治妇人虚损气逆,吐血不止。方用"鸡苏叶、黄芩各一两,当归、赤芍药各半两,伏龙肝、阿胶各二两。上为粗末,每服四钱。水一盏,煎至六分,去滓温服"。又在《妇人良方》卷八"妇人淋沥小便不通方论第一"载有另一"鸡苏散"方("治妇人血淋")。此方《中国医学大辞典》亦误作"《证治准绳》方"。方用"鸡苏叶、木通各二两,生干地黄、滑石各三两,刺蓟根一两。上为粗末,每服半两。水盏半,竹叶三、七片,煎至七分,去滓,食前温服"。

综上所述,关于"鸡苏散"的出处,过去的辞典在考据方面有失误之处。同时也不难看出,《济生方》所载之"鸡苏散",实为《妇人良方》"治妇人吐血,心烦昏闷"方的加减方,其中的桔梗、贝母等,即为"咽喉不利"而加,但删去了羚羊角屑、伏龙肝等药。《中国医学大辞典》除将"治妇人吐血,心烦昏闷"方误为《证治准绳》方外,并将此方中的"茜根"误刊为"葛根"。临床如见吐血而无表证时,葛根实不宜用,而茜根则是治吐血常用药。据《简要济众方》记载:治吐血不定,用"茜草一两,生捣罗为散,每服二钱。水一中盏,煎至七分,放冷,食后服之"。故转录或引用方书,药名的一字之误,有时可能造成难以想象的弊害。

关于《妇人良方》中三首同名的"鸡苏散",笔者在临床中曾用过其中的两方,今分述如下:

例1:胡某,女,54岁,1957年9月17日初诊。患者20余年前曾患支气管炎,2年前加重,痰嗽胸闷,间有小量咯血。3天前有少量吐血、咯血,今晨吐血、咯血约有半小碗(近100ml),胸痞,微咳,心烦,面色青黄不泽。苔薄白,根微黄,舌绛尖红;脉偏虚数,右寸尤虚。经某医院内科检查诊断为支气管扩张(X线平片发现两肺下侧肺纹理增粗、紊乱,左肺下部可见小透明区;又经支气管检查获得确诊)。中医辨证属上焦风热灼伤肺络,娇脏气阴不足。治宜益肺养阴、清络祛瘀为法。方用《妇人良方》鸡苏散("治妇人吐血,心烦昏闷"方)加减。处方:鸡苏、北沙参、阿胶(炖烊)、大蓟、生地各15g,生黄芪、茜草、生甘草、麦冬、黄芩各9g,当归6g,伏龙肝12g。4剂。进上方后,诸症渐缓。服药第三日,曾又有少量咯血,咯出紫褐色血块数块。嗣后未见咯血再作。次诊按上方去茜草加天冬9g,黄芩改为6g。又服10剂,症状获得缓解。

例2:徐某,女,30岁,1971年8月因右肺结核,少量咯血多次,经医院注射止血针剂,咯血未能控制。来诊前一天晚上,亦曾咯血数口,遂求服中药。主诉除咯血外,兼见轻度气逆。舌质红、舌体瘦薄无苔,脉象微数偏细。证属虚劳咯血,治当养阴清肺,和络止血。方用《妇人良方》鸡苏散("治妇人虚损气逆,吐血不止"方)加味治之。处方:鸡苏、黄芩、赤芍、当归各9g,阿胶(炖烊)15g,冬虫草6g,北沙参、天冬、麦冬各12g。服上方加减近20剂,病情得到完全控制。次年函询,未再发生咯血、吐血。

陈自明治疗妇女吐血病证,既取法于先贤的理论经验,而又能在医疗实践中独立思考,有所变创。宋代治疗吐血,世人或有宗北宋名医初虞世治法者。但初氏治吐血不喜用竹茹、生地、藕汁等药,陈氏指出:"不可狃泥此说,如阳乘于阴,血得热则流散,经水沸溢,宜服凉药以解之。大黄、犀角、生地黄、生艾、藕汁岂能无效?如阴乘于阳,所谓天寒地冻,水凝成冰,宜温服药以暖之。干姜、肉桂岂能无功!学者更宜思之。"(《妇人良方》卷七)从他所拟订"鸡苏散"方的配伍、遣药,可以看出他立方的深意。方以鸡苏为君,在古方治血证中不多见。按鸡苏即《本经》之水苏,又有香苏、野紫苏、龙脑薄荷等名。功用略同紫苏,然较温于紫苏,其性主降,具有疏风理气、止血消炎的作用。《名医别录》用治吐血、衄血等证,陈氏治"吐血"亦用作首选药,其余诸药配伍均较精契,兹不一一列述。由此可见,陈自明对妇科杂病的证治,亦颇多贡献,他所拟制的方药,应该引起临床工作者足够的重视。

(刊载于 1984 年第 5 期《河南中医》)

慢性肝病经验谈

慢性肝病患者,由于身体素质各异,病程长短有别,以致临床表现形式多样,在辨证过程中常见到阴阳交错,虚实夹杂。我在肝病的治疗过程中,特别赞赏陆定圃所言:"盖此证初起,即宜用高鼓峰滋水清肝饮(地黄、山茱萸、山药、泽泻、茯苓、当归、牡丹皮、白芍、柴胡、栀子、酸枣仁)、魏玉璜一贯煎(北沙参、麦冬、地黄、当归、枸杞子、川楝子)之类稍加疏肝之味,如鳖血炒柴胡、四制香附,俾肾水涵濡肝木,肝气得舒,肝火渐息而痛自平。若专用疏泄,肝阴愈耗,病安得瘥。"因此,我在治疗本病过程中,特别重视疏肝理气,滋阴健脾,活血消癥。我拟订通治方疏养复肝汤(生地 18g,山萸肉 10g,枸杞子 10g,山药 12g,茯苓 10g,丹皮 10g,当归 10g,赤白芍各 12g,醋炒柴胡 6g,栀子 6g,川棟子10g,制香附10g,鸡内金10g,鸡血藤15g,鸡骨草30g)。

方中佐有"三鸡",即鸡内金、鸡血藤、鸡骨草,活血利湿,解毒护肝,以提高肝病的治疗效果。对高脂血症、脂肪肝患者,也常使用地骨皮降低肝内脂肪。若肝病患者产生悲观、焦虑不安等情志方面问题,常在疏肝解郁同时配以阿胶、当归、白芍、生地黄等养血之品。由于该类患者一般又伴有长期失眠的症状,因此,又多以清心火的黄连配以莲子、酸枣仁、远志、夜交藤等药物治疗。

在临床中很多慢性肝炎、迁延性肝炎患者阴虚与湿浊内滞也会相兼出现。因此,在肝病治疗中,调肝育阴、化湿健脾并用,药用柴胡、香附、生地黄、熟地黄、赤芍、白芍,注重育阴血,药用枸杞子、玄参。兼有湿热用苍术、薏苡仁;大便不成形者用山药、白术、茯苓健脾;针对肝硬化、肝癌患者,使用调肝软坚、活血消癥法,药用鳖甲、赤芍、三棱、莪术、丹参、皂角刺、鸡血藤、半边莲;并发妇科疾患者,加用肉桂、紫河车等调补冲任;有热象者,加用龙胆、车前子、车前草以清热、泻肝;如有黄疸可加用茵陈、白茅根等。

正气不足邪气盛是慢性肝炎的基本病机,阳虚证候可与邪热毒证并存,此类患者病程较长,素见阳虚症状,病情突然加重,可见身目发黄,色泽鲜明,大便或溏或燥,急躁,舌胖苔焦黄,脉数等,内寒与外热共现。处理本证,应全面权衡正虚与邪盛的关系,参照标本缓急原则进行治疗,热毒盛者,急以泻火解毒,用败酱草、牡丹皮、赤芍等,待病情缓解后用附子、白术、黄芪以益气温阳,或标本同治,仿茵陈五苓散意化裁出入。

此外,对于肝硬化、脾大患者,在辨病、辨证论治方面也进行了较为深入的研究,常用方药如柴胡、炙鳖甲、当归、赤芍、白芍、生地黄、熟地黄、三棱、莪术、茯苓、山药、鸡血藤、鸡骨草等;兼有腹水者,可加车前子、车前草、牵牛子、石见穿等药,这也几乎是一首比较常用的"通治方",当然亦须根据患者年龄、体质和证候的不同予以斟酌加减。对于病情稳定者善于用丸药。一般以疗效好的汤药方为基础,加大各药剂量,根据季节和患者的病情,酌情制成蜜丸或水丸,嘱咐患者长期服用,以巩固疗效。

有些患者在肝炎初期的治疗过程中,往往过服辛香药物,使肝阴受损,致肝肾阴虚;或清热过用苦寒,既伤阴液,又伤脾胃,致使脾不运湿,湿邪内外蕴聚。症见胁肋隐痛,头晕耳鸣,两目干涩,女子经少或闭经,或复发纳呆、便溏,舌瘦苔厚腻,治疗时同样需要权衡标本缓急。急者应以化湿祛浊为先,可用生半夏、生天南星、猪苓,用焦三仙醒脾开胃,待病情稍缓后,用一贯煎加减以养血柔肝滋阴。胁肋胀痛用川楝子、青皮、陈皮,呕恶用苏连饮等。

肝病肝失疏泄常会影响脾的运化功能,从而出现"肝脾不和"的病理表现,可见精神抑郁、胸胁胀满、腹胀腹痛、泄泻便溏等症;若脾虚气血生化无源,或脾不统血,失血过多,可导致肝血不足。肝、脾在生理病理上是相互联系、密不可分的,因此,临床很多肝病患者,在疾病早期往往表现为腹胀、腹痛、纳呆、便溏、乏力、精神倦怠等脾虚症状,而后才出现胁下胀痛或刺痛、口苦、黄疸等肝病自身的症状。因此,我在治疗肝病时,常使用健脾药如山药、白术、茯苓等,针对脾虚湿困的症状,常加用醒脾药物紫苏梗、木香、草豆蔻等。

郁证重在调心肝

郁证多是由于情志致病,具有气机郁滞、脏腑功能失调的病机特点。根据其神志失常的临床表现,现代医学的癔症、焦虑症、抑郁症、神经衰弱、精神分裂症等可归属于本病范畴。我认为本病的核心病机为心肝二脏失调,其余症状均是由于外界因素影响二脏失调后,影响五脏生克制化的动态平衡,逐步衍化所致。脏腑功能失调,进而加重气机升降出入失衡,出现诸如气滞、痰凝、血瘀,甚则化火动风等证候。因此,我认为郁证的治疗重点在于调理心肝二经。所谓"君火以明,相火以位",脏腑各安其位,功能各司其职,郁证自除。

我治疗郁证的通治方——调肝疏郁汤,组成:柴胡10g,香附10g,青皮6g,陈皮6g,郁金10g,丹参18g,柏子仁10g,合欢皮10g,苍术10g,石菖蒲15g,远志10g。治法:调肝疏郁,清木宁神,化湿通窍。主治:郁证。症见心烦忧郁,失眠健忘,悲观厌世,舌暗苔薄或腻,脉弦细。

本方是仿越鞠丸和柴胡疏肝散立方之意,并加入清心安神、开窍化痰之药配伍组成。方中柴胡、香附调肝气,条达郁滞气机以解木郁;佐以青皮、陈皮行气除满,宽中以解土郁;丹参、郁金凉血活血,散瘀行气,以解血郁;苍术、石菖蒲、远志芳香开窍、健脾化湿以解痰湿之郁;合欢皮、柏子仁安神降气,以蠲忧忿。诸药合用,共奏调肝疏郁、清木宁神、开窍醒脑之效。

若患者兼有记忆力减退、腰膝酸软者,加熟地30g、补骨脂12g,以补肾健脑,强腰膝;兼有焦虑失眠者,加黄连10g、肉桂3g、炒枣仁20g(打碎),以交通心肾,养心安神;兼有胃胀反酸、嗳气烧心者,加黄连10g、煅瓦楞子15g、苏梗10g、木香8g,以清脘制酸、理气消胀;兼有烦躁易怒者,加龙胆草8g、丹皮12g、栀子10g,以清肝泻火除烦;兼有头痛者,加川芎15g、秦艽10g,以祛风活血止痛。

不孕不育素病源

女性不孕和男性不育均属于现代生殖障碍性疾病。中医药传统广嗣、延嗣疗法历史悠久、内涵丰富,治疗不孕不育具有一定优势和疗效。我认为,无器质性病变而难以受孕成胎或习惯性流产者,多是由于冲任气血亏虚、胞宫寒冷、肾失封藏,因此我在治疗不孕或习惯性流产患者时,多从升补气血、调畅冲任、益肾通络角度论治。少精或精子质量不高导致男子不育,多是由于命门火衰、精室寒冷、生化不足造成,治宜温补命门、滋肾益精、生精促育。

根据上述病机认识及基本治法,我自拟暖宫促孕方治疗不孕或习惯性流产,组成:炙黄芪30g,炒白术12g,当归10g,生熟地各15g,炒白芍12g,肉桂5g,补骨脂12g。方中黄芪和白术补脾益气,升阳促孕,当归、生地、熟地、白芍滋阴养血,充养血海根基,佐以肉桂、补骨脂、鹿角胶暖宫摄精、益肾固胎。对于痛经、小腹冷坠者,加小茴香5g、延胡索12g、白芷10g,暖宫散寒、活血止痛;月经量少,颜色稀淡者,加阿胶10g(烊化)、艾叶10g,温经养血,滋补冲脉;情绪不宁,精神紧张,月经稀少,甚则不排卵者,加柴胡10g、枳壳6g、木香6g、制香附10g、紫石英20g(先煎),疏肝理气,温潜助排。宫腔粘连,多囊卵巢或输卵管不通畅者,加制香附15g、皂角刺10g、路路通10g、王不留行12g,行气化痰、活血通络;对于肾气不足,孕卵发育不成熟,难以成孕,或反复流产者,加紫河车6g、续断15g、菟丝子12g、桑寄生15g,调养先天、滋补肝肾;已孕而难保、频频堕胎者,亦责之于冲任气血亏虚、胞宫寒凝。对于此证我往往又合入《景岳全书》举元煎(人参、黄芪、白术、炙甘草、升麻),以升阳气,固胎元。胎动不安,易于流产者,加黄芩10g、苎麻根15g,清热凉血安胎。

我自拟生精促育方治疗男子不育,阳痿少精,早泄或遗精滑精。症见精神衰惫,腰酸膝冷,小便清长,夜尿频多,脉沉尺弱。组成:熟地30g,陈皮6g,补骨脂12g,肉苁蓉15g,沙苑子15g,菟丝子12g,锁阳10g,鹿角胶10g(烊化),炒山药20g,茯苓15g,枸杞子12g,仙茅10g,淫羊藿12g。方中集合众多补肾益精、强肾温阳的药物,具有益肾健脾、扶阳生精之效。脾为后天之本,在于健运培育;肾为先天之本,治宜固摄温养。方中熟地、沙苑子、菟丝子、枸杞子补肾益精,得陈皮,补而不腻;补骨脂、仙茅、淫羊藿温养强肾,得肉苁蓉、鹿角胶、锁阳等多汁稠厚之味,温而不燥;阳生阴长,嗣育无穷;佐以山药、茯苓、陈皮健运后天脾胃,使得补益之品得以运化吸收。兼有遗精或早泄者,加五倍子 10g、五味子 10g、金樱子 10g 固精止遗;兼有大便不实或腹泻者,加炒白术 15g、莲子 15g 健脾固肠;兼有腰膝冷痛,乏力身困者,加炙黄芪 30g、川续断 12g 益气壮腰;兼有睾丸冷痛者,加小茴香 4g、延胡索 10g、柴胡 10g、川楝子 10g,温肝行气止痛。夜尿频多者,加覆盆子 12g、桑螵蛸 12g,温肾缩泉。

通方调治脑髓消

2004 年 8 月中旬,我和天津的石学敏教授应日本东北大学医学部"先进汉方治疗医学讲座"之请,前往仙台市进行学术交流。该医学部荒井启行教授是临床研究老年性痴呆的主要负责人,他征询我对老年性痴呆(以血管性痴呆为主)防治的看法,我答以从病因、病机和证候的特点分析,应以补肾通络为大法。

中医对脑的认识很早,《说文》云:"脑,本作,头髓也。"《内经》将之列为"奇恒之腑"。《素问·五脏生成篇》载述"诸髓者,皆属于脑",《灵枢·海论》言"脑为髓之海",《灵枢·经脉》言"人始生,先成精,精成而脑髓生"。肾藏精,精生髓,脑的生长发育和功能活动取决于肾。脑血管性痴呆,亦多见于脑梗死、脑出血之后,所用的活血通络化瘀药大致同脑血管病。而补肾则宜阴阳兼顾,补肾阳常用药为肉桂、鹿角胶、补骨脂、紫河车等;而补肾阴则以六味地黄丸加减。脑血管性痴呆作为疑难重病,施治不易见效,须坚持服用。如有痰邪蒙蔽脑窍,应掺入化痰醒窍之品;脑血管痴呆病易于暴怒者,则须加龙胆草、生牡蛎等药以清肝、潜镇,并化入育阴清热药物。通过中日学者的交流,彼此都感到获益匪浅。

随着之后十余年临证体会,对于本病又有了较深的认识。西医学诊断的老年性痴呆或脑萎缩,均可归属于中医学"脑髓消"范畴。脑髓消,主要指脑髓空虚,以头晕头痛,耳鸣腰酸,失眠健忘,手足麻木,情绪抑郁,动作迟钝,渐至脑髓萎小,智能全面减退,行为笨拙等为主要表现的疾病。"脑髓消"的记载首见于《灵枢·决气》,作为"液脱"的一个症状,后世医家各有发挥,有"脑筋不满""髓海空虚""髓海渐空"等论述。脑髓消是伴随着机体衰老,脏腑功能下降,气化不足,而逐渐发生的神机失养或神气受损。脏腑功能下降主要是以肝肾精血亏虚为主,或伴有阳气不足。故《灵枢·海论》又言:"髓海不足,则脑转耳鸣,胫酸眩冒,目无所见,懈怠安卧。"临床见到此类患者,除有精神意识思维活动减退外,多伴有眩晕耳鸣、腰酸楚,肢体尤其是下肢活动逐步受限,动作迟钝等症状。

脑髓消减,气化功能不足,并且伴有痰浊和瘀血等病理产物的停留,久之必将对脑髓造成二次损害。病理产物主要是脏腑气化功能不足而产生的气滞痰郁、血瘀等。肝肾生精而通于脑髓,肝肾亏虚,则脑减髓消,元神不足;气滞、痰凝、血瘀妨碍脑窍清阳舒展,久而为害,易损脑络。同时,痰浊与瘀血往往相夹为病,或痰夹瘀血,或瘀血夹痰,痰阻血瘀,致脑体之局灶性脑髓消。

所以我认为,脑髓消属于本虚标实,本虚在于肾精亏虚,标实在于痰浊蒙窍、络脉瘀滞,故治疗应以扶正祛邪为基本原则,重点应予益肾通络,化痰开窍,益智醒脑。

基于上述认识拟定治疗脑髓消的通治方——益智醒脑汤,组成:生地15g,熟地15g,补骨脂12g,沙苑子15g,枸杞子10g,鹿角胶15g(烊化),肉苁蓉15g,菊花10g,丹参15g,鸡血藤15g,红花8g,桃仁10g,杏仁10g,石菖蒲10g,远志12g。功能:益肾通络,化痰开窍,益智醒脑。主治:脑萎缩或老年性痴呆。症见精神淡漠,交流障碍,生活自理困难,或有幻觉,睡眠障碍,判断力和控制力下降,目光呆滞。

方中生地、熟地、补骨脂、沙苑子、枸杞子、鹿角胶、肉苁蓉补肾益精,填充脑髓,济养元神;菊花辛凉疏风,清利头目,引药上行;丹参、鸡血藤、红花活血通络,桃仁、杏仁活血、化痰;石菖蒲、远志豁痰行气,醒脑开窍。全方补泻兼施,标本兼顾,较能切中病机,实际应用,疗效较好。

谈溃疡性结肠炎

溃疡性结肠炎的病变部位多在直肠或降结肠之黏膜和黏膜下层。其临床表现以腹泻(起病较慢,有些患者腹泻、便秘交替出现)、泻血性黏糊状粪便为主症,泻次通常少于痢疾(1日数次),重者每泻血水样便,量较少,1日泻20次左右,有些患者可有肛门下坠、里急后重的症状;腹痛程度不一,较少有剧痛发作,部位多在右下腹或少腹部。多数患者的发病有"腹痛—便意—便后缓解"之证候规律。此病可有纳减、厌食、呕恶、腹部痞胀、消瘦、贫血等兼症。临床诊断主要靠 X 线钡剂灌肠和乙状结肠镜检予以确诊。

有人认为,溃疡性结肠炎相当于中医之"肠风""脏毒",我的看法亦不宜忽略从中医"痢疾"门中求取治法。因为有些患者的临床表现与痢疾的一些证型相似。

我对于发作期之溃疡性结肠炎,结合中医之病理、病机,多用《万病回春》之柏叶汤(侧柏叶、当归、生干地黄、黄连、芥穗、枳壳、槐花、地榆、炙草、生姜、乌梅)去当归、枳壳、生姜,加石榴皮、酒炒黄柏、赤石脂、广木香治之,颇能控制发作,并能明显改变肠道病理,使之向愈。

久病患者,可能在溃疡性结肠炎主症之外,呈现面色苍白、头晕、腹胀、畏寒肢冷、困倦乏力等脾虚、清阳下陷见症。如泻次不多(每日4次以下),治宜升阳健脾、和血利湿为主,宜用《兰室秘藏》调中益气汤(升麻、柴胡、人参、炙草、苍术、陈皮、黄柏、黄芪)加生熟地、丹皮、肉桂、乌梅。如泻次较多(每日5次以上),宜上方去生熟地,加黄连、槐花、伏龙肝,久服始效。

曾治顾某某,男,34岁。1年前因腹痛、泄泻、血性黏液便频作,经X线钡剂灌肠,于降结肠下部及直肠,分别发现肠壁呈现微细锯齿样阴影,肠腔壁内廓略有变形,乙状结肠镜检证实为结肠下段及乙状结肠、直肠交界处,有形状不整齐之浅层溃疡共4处,周围肠黏膜轻度水肿、糜烂,并有出血倾向。1年来多方求治,始终未能真正控制发作。主诉泄下黏液带血糊状便,日3~7次,泻前觉脐腹左下部疼痛,轻度里急后重感,间有腹部痞胀不适,食谷不馨,肢体乏力,有时发热(38℃左右),尿黄,脉数微弦,舌质红绛,苔中心浊腻。治以清热利湿、散风敛疡为主,兼以行气宽肠。方用槐花10g,侧柏叶15g,黄连10g,酒炒黄柏、芥穗、地榆、石榴皮各10g,赤石脂(先煎)15g,乌梅12g,广木香5g,炙甘草10g。服上方约有40付(每连服10日,停药1天),并合锡类散灌肠(每3天1次),症状基本缓解,大便1日2次,除间有少量黏血外,多属软便,腹痛腹胀均见明显减轻,食饮有所增加。其后又以《集验方》中"黄连阿胶汤"(黄连、阿胶、栀子、乌梅、黄柏)加槐花、山药、赤石脂等药加减,经治1个半月,大便转为正常。乙状镜检,溃疡面基本愈合,获得治愈。

同病异治话香连

古方香连丸用于治痢历史悠久,具有清热化湿、行气止痛的功效。宋·唐慎微《经史证类本草》卷七收载此方,言"香连丸主下痢,近世盛行。其法以宣连、青木香分两停,同捣筛,白蜜丸如梧,空腹饮下二三十丸,日再,如神。其久冷人,即用熟大蒜作丸。此方出李绛《兵部手集方》,婴孺用之亦效"。李时珍于《本草纲目》中亦有收载,并盛赞此方:"黄连治目及痢为要药。古方治痢香连丸,用黄连、木香……一冷一热,一阴一阳,寒因寒用,热因热用,君臣相佐,阴阳相济,最得制方之妙,所以有成功而无偏胜之害也。"历代以此方加味治疗寒热痢疾颇多效验。现代仍以此方应用于大肠湿热所致的痢疾,症见大便脓血、里急后重、发热腹痛;肠炎、细菌性痢疾兼见上述证候者。

　　我在临床中除应用本方治疗肠炎、痢疾外,还经常用于胃炎伴有胃火证候者,因此方可以清理胃肠道,兼具清脘之功效,可治疗胃火炽盛引起的胃热嘈杂、嗳腐吞酸、口臭龈烂,并以此方配伍柴胡、香附疏肝和胃,苏梗、麦冬和胃益胃而取效。尤其是对于口臭的患者,我在应用香连丸时加上一味佩兰,《素问·奇病论》言"治之以兰,除陈气也",佩兰有很好的芳香化浊的功能,配合香连丸清脘顺气,往往收到较好效果。曾以此法治愈一口臭患者,效果较佳。

三、参师访友

我和"孟河医学"的传承关系

江苏常州市孟河地区，清代中叶迄今，卓有影响的名医比例相当高。所谓孟河医学，主要有四大流派（指费、巢、马、丁四大家）。费姓的代表人物是费伯雄及其孙费绳甫等；巢氏则以巢崇山、巢渭芳二位卓有声誉；马家则以马培之为代表；丁家则以丁甘仁的学术临床影响最大。上述医家的时间跨度，应该是从清代中期迄于晚清、民国时期。

孟河丁甘仁先生是我的太老师，他生活于1865—1926年，在百余年前即享誉沪滨，于1916年领衔创办上海中医专门学校，多年来培育为数甚多的中医后继人才，他在孟河四大流派中门生、弟子最多。回顾在2007年，常州市中医同仁成立了"孟河医派研究会"，该地的一些负责人到全国各地拜访孟河四大医学流派的后继传承人才。常州李夏亭教授专程来京访谈在世的丁甘仁再传弟子，亲自到中国中医科学院访问了相关的几位老专家。我的业师秦伯未先生是丁甘仁的高足，因此我受到了他们的专访。2010年，李夏亭等主编了《孟河医派三百年》，由学苑出版社刊行问世。该书注重源流，阐介费、巢、马、丁四大学派的学术临床与传承状况，相当全面。在记述丁甘仁这一学派时，对丁氏门人中的诸多名家各以丁氏分支详予记述。书中以较大的篇幅介绍了"秦伯未支"，其中列述秦氏门人与再传弟子共28位之多。

326

奉仙妙用辟邪丸

清光绪四年（1878），阜宁南窑地区疫病流行，往往举家辗转染病而无一幸免。我的父亲余无言先生回忆道："曾忆四十余年前，在宣统初元，予当八九岁时，予乡多数人家，已将榆叶、芋叶、萝卜缨充作杂粮，混于麦麸中以煮食之，而盱眙、泗阳、宿迁、涟水一代灾荒尤甚。流亡载道，由该地士绅领导之，行过予乡。分批而至，有四五百人一组者，有千余人一组者，先由前导通知，则各家各户以大锅煎粥，而与食之。流亡人之中，每每病疫，先后迭病平均约占百分之三十。先君以医故特以大锅熬药，药以斤计，权其分量及病者人数，每人予以一碗，愈者愈矣，不愈者再服，无不愈者。其用药以石膏、大黄为主，盖仿余师愚法也。予时以锅煎药，向所未见，故深入脑海以识之。"

我的祖父奉仙公当时年轻，行医不久，治疗瘟疫经验不足，他在展阅多种方书后，根据临证实际所见，部分患者亦辨用《医宗必读》中辟邪丸（又名逐疫丹）施治。经过试用，许多危重患者，竟一一告痊，颇感神奇。该方用明雄黄、丹参、鬼箭羽、赤小豆各二两，共研细末，炼蜜为丸，丸重6g，每日2~3次，温开水送服。此方用雄黄、鬼箭羽以辟毒、除疫、清热，赤小豆利小便、祛湿邪，丹参活血祛瘀、凉血散血。此方药味少而功效专，有显著效应。

我在多年前，曾偶遇中医科学院前任党委书记王发武同志（20世纪60年代他还曾兼任北京中医学院党委书记），王书记言道，从北京调至河北省工作后，他所主管的一所大学及其周围地区有疫病传染，患者颇多。他检阅《医方经验汇编》后，看到有辟邪丸治疗瘟疫的记载，遂以此方让师生及周围地区市民广泛服用，疫情很快获得控制。

秦伯未老谈治学

记得在 1955 年冬,我参加全国第一届西医学习中医研究班学习,当时秦老为我们主讲部分《内经知要》。后经先父提议,我拜秦老为师。从此我在学习、工作之暇,经常向秦老请教有关学习中医的途径和方法。他从不吝惜时间传授他的学医和治学经验。

1. 力倡以经典名著打好临床基础

秦老一贯主张中医经典著作的熟读、探析,指出《黄帝内经》是打好学术基础最重要的著作。他早年在上海有多种《内经》类编著,世称"秦《内经》"。因此,他也要求学生通读全部《内经》(配以《难经》),以奠定理论基础。他认为,张仲景的《伤寒论》与《金匮要略》,则是临床各科必读的典籍,应以精读此二部著作为基本条件。在此基础上,再博览晋唐以后的中医临床名著,其中又比较重视各科早期名著和"金元四大家"的代表作以及明清时期的临床著作。他说:"医家有不同的学术流派和诊疗经验是很正常的。我们要打好中医学术临床基础,重视经典名著的学习与运用,这点对于一个中医的成长至关重要。"

20 世纪 50 年代末,在秦老的指导下,我在通读《内经》后,录存了有关《内经》病证描述的千余张卡片资料,将秦伯未原编的《内经类证》予以重订,1962 年春在上海科学技术出版社刊行,秦老对我的重订本比较满意。他对我说:你将《内经》所述病证分 44 类予以编排,注明病证条文的篇论出处,每类病证后又加写按语,使读者易于理解和查用,完全达到了重订的目的。他还对我说:"你虽然是'西学中'出身,可能因为是世医家庭的关系,多少懂一点儒学,所以你撰写的文笔,与一般'西学中'的略有区别,中医的味道还比较浓。"

2. 治学应当持之以恒地学习、钻研、积累、探索

秦老指出:学问的增长,学术经验的丰富,主要靠"学习,钻研,积累,探索"这八个字。他说:"一个临床医生不加强学习是十分可惜的。当医生和其他学科一样,有的在相当年轻时就在学术或临床方面取得了成就,成为名医;有的当了一辈子医生,经治的病人也很多,但效验就是提不高,学术上也缺乏长进。这是为什么? 首先是重视学习不够,基础没有打好。不具备勤奋学习的基础,也就谈不上钻研。有些医生平时也比较注意学习,甚至从古书中抄录大量的资料,也就是说,他注意到学术的积累,但由于缺乏探索精神,没有掌握如何在临床中将这些学术资料加以分析、鉴别和应用,也就难以取得更多的收获……这里须予强调的是,要打好中医理论基础,即学好《内经》《难经》《伤寒论》《金匮要略》等经典著作,还要加上文学和医古文方面的修养。因此,这个基础就须打得比较深广,应有计划、持之以恒进行艰苦的学习,钻研其义理所在,如果让提一个较高的要求,就是要学得深透一些。这样你再学习晋唐以降的各家著述,就会感到源流清晰,易学易用。"

3. 多读书,多临证

秦老对于我的殷切期望就是"多读书、多临证"。我在"西中班"结业后分配在编审室工作时,秦老对我说:"中医研究院藏书很丰富,图书馆就在你们楼下,你有条件阅读较多的典籍文献。但你千万要注意不能脱离临床诊疗,要力求多读书、多临证。"我将秦伯未的意见向研究室领导反映,1958年秋季开始,在室领导的支持下,我就不分科别地在广安门医院出诊,主治诸多患者。嗣后我一直是学术与临床相融会,也使我在临床文献研究方面,取得了较多的收获。后来我自己带硕士、博士、博士后,也是希望他们有条件一定要注意学术临床相结合,多读书、多临证。

秦老认为,在众多医籍中,明代王肯堂所辑《古今医统正脉

全书》选辑了历代 44 种名著,这些名著基本上反映了明以前医学体系的正统脉络。其中除《素问》《灵枢经》《难经》《金匮要略》《伤寒论》这几种最重要的典籍外,秦老指出求取精进的医生,尚须选学《甲乙经》《脉经》《中藏经》《伤寒明理论》《宣明论方》《儒门事亲》《脾胃论》《内外伤辨惑论》《格致余论》《局方发挥》《丹溪心法》《外科精义》《医学发明》《证治要诀》等书。但仍嫌不够,因为王肯堂未将《肘后备急方》《诸病源候论》《千金》《外台》《妇人大全良方》《小儿药证直诀》等名著辑入。这些著作同样能反映医学系统之"正脉"。至于王肯堂以后应选读哪些书,秦老强调应根据各人的专业而定。他举例说,如从事内科临床的同志,宜选学《赤水玄珠》《医宗必读》《张氏医通》《医宗金鉴·杂病心法要诀》《证治汇补》《金匮翼》《杂病源流犀烛》《温病条辨》《温热经纬》《医学衷中参西录》等书,以及现代名医的有关著述。

至于医籍的读法,秦老认为:一个优秀的青年中医,至少有两方面的书必当精读。其一,打基础的书(经典名著及有关诊法、方药的必读书);其二,属于本专业的教材和代表性著作(如小儿科医生当精读《小儿药证直诀》,喉科医生宜深入学习《重楼玉钥》等)。大量的医籍是属于略读的范畴。当时我提问:"应怎样'略读'可以事半功倍?"秦老答称:"这里有一个善于选择的问题。所读的大量书籍应与自己的专业有关,只要'有关',虽然不是医著也要阅习。我比较主张有目的地各取所需、分门类地看书,明末清初著名学者陆世仪在《思辨录》中说:'凡读书分类,不唯有益,且兼省心目。'亦即根据书的不同名目,结合你所需要的有关内容,按门类或专题规定要求予以有选择地阅习。但是我们一般博览和略读的书,往往是在精读、熟读书籍之外,为了开阔视野,逐步掌握学科全貌而予广泛涉猎。诚如汉代著名思想家王充在《论衡》中所说:'人不博览者,不闻古今,不见事类,不知然否。犹目盲、耳聋、鼻痈者也。'古今有重大成就的学者,几乎无一不是勤学博览者,说明'博览'在学习、提高方面的突出重要性。此外,有些价值不大的书,也属于略读的范围,这些书只要了解其梗概即可。另有一点也很重要,即读书不能尽信书,我们应该运用正确的思想方法和思维逻辑,要善于识辨精华与糟粕,当然这里又有一个慎重和科学态度的问题。要反对泥学不化,提倡学以致用。"

秦老的读书经验,我在今后的行医生涯中,确实尝到了甜头。如能将所读书中的精论、方药治疗,适当地分类摘记,形成笔记或资料卡,以便于检索和复习,收获将会更大。

4. 处方勿泥于大经大法,要博取诸家之长

在临证中,他要求我辨证、论治、处方应力求规范,但在立方遣药方面,告诫我不要泥于大经大法,要通过博采众家,学习前贤独到的学术经验。秦师曾对我说:"令尊是经方派,用张仲景方较多,我是时方用得更多。我们的学术经验是你学习的重点,但你在这个基础上,应该博取古今名家之长,注意精审博取,不囿于一家之言。"又说:"你在临床文献研究和诊疗时,如果遇到什么困难,应该查阅有关文献,或就近请教于年长学者,这样才有利于提高自己的学术经验。"

在"博取诸家之长"方面,秦师明确告诉我要包括古今。他说:"清代名医黄元御认为,世医家缺乏古代'四圣'(指岐伯、黄帝、秦越人、张仲景)之旨,遂予一概排斥,这个学术见解为后世医家所诟病。"当然我们从科学发展观的观点,现代医家的学术经验当然也是十分重要的,我记得清代名医雷少逸在《时病论》中也曾说:"医家不可执古书而不读今书,参考古今则医理自得中和之道矣。"所以我遵师嘱,重视学习古今诸家之长以充实自己。

5. 勤于总结与著述,正确对待师门所学

秦师指出:"要学会写中医学术论文,首先要多看别人所写的中医论文,不仅要看名流所写,学习其撰文的构思、布局、学术

见解及笔叙表达的技巧,也要选看年资低于你的同志所写的文章。须知这些文章,大多也是花费了很大精力,或是对所论专题进行较广泛涉猎以后加以归纳编写的。我们业医者不可能有那么大精力,对众多的专题都有较深入的研究,读了人家的文章,也能从中获益。当老师的固然是传道、释疑、解惑者,但是学生编写的东西,老师看一看,往往也会有些收获。如在看后能指点一下学生或后学者的某些不足,对于他们来说也是最好的帮助,这种帮助有时是读几本书也不能替代的。这也是师生之间有效的学习交流方式。"

关于拜师以后的中医教学问题,秦老主张学生应学习老师的主要学术经验,但又反对泥学师门,提倡博采诸家之长。秦师是丁甘仁先生的高足,他在内科杂病方面,最初接触到的就是师传的理法,但秦师在青年时代,又向曹颖甫、谢观等名家请益,并博览了众多的先贤名著,然后在临床上予以变化运用,故在三十年代后期,早已在临证方面形成了自己的特色。到了晚年,秦老对若干病的辨证治疗,尤为精审独到,将其中的一些传统治法,进行了适当的归纳发挥,便于后学者掌握应用。他教导学生在学习师承学术经验的基础上,要敢于突破创新。秦师对待不同程度、不同专业的学生,讲究因材施教,在学术上提携后学更是不遗余力。这些都是我们学生所永志难忘的。今后在继承和发扬祖国医学遗产的事业中,进一步认真学习秦师治学治医的经验,做好本职工作,并为培养后继人才尽到责任。

忆秦老临证特色

我的老师秦伯未是 20 世纪上半叶颇负盛名的中医大师,他博学而不厌,诲人而不倦,除了为医林贡献的等身著作外,在临证上自成一家,颇具特色。

在临床方面,秦老主要宗法丁甘仁,毕业后又随谢观、曹颖甫等名家临诊。他重视理法方药的契合和大纲大法,博取前贤精论效方,讲求诊治方面的辨证论治和同中求异,注意吸取各家独到的医疗经验。诊病时思虑精审,辨证细致,方治不拘于经方、时方;诊病富于胆识,疏方善于化裁,合理运用扶正、祛邪诸法,于和缓中求疗效。秦伯未长于临床各科,尤精于内科杂病。治疗时素以大经大法、强调理法方药契合著称,同时,也深切注意前贤独到的医疗经验。

他对虚劳痼疾的调理,除辨证分型论治外,善于采用膏方缓治。近人在整理其生前的著作时,发现他亲笔抄写的膏方66张,是他在上海诊病开膏方时留存的底本。这些膏方是近代中医史上的珍贵文献,为研究处方学提供了重要资料。

秦老对肝病、血液病、脊髓痨、一氧化碳中毒等病和其他一些疑难病症,在诊治方面均有独到的经验;对伤寒、温热病亦有精深的造诣。他曾系统总结有关中医的多种退热治法,并将之归纳为:发汗退热法,调和营卫退热法,清气退热法,通便退热法,催吐退热法,和解退热法,表里双解退热法,清化退热法,清营解毒退热法,舒郁退热法,祛瘀退热法,消导退热法,截疟退热法,滋补退热法等14种。明确其主治、适应证,列述其代表性方药,介绍具体用法及其加减法,使读者易于掌握运用。

此外,秦老也注意临床治法的"纠偏"。如在1960—1962年"三年困难时期",肝炎发病率较高,治疗上一般多用疏肝利气药。由于这种方法的药性偏燥,副作用很明显。秦伯未从清代名医魏玉璜治肝燥胁痛法得到启示,采用魏氏"一贯煎"方加减,重在滋养肝肾之阴,稍加疏肝之品。这样不仅提高了疗效,也大大减少了柴胡疏肝散等偏于温燥药物所引起的副作用。

秦伯未重视归纳治疗规律。早在1932年,他所编纂出版的《治疗新律》就在总结前贤诊治各类疾病学术经验的基础上,结合个人临床心得,归纳出"十三纲治律"分别予以论述。"纲"下统"律","律"下统"法",如"痰之治疗律",包括宣散化痰法、清热化痰法、肃气化痰法、燥湿化痰法、温化痰饮法、清降痰热法、攻逐痰积法、消磨痰核法等八种辨证治法,基本上概括了有关痰证的各种治法。每一治法下注明适应证和基本方药,使读者在学习临证施治方面,易于登堂入室,明晰纲要;如能深入体验,于诊疗中认真实践,还可达到驾驭自如的境界。

脱发妙方"二仙丸"

1957年,我主要在南京市中医院实习,在未去该院前,我有机会到江苏省中医院向名中医短期实习,我有幸跟随该院内科主任颜亦鲁先生辅诊抄方。颜亦鲁先生是首届国医大师颜德馨之父。请颜老诊病的人很多,我随他辅诊,也接触到较多的患者。印象最深刻的是,看到有若干患者脱发较重,经颜老施治后,多数秃发有著效,甚至不再脱发。当时我向颜老请教,颜老说:"脱发多因血虚、风热乘袭所致。故在方药中多用当归和侧柏叶,我以前治脱发用过较多的古方,效果不太理想。后来我看到明代龚廷贤的《古今医鉴》内有他所用的'二仙丸'(即当归与侧柏叶),其中当归养血活血,侧柏叶凉血、止血,兼能疏风。凉血是重点治则之一,凉血药虽较多,但治脱发,仍以侧柏叶为佳。我在实际治疗中,还经常加用生地和熟地。地黄的补血功能是人所共知的,其中的生地还能清热凉血,熟地是地黄经黄酒蒸制而成,有养血补肾作用。"这对我多有启教作用,数十年来我在临床应用确有良效。

红藤丹皮大黄汤

治肠痈以红藤为第一主药,在我国早期外科专著似未见载述。据先父无言公告称,此法初闻于某君,后阅清·杨栗山《寒温条辨》,其中第四卷有"肠痈秘方",主治"肠痈生于小肚角,微肿而小腹阴痛不止者……先用红藤一两,酒二碗,午前二服,醉卧之,午后用紫花地丁一两,酒二碗,煎一碗服之。服后痛必渐止为效"。后来他取用此法加减,拟订红藤丹皮大黄汤:红藤30g,丹皮15g,大黄15g,桃仁泥12g,玄明粉12g(分冲),瓜蒌仁12g,京赤芍9g,加酒一杯,煎服。治疗若干肠痈患者,收到较好疗效。此方主治肠痈化脓证,症见右下腹痛,甚则局部肿突如拳,便秘溺赤。此方实际上是"肠痈秘方"合《医宗金鉴》"丹皮大黄汤"的加减方,意在促使肠痈内消内溃、脓血痈毒下泄。以酒煎服,有强化活血消瘀祛邪之功。1964年冬,我去河南省许昌县参加"社教"运动时,兼为村民治病,曾先后治二例急性阑尾炎患者,均以此方治愈。由此可见,肠痈是否化脓,都不影响该方的临床应用。

"肺肾同治"疗虚喘

60年代中期,我有机会去上海,在一次与程门雪先生(上海中医学院首任院长)交谈时,我告以在门诊治疗老年性咳喘时,虽用了不少降气、平喘、止咳的药物,效果仍欠理想,故请程老予以示教。程老答称:"你要注意老年性咳喘,在治法上要重视'肺肾同治'。因为老年性咳喘多有肾虚见证,所以在治法上不宜忽略补肾摄气,这是治法上的'金水相生'……"程老用"肺肾同治"四字,使我受益终生。

他山之石可攻玉

我在"西中班"学习期间,叶橘泉先生(当时是中国科学院学部委员、江苏省卫生厅副厅长)来京开会,他和先父、章次公先生(当时任卫生部中医顾问)是多年好友,有数年未见。他们约请叶先生在北海公园聚会,同去者还有医史专家耿鉴庭先生和我。在公园中彼此欢谈甚多。我记得当时次公先生谈到他毕生也很重视"勤求古训，博采众方"，除古今中医医籍、文献外，也重视其他文献。他说过去在上海时，曾看过清·李汝珍的《镜花缘》，内有一治痢疾方（羌活、苍术、杏仁、川乌、生熟大黄、炙甘草），很有临床治效。后来章次公将此方定名为"通痢散"。他又补充说该方防治"奇恒痢"（见清·陈修园《医学实在易》）也比较好。所谓奇恒痢，往往泻次不多，但多见神昏语涩、发热、气呛喘逆等症。多属阳邪壅盛，邪攻心肺、九窍，故在痢疾未加重时用通痢散，多能防止奇恒痢的发生。章老说当然很多痢疾患者也都加用了香连丸（木香、黄连），如患者泻次多，又可不用生熟大黄……说明这是章老的经验之谈。后来在北京，我还就自己治疗妇科黄带缺乏经验、疗效求教于章老，章老告诉我，他治黄带经常用椿根白皮、侧柏叶、苦参等，有时加用黄柏、败酱草……嗣后我在临床应用，亦多获良效。

通因通用止崩漏

回忆在 1958—1959 年期间，当时我在门诊治了一些妇科崩漏患者，我经常用四物汤加十灰散施治，结果是多数乏效，我请教了西苑医院妇科名家郑守谦先生。他告诉我，明代方广《丹溪心法附余》所提出的"治崩三法"，即所谓塞流、澄源与复旧应用较广，其中的"塞流"是治疗血崩的主要手段。目前常见的功能失调性子宫出血，大补气血是它的主要治法。郑老常用红参、炙黄芪、熟地、炒白术、白芍、阿胶（烊化）、生龙牡、仙鹤草，如果是功能失调性子宫出血的久病患者（妇科检查多系子宫内膜增殖或囊性内膜增生），应该主要用祛瘀生新、引血归经法，使内膜脱落，排净瘀血，这属于"通因通用"法，待瘀去后再治其本。方用益母草、桃仁、红花、泽兰、蒲黄、五灵脂（包煎）、山楂炭、大蓟、小蓟、茜草根等。这对我以后治崩大有裨益。

师传亲历话膏方

我的老师秦伯未先生对膏方认识独到,他认为:"膏方者,博雅润泽也。""博"指的是当前所见的膏方运用的药物很广博。"雅"是指避免使用或者少用对人体有毒副作用的药物。"润"指的是滋润。"泽"是有光泽,外观漂亮。对这四个字的解释,意义比较深刻。

秦老很重视的一个膏方是琼玉膏,这首膏方对后世的影响很大。宋代文学家洪遵著《洪氏集验方》记载引申铁瓮方,据考证有一个膏方是琼玉膏,药味不多,药物组成有高丽参二十四两,生地黄十六斤,茯苓四十九斤,白蜜十斤。先用地黄汁加蜜熬沸,然后把高丽参、茯苓研成细末和匀成膏。此方药味虽然不多,但既有四物汤药物组成,又有四君子汤里面的药物。琼玉膏的主要作用是养阴润肺,治疗虚劳干咳,咽燥咯血病证。方药组成中的地黄滋肾水,白蜜养肺阴,二者起到金水相生之意,高丽参益气补脾,脾旺能够生金,即土生金,有肺虚的话,可以恢复,茯苓味淡气薄,与甘寒滋润的药同用,具有滋润而不腻的特点。全方有滋阴润肺、调理脾胃的功效。民国时期,秦老在上海对肺结核的治疗,也是在琼玉膏的基础上进行加味应用。

秦老反复强调运用膏方需要注意以下几点:对于阳虚体质,温补类药物可以多用肉桂、附子、鹿角胶等扶阳药,适当加一些补气血的药物。如果是阴虚体质的患者,应该用清补类的药物,患者若是阴虚为主,应选用天冬、麦冬、玄参、龟板胶、二至丸(女贞子、墨旱莲)等。如果是滑脱性病证,常用补骨脂、诃子肉、黄芪、山萸肉、五味子、金樱子、牡蛎等这些涩补类药物。关于平补类的药物,适用于患者脾胃虚弱,又不能用滋补类药物,需和中养胃,促消化,应该使用紫苏梗、麦冬、山药、绿萼梅、芡实、莲子肉、鸡内金、炒谷芽等类药物。

几十年来,我在运用膏方中,常对秦老所强调的上述四点加以综合考虑。如治疗陈某,男,40岁。体质衰惫,多年来畏风冷,多汗,容易感冒,腰酸,有阳痿倾向,早泄,脚后跟疼,阴囊、睾丸凉,大便困难,脉沉濡,右尺虚浮,苔微腻。治宜补肾益精,温阳固卫,兼以润府。由于患者怕吃汤药,因此用膏方口服缓治,方由金匮肾气丸、右归丸、玉屏风散等加减而成。处方:熟地120g,陈皮36g,山萸肉50g,云茯苓60g,粉丹皮50g,怀山药80g,肉桂30g,制附片60g,枸杞子80g,菟丝子80g,当归80g,淫羊藿80g,火麻仁120g,生黄芪100g,防风50g,炒白术60g,川续断80g。制法是把全部药浸泡一宿,浓煎两次,滤汁去渣后,再加鹿角胶100g在火上煎熬,又加冰糖120g,文火收膏,混匀后,每次服用一勺,大约12~15g,一天两次,温开水或淡盐汤送服。服用二料膏方后,患者自述体力增强,感冒次数减少,肾虚、早泄均有所改善,右脚跟疼痛消失,大便顺畅。我认为,此患者虽然体检报告并没有明显病理指标和明确的诊断病名,属于亚健康的状态。因此,膏方调补可在治未病方面,发挥防治疾病和保健的双重作用,反映了这一疗法的特色及优势。

知常达变勿泥古

我跟秦伯未老师学习时,秦老不止一次地对我提出,应深切注意前贤独特的医疗经验。1959年仲夏某日,在秦老住处,一位中央某部负责同志因缠腰火丹(西医诊断名"带状疱疹")前来诊治。他说3天前发病,已吃过中药,但左侧胁下腰部疱疹继续增多,局部疼痛殊甚。秦师问我,当用何法?我答以可考虑用龙胆泻肝汤加减。秦师索阅前医处方,大致属于清肝解毒的治法,与龙胆泻肝法比较接近。老师略予思考后,为疏一方,总共才三味药,"大瓜蒌一枚,连皮捣烂,红花一钱半,生甘草三钱"。过了几天,接到患者电话告称:服药后当天晚上胁腰部疱疹疼痛即见缓轻,可以安眠。共服四剂,病证向愈。

这个病案给我不少启发。秦师临证早期受丁甘仁的影响颇多,长于内、妇科,素以大经大法、强调理法方药契合著称。而对这缠腰火丹之治,颇类单秘验方。后来我问秦老何以用此方?他答称:"此方非我所创用,系明代医学家黄古潭的经验方。我过去治此病也习惯在中医外科专著中寻求治法,但效果不太满意。后来我从《赤水玄珠》中看到此方并在临床加以运用,效验超出外科专著所载治方。因此,作为一个临床医生,要丰富个人的治疗手段,应适当在阅习本专业的优秀论著之外,看一些其他科别的著作。比如《外科全生集》是一部外科名著,而书中对某些内科病证的治法也相当可取……黄古潭是汪机的学生,又是孙一奎(《赤水玄珠》作者)的师友。他的名望虽不如汪、孙,但对缠腰火丹的治法和经验有其独到之处。我们后学者就是要抓住这一些,以充实自己。"后来我在临证中遇到困难,也经常向老师请教治法,常能得到启发和关键性的帮助。秦师教勉我们应以张仲景"勤求古训,博采众方"作为自己的座右铭。并让我们在熟悉"常法"治疗的同时,要学会掌握一些变法以提高临床疗效。他还着重指出,"有的医生疗效较差,诚如汪切庵所说,是因为'脉证未辨,药性未明。惑于似而反失其真,知有方而不知方之解故也'(《医方集解·自序》)。因此,作为一个临床医生,必当在辨脉证和明药性方面狠下功夫。"

膨证良方"决流汤"

先父余无言先生于 1935 年在上海仁济医院诊治张姓水膨重症患者,男,年 40 余,症见两足俱肿、腹大如鼓,脐部突出肿胀、上至两胁,气急而喘,小便不利,口干而燥。医院诊为肝硬化腹水,曾在病房放水 3 次,每次抽水后旬日即又腹肿如故,体况日衰。经人介绍请先父诊疗。在此之前,先父曾选古方结合个人经验诊治水臌多例或效或不效,当翻阅《傅青主男科》中之"决流汤"后,他认为此方配伍严谨,用药精练,颇有经方遗意,可堪重用。而且目前患者症情反复、肿势颇重,不予亟夺,恐难奏功,遂以决流汤增量与之。药用:黑牵牛子四钱,制甘遂三钱,上肉桂一钱(另炖冲),川桂枝三钱,车前子一两。此方于傅氏原方略有变异,傅氏原方丑、遂各二钱,肉桂三分,车前子同,而无桂枝。今因证重而改其制。进剂后小便甚利,臌肿消势迅捷,后以香砂六君子汤善其后。患者水臌消而体况日渐康复。此方见于《傅青主男科》,约成书于顺治四年(1647)。亦收录于清初陈士铎所著《石室秘录》,是一首治疗水臌的经验效方。方用:黑丑、甘遂各二钱,肉桂三分,车前子一两。我在临证治疗肝硬化腹水时,常在疏肝通络、化湿健脾、护肝解毒的基础上佐用傅青主的"决流汤"加减,亦取得较好疗效。傅氏用此方最多不超过二剂,用后消水迅捷,其后再以五苓散、六君子汤善后治疗,意在健脾利水扶持正气。但此方毕竟属于峻猛之剂,临证时亦当权衡邪正关系,适度选用。

《壶天散墨》忆裘老

翻开裘沛然先生生前赠送我的《裘沛然选集》(内含裘老医论集《壶天散墨》),想起了当年裘老赠书时,并告称这部选集中引述了我在《浙江中医杂志》发表的《"医者意也"释例》的学术观点。裘老认为:过去诸家对"医者意也"的释文混淆不清,而"余君之文,可谓先得我心,堪称之空谷足音"。对此评赞,我至今仍深感愧于承受。

在20世纪的前50年,上海中医药界的学术流派多不胜数,但在学术、临床和教育方面影响最大的,当属丁甘仁学派(属孟河四大医学流派之一)。我在新中国成立后50年代也忝列丁氏再传弟子的门墙,业师秦伯未先生除了向我讲述关于丁甘仁先生的治学、临证和在办校育人方面的突出事迹外,并曾有两次向我提示裘沛然先生是丁氏再传弟子中的翘楚,他的学术具有"深邃"和"博学"两大特色。裘老既是儒医、名医中的大家,又是一位"功夫在医外"的名士。他的诗、文、随笔,读之令人深受教益、启迪,学术影响深远,有口皆碑。裘老和我多次出席中医药学术会议,每能聆听到他的学术高论。过去我曾在教学医院中诊治较多案例的肾炎,也先后在《中医杂志》等刊物发表过几篇文章。裘老说他曾看到过我治该病的辨证、立法与处方。他说:"对于某些久治不愈、危重的慢性肾炎,我有时根据患者的病情和体质情况,采用立法比较复杂的'大方'治疗,以获得良效。"这里所说的"大方",药味较多,立法多样化,方内往往包含补肾脾与清热、攻下并用,益气血与散结、祛瘀并用,利水与收涩并用等。我认为这种突破传统观念的治法,富有继承创新的灵活性。此番与裘老的简短晤谈,对于我临床合用多法诊治病机较为复杂的慢性肾病颇多启发。

赵绍琴老谈肾病

1959 年 1 月,我在《中医杂志》发表了一篇《祖国医学对肾炎的认识与治疗》,那时有关肾炎治疗的临床报道还很少。我通过在肾炎病房的诊治情况,提出肾、脾、肺三脏与肾炎水肿等症的密切关系。当时治疗急性肾炎,主要按"风水"论治。关于水肿,《素问·水热穴论》指出"其本在肾,其末在肺",《素问·藏气法时论》载述:"肾病者,腹大胫肿,咳喘,身重,寝汗出,憎风。"《素问·至真要大论》则谓:"诸湿肿满,皆属于脾。"临床上治慢性肾炎,水肿显著的,先宜偏重于淡渗利水、补肾健脾、益气,有助于改善肾功能。但我主张在利水渗湿药中,如泽泻、木通等"有泻无补"的药物宜少用。嗣后若干年,临床报道虽多,但进展不太明显。20 世纪 80 年代,北京中医学院赵绍琴教授请我为他的临床研究生主持论文答辩,论文是介绍赵老治疗肾炎的学术经验。赵老治慢性肾炎,重视吸取王清任的活血通络治法,确实提高了临床疗效,这使我亦深受启发。近些年又看到有关实验研究的论文,提出肾炎患者通过活血通络治法,可改善肾小球微循环,有利于恢复肾功能,并减少合并症。当然,如有尿中潜血,亦须结合清肾治法。

祝谌予老和我谈消渴

中医诊治消渴病(多数情况下属糖尿病)历史悠久,《内经》中已有"三消"辨证的雏形,而《内经》原文在多数情况下,称之为"消瘅"(指有内热和饮食不充肌肉的证候特征)。东汉时张仲景《金匮要略》的肾气丸方,是明代以前治疗消渴的代表性方剂,明清时期,新方虽多而影响不大。清代吴鞠通《温病条辨》指出"治内伤如相",系指恢复其固有,即所谓"缓则治其本"。消渴病在多数情况下是以缓图、治本为前提。肾气丸方,治重于肾,明、清不少医家又化入育阴、生津之品,如玄参、麦冬、五味子、生石斛等药。近现代医家治糖尿病,影响较大的有施今墨、祝谌予等名家。

回忆在2000年前后,我应北京市鼓楼中医医院"京城名医馆"之请,每周五上午在该院特诊。在我诊室隔壁就是施今墨老先生的长婿,兼早期弟子的祝谌予先生,他在北京市治糖尿病有很高的声誉,求诊者户限为穿。他也被安排在每周五上午特诊,但由于诊务忙碌,我们很少有机会晤谈。一次晨起忽降暴雨,患者难以来诊,我见有空闲时间,遂往隔壁祝老诊室趋前请益、晤谈。祝先生谦逊、好学,善于交流,我向先生提问说:"您的特诊,经常要看到下午一时左右,实在太辛苦了。在您诊治的患者中,糖尿病又占较大比例,病人很难挂上号。您治疗糖尿病,与施老有何不同之处?"祝先生回答,"应该说,治疗大法基本一致,有些变化也很正常。施老治糖尿病,亦以辨证、辨病相结合著称,常用药物生黄芪、太子参、山药、苍术、石斛、生熟地、元参、葛根、知母、黄柏、芡实、乌梅、天冬、麦冬、枸杞子、五味子、肉桂等药,实际上是增液汤、生脉散合生黄芪、山药、苍术、元参等药的合方。特点是脾肾兼顾,方药以育阴、生津、益肾、清热、调中、补气为大法。施老有时也用一些活血通络之品,但我对此更为重视。我认为治疗此病强调重视运用活血通络药,不仅能提高糖尿病的疗效,并对防治糖尿病合并症(如糖尿病性肾病、糖尿病视网膜病变、眼底出血),均有明显效能。"祝老所用的活血通络药,多为丹参、葛根、赤芍、桃仁、红花等药。后来临床中我运用祝老的经验,亦收到了理想的效果。正是这一席话,让我获益良多,我认为这就是传承中的创新点。

谢海洲老续命汤加减方治例

20世纪80年代,北京福利中心偏瘫医院聘请我和广安门医院谢海洲教授担任该院的诊疗顾问,每隔一周去医院对中风疑难病症进行会诊,其中多属脑梗死、脑出血患者,应该说当前运用续命汤类的方治所占病例已明显缩小,但也有一些中风病证,用续命汤类施治获效,如当时观察治疗的某患者,男,68岁,于1989年10月患脑部右侧颞叶多发性脑梗死,证见神志昏蒙,头晕眩,身觉乏力,左侧肢体偏瘫、发麻,不能下床和翻身,语言中度謇涩,腑行稍偏干结。会诊时已是11月中旬,病房内暖气温度22℃,但患者盖被仍觉肢体不温,畏风冷,脉势偏于滑弦,血压稍偏高(146/85mmHg),苔薄,微腻,证现外感风邪,脑络瘀滞,阳虚气弱,治宜祛风、疏表、通络、温阳,兼补气血,以续命汤加减法治之。麻黄5g(先煎),桂心3g(后下),当归10g,川芎15g,杏仁12g,生黄芪50g,太子参10g,干姜6g,制附子6g(先煎),僵蚕6g,地龙12g,炙甘草6g。上方连服4个星期,诸症悉减,肢体运动逐步改善,言謇渐除,肢体已无畏风冷现象。其后根据患者主证、兼证的变化予以适度加减。当年 12 月中、下旬已能下床行走、散步,血压已趋正常。出院后数月来电告称,已基本痊愈。

续命汤作为古代中风名方,当前中医期刊亦或有临床报道。须予说明的是,现选用此方已远不如古代频繁,当前医家运用王清任方更多,说明临床医学对诸病的证治认识也是不断地发展的。但在历代丰富的医著中,续命汤及其系列方,还是选用最多的古代名方之一,仍然值得进一步重视和研究。